스포츠 정신의학

최고의 경기력과 인생의 균형을 위한 전략

SPORTS PSYCHIATRY : Strategies for Life Balance and Peak Performance

스포츠 정신의학

최고의 경기력과 인생의 균형을 위한 전략

데이비드 R. 맥더프 지음 | 박원명, 윤보현, 김문두, 서정석, 우영섭 옮김

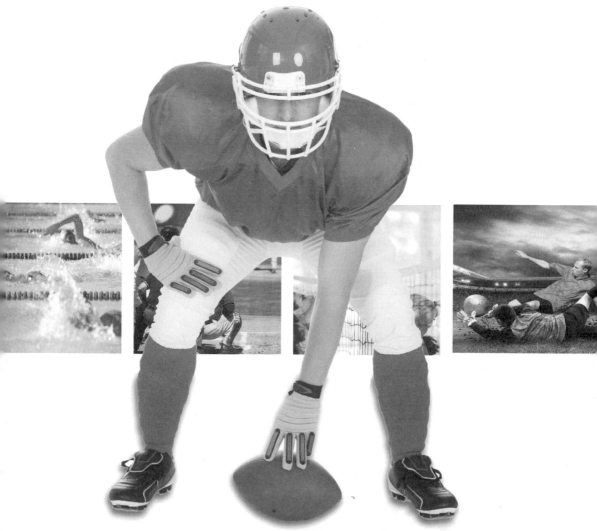

Σ 시그마프레스

스포츠 정신의학

최고의 경기력과 인생의 균형을 위한 전략

발행일 | 2015년 4월 30일 1쇄 발행

저　자 | David R. McDuff, M.D.
역　자 | 박원명, 윤보현, 김문두, 서정석, 우영섭
발행인 | 강학경
발행처 | (주)시그마프레스
디자인 | 이미수
편　집 | 김성남

등록번호 | 제10-2642호
주소 | 서울특별시 영등포구 양평로 22길 21 선유도코오롱디지털타워 A401~403호
전자우편 | sigma@spress.co.kr
홈페이지 | http://www.sigmapress.co.kr
전화 | (02)323-4845, (02)2062-5184~8
팩스 | (02)323-4197

ISBN | 978-89-6866-418-2

이 도서의 국립중앙도서관 출판시도서목록(CIP)은 서지정보유통지원시스템 홈페이지(http://seoji.nl.go.kr)와 국가자료공동목록시스템(http://www.nl.go.kr/kolisnet)에서 이용하실 수 있습니다.(CIP제어번호: CIP2015011266)

옮긴이의 글

人포츠 정신의학은 아직 국내에서는 생소한 분야이다. 아마도 우리나라에서
스포츠의 정신적, 심리적 측면에 대해 조금이라도 관심을 가지게 된 계기
는 박찬호 선수가 미국 메이저리거 시절 스포츠 심리 전문가에게 정기적으로 상
담을 받았다는 사실이 언론에 보도되면서부터일 것이다. 이후 정신적, 심리적 문
제가 스포츠에 영향을 줄 수 있음이 알려지게 되었고, 일부 전문가들이 프로 스포
츠 팀에서 정신적 상담과 자문 등의 역할을 하고 있으나 아직은 많이 부족한 실정
이다.

우리는 스포츠 스타들의 화려한 플레이에 열광하지만, 그들 또한 우리와 같은
한 명의 인간이고 누구나 겪을 수 있는 정신적, 심리적 문제들이 있을 수 있음을
간과하기 쉽다. 우리가 직장에서 동료들과 때로는 갈등하고, 업무에 최선을 다함
에도 불구하고 상사에게 지적을 당하고, 전날의 부부 싸움 때문에 오늘 업무에 집
중을 할 수 없는 것처럼, 운동 선수들 역시 직업적, 개인적, 대인관계 측면에서 스
트레스를 겪으며 살아간다. 또한 일반인들과는 달리 언론에 사생활이 노출되어
있고, 직업적 수행(운동 선수의 경우 경기력)이 직장 상사(코치진)뿐만 아니라 대
중에게도 노출되어 평가를 받아야 하며, 선수로서 생활하는 기간이 일반 회사원
들보다 짧고(길어야 40세 전후에 은퇴하는 직업이다), 부상과 같은 외부 요인에
취약하다는 점에서 훨씬 많은 스트레스에 노출되어 있다고 할 수 있다. 또한 훈련

캠프나 잦은 원정 경기 등으로 시즌 전후와 시즌 중에는 거의 개인 생활을 하기 어렵다는 점에서 대인관계나 가족 내 스트레스에도 취약하다.

　이렇듯 정신적, 심리적 문제의 양상은 일반인과 크게 다를 바 없지만, 이에 접근하고 해결하는 방식은 훨씬 전문적인 기술과 지식을 필요로 한다. 정신적 문제를 해결하기 위한 지식도 필수적이지만, 이를 필요로 하는 대상자에게 구체적인 도움을 주기 위해서는 스포츠 팀과 선수들의 문화에 친숙하여야 하며, 해당 스포츠 경기의 규정도 잘 알고 있어야 한다. 이러한 점에서 프로 스포츠 팀의 주치의로 오랜 기간 활동해 온 저자의 이번 저서는 실질적인 면에서 매우 많은 도움을 줄 것이다. 이 책에서 저자는 실제 증례들을 통하여 스포츠 선수들이 흔히 경험하는 심리적, 정신적인 문제들을 잘 그려내고 있으며, 직접 시행한 치료적 개입과 그 결과들을 보여주고, 이론적 배경을 설명함으로써 선수들을 위한 구체적인 심리적, 정신적 개입 방안을 일목요연하게 제시하고 있다.

　이 책을 통하여 선수들에게 조언을 해주는 감독, 코치와 트레이너들뿐만 아니라, 선수 자신이나 가족들, 그리고 관련된 정신건강 전문가들이 스포츠와 관련된 정신적, 심리적 측면에 대해 보다 더 이해하고 적절히 대처할 수 있는 기술을 습득하기를 기대한다.

　바쁜 일정에도 불구하고 이 책을 번역하는 데 많은 시간을 할애하여 주신 국립나주병원 정신건강의학과 윤보현 의료부장, 제주의대 정신건강의학과 김문두 교수, 건국의대 충주병원 정신건강의학과 서정석 교수, 가톨릭의대 여의도성모병원 정신건강의학과 우영섭 교수 등 공동역자분들께 진심으로 감사드린다.

대표역자
가톨릭의대 여의도성모병원 정신건강의학과 박원명

추천의 글

평생 운동선수로 살아오면서 배운 가장 중요한 사실은 최상의 경기력을 위해서는 신체적, 지적 재능 이상의 것이 필요하다는 것이다. 경기 자체뿐만 아니라 일상생활의 스트레스를 어떻게 다루는지 알게 되면 시합에서 승리할 가능성이 높아진다. 데이비드 맥더프 박사는 1996년부터 볼티모어 레이븐스의 팀 정신건강의학과 의사로서 팀의 승리를 도와 온 중요한 스태프 가운데 한 사람이다.

프로선수로서 신체적, 정신적 재능이 있다는 것이 반드시 최고의 경기력을 보장하지는 않는다. 내가 클리블랜드 브라운스에서 현역 선수로 있었을 때인 1970년대 말에 구단주 아트 모델과 수석코치 샘 루티글리아노는 선수들의 술이나 약물 문제를 비롯해서 가족이나 사적인 문제해결을 도와주기 위하여 클리블랜드병원에서 스포츠 정신의학자와 심리학자를 고용하였다. 1996년에 브라운스가 볼티모어로 이전하면서 모델은 중독과 스트레스 전문가로 이루어진 새로운 스포츠 의학 팀을 꾸리도록 하였다. 그때 메릴랜드 의과대학에 근무하던 맥더프 박사가 새로운 스포츠 의학 팀을 운영하게 되었다. 2004년에 스티브 비스키오티가 볼티모어 레이븐스의 구단주가 되자, 그는 선수뿐만 아니라 코치, 구단 행정직원과 그 가족들을 도와줄 수 있도록 지원 프로그램을 승인하였다. 그때부터 선수, 직원과 그 가족 중심의 지원 프로그램이 구단의 문화로 자리 잡게 되었다.

맥더프 박사는 스트레스 조절 및 약물 오남용 예방, 수면과 에너지 향상 프로그램, 부상 후 재활, 통증 조절, 마음가짐 준비, 가족 지지와 정신과적 질환 치료에 대한 서비스를 1년 내내 제공하였다. 매년 수많은 선수, 코치, 스태프, 직원, 가족들의 고민과 문젯거리를 해결하고 경기력이 향상되도록 항상 애써 왔다.

　스포츠 정신의학에 대한 맥더프 박사의 이 책은 매우 시의 적절하다. 실제 경기장 일선에서 일하는 정신건강의학과 의사의 시각으로 정신건강 의료진과 지도자, 스포츠 의학 관련 종사자들에게 살아 있는 지식을 제공한다. 이 책에서는 8개의 핵심 능력을 기술하며 사례를 통해 다양한 경기 종목에서 전문가들이 어떻게 적용하는지를 보여 준다. 또한 스포츠 조직 구성의 새로운 모델을 제시하고 있다. 이 책은 스포츠 관계자와 스포츠 비즈니스에 관계하는 모든 사람들에게 소중한 교훈을 주며 정신적, 감정적 요인이 스포츠에서 얼마나 중요한가를 이해할 수 있게 해 준다.

오지 뉴섬
전 클리블랜드 브라운스 타이트 엔드, 미식축구 명예의 전당 헌액자
현 볼티모어 레이븐스 단장 및 부사장

지은이의 글

지난 50년 넘게 꾸준하게 그리고 열정적으로 스포츠에 관여해 왔다. 선수, 관중, 열성적인 팬, 매니저, 부모, 코치, 작가, 강연자, 언론 기고자, 심리기술 지도자, 스포츠 정신의학자로서 나는 루틴 행동과 훈련, 시합, 부상, 실수, 득점, 숨 막힘, 승리와 패배의 강렬한 감정 사이의 실타래 같은 복잡한 관계를 이해하게 되었다.

스포츠에 대한 첫 기억은 아버지와 삼촌, 형과 함께 앨라배마대학교 미식축구 경기를 보러 갔을 때이다. 폴 '베어' 브라이언트 수석 코치가 이끄는 앨라배마 크림슨 타이드 미식축구 팀은 긍지와 영감을 주는 전국적인 강팀이었다. 1960년부터 1969년까지 앨라배마 미식축구 팀은 60승 1무 5패의 전적을 기록했으며 내셔널 챔피언을 세 차례나 거머쥐었다. 1970년부터 1979년까지는 92승 1무 15패의 전적으로 세 차례 더 챔피언이 되었다.

1996년 스포츠에 대한 경력과 중독의학, 군진의학, 수행능력 향상에 관한 전문성을 인정받아 2개의 프로구단에 스포츠 정신의학자 및 심리기술 지도자로 고용되었다. 메이저리그 야구 팀인 볼티모어 오리올스와 내셔널 미식축구리그(NFL) 팀 중 하나인 볼티모어 레이븐스였다. 이후에 그 팀들 이외에도 골프나 테니스 선수들을 개인적으로 지도했고, 대학 팀, 고교 팀, 동호인 팀 등도 담당하게 되었다. 현재는 앨라배마의 유명한 미식축구 선수이자 NFL의 명예의 전당에 올라 있으며 현재는 볼티모어 레이븐스의 단장이자 부사장인 오지 뉴섬과 일하고 있다.

50년간 스포츠와 애정을 쌓아 오면서 많은 일들이 있었다. 그러나 최근 16년은 적극적으로 활동하는 스포츠 정신의학자로서 특별한 일들을 경험했으며 최고의 팀, 구단주, 단장, 운동부장, 선수와 코치진, 의료진, 그 가족들과 프런트 운영진들로부터 소중한 것들을 배우게 되었다. 모든 선수, 코치, 관리자, 의사, 임상가, 트레이너, 그리고 내가 만났던 모든 전문가들로부터 얻은 그 고귀한 것들을 이 책의 독자들과 공유하고 싶다. 넓은 의미로는 가장 기본적인 인생의 교훈을 스포츠라는 인생의 축소판에서 가르치고 배워 왔다. 나 자신이 4명의 운동선수의 아버지로서, 선수의 가족들이 그들의 자녀 또는 조카에게 올바른 것을 말하고, 올바른 과정을 밟게 하고, 스포츠와 함께 건강하게 지낼 수 있도록 실행해 줄 것을 꼭 당부해 왔다.

선수들과 코치, 그리고 그들이 균형 있고 건전함을 유지하여 우수한 경기를 할 수 있게 최선을 다하도록 돌보아 주는 모든 이들에게 내가 무엇을 해 줄 수 있는가에 대하여 항상 고민해 왔다.

특별히 이 책을 내 인생의 진솔한 고백으로 만들어 준 분들에게 감사의 마음을 전한다.

- **가족** : 마리, 드포레스트, 리, 셸리, 클레어, 샌더스 가족은 나에게 영감을 주고, 나의 부재를 참아 주고 그리고 사랑으로 나를 가르쳤다. 찰스와 캐롤린은 나에게 동력과 창조력, 양심, 그리고 일에 대한 사랑을 주었다. 주디, 존, 캐롤, 스캇은 어린 시절의 기쁨과 슬픔을 함께하였다. 올리버와 줄리아, 조이와 제리, 프레드와 줄리는 역경을 이기도록 도와주었다.
- **나의 어릴 적 친구들** : 에릭 블랭큰십, 마이크 스위팅, 반 와튼, 닉 매말리스, 도나 홀, 로이 해목은 달리기, 음악, 음식, 노래하기와 예술 혼을 불어넣어 주었다.

- **스프링힐대학의 나의 멘토들** : 맥나마라, 헴필, 컬리, 브랜든, 오웬스-하워드는 과학과 철학의 열정을 알려 주었으며 배우고 가르치고 질문하도록 나를 가르쳤다.

- **의과대학 멘토들** : 조 사피라, 로버트 화이트, 로버트 그린, 클라우드 브라운은 정신건강의학과, 신경과, 정신신체의학에 대한 열정을 심어 주었다.

- **군대 멘토들** : 데이브 알미타지, 빌 로건, 제리 비셀, 데이비드 메디슨, 댄 베네지아노, 톰 가이든, 밥 야얀, 프랭크 아분도, 마도나 박, 밥 소콜, 캘빈 넵튠, 게리 뉴섬, 밥 헤일스, 밥 우르사노, 월터 라이히, 빌 보기아노는 나에게 새로운 경력을 만들어 주었다.

- **정신건강의학과 멘토들** : 월터 바이트라우브, 조지 발리스, 스튜어트 카일, 스튜어트 티젤, 자넷 존슨, 존 스타인버그, 칼 소더스트롬, 카를로 디클레멘트, 제리 자페는 내가 가르치고 연구하고 글을 쓰도록 격려해 주었다.

- **중독 정신의학 멘토들** : 웬티 마터스, 아트 코헨, 메리 클렉즈, 웨인 클레몬스, 로버트 쉬바르츠, 토니 콤마셀로, 할 크로슬리, 데방 간디, 크리스 웰쉬, 에릭 와인트라웁, 바바라 델루티, 필립 허셸만, 팜 아가월, 린다 맥커스커는 교육과 서비스 프로그램을 제공하는 새로운 분야의 모형을 제시하였다.

- **스포츠 심리학 동료들** : 돈 톰슨, 요하네스 달마시, 페기 거란 번스, 뎁 레반, 롭 화이트, 반다 빈스, 즈웰 벤포드, 제시카 몰러와는 서로서로 배움을 주고받았다.

- **스포츠 의학 동료들** : 앤디 터커, 빌 골디너, 존 윌킨스, 라이 안 컬, 빌 테센도르프, 마크 스미스, 라히에 반셀스, 브라이언 에벨, 데이브 월커, 팀 비숍, 제이 쉬너, 알란 소콜로프, 더그 밀러, 제니스 퓌르스트는 지식과 술기, 에너지와 열정을 함께 공유하였다.

- **내 스포츠 팀의 스태프들** : 팻 길릭, 마이트 플라간, 데이프 스톡스틸, 돈 부포드, 레니 존스톤, 오지 뉴섬, 딕 카스, 케빈 브라이언, 엘리자베스 잭슨은

사람들을 걱정하는 진정한 스포츠 전문가들이다.

- **나의 학생, 인턴, 레지던트, 전임의** : 당신들의 어려운 질문이 나에게 깨달음
  과 영감을 주었으며 나의 젊음을 유지시켜 주었다.

들어가는 글

음악, 예술, 종교, 연극, 민주주의, 자본주의, 실업, 폭력, 세금, 도시 빈곤, TV, 인터넷, 문자 보내기, 군사력과 함께 스포츠는 21세기 미국 문화의 중심을 차지하고 있다. 참여율의 상승, 여성들의 기회 확장, 프로수준 스포츠의 인기로 인해 스포츠의 문화적 파급력은 역사상 최고조이다. 예를 들면, 미국 주 고등학교 협회 연합체(National Federation of State High School Association)가 최근 실시한 조사 결과(2012)에 따르면 고등학교에서의 체육활동 참여율은 22년 연속으로 증가해 왔다. 2010-11학년도에는, 7,667,955명의 참가자(4,494,406명의 남학생과 3,173,549명의 여학생)가 고교 체육 활동에 참가하였으며 참여율은 55% 이상이었다.

대학교에서의 팀 수, 참여자의 수 역시 증가하였다. 전미 대학 경기 협회(National Collegiate Athletic Association, NCAA)가 가장 최근(2009~2010년) 시행한 조사에 따르면 1, 2, 3부를 통틀어 17,990개의 팀과 430,301명의 선수가 있어 역대 최다이며, 1981~1982년의 11,025개의 팀과 231,985명의 선수에 비해 각각 63.2%, 85.5% 증가하였다. NCAA 학교의 경우, 성별 구성 역시 1972년의 교육 수정법 9조 입법을 통해 해가 갈수록 변하여 왔다. 2008~2009년 NCAA 보고서에 의하면, 팀의 53%(17,814개 가운데 9,470개)와 선수의 42.8%(421,164명 가운데 180,347명)가 여성이었다. 교육 수정법 9조 이전의 자료와 비교하면 차이는 극적이다. Carpenter와 Acosta(2010)의 여성 대학 스포츠에 대한 33년간의 종적 연구에 따르면, 1968년에는 겨우 1만 6,000명의 여성이 대학 체육에 참가하였지만, 40년 뒤에는 18만 명의 여성이 참가하고 있다. 더불어, 각 학교의 평균 여성 팀 수는 1970년의 2.5개에서 2010년에는 8.64개로 증가하였다.

미국의 프로스포츠는 극히 인기가 높으며 언론 시장의 네 거인 — 미식축구, 야구, 농구, 아이스하키 — 에 의해 지배되고 있다(Plunkett Research, 2010). NFL은 부인할 수 없는 최고의 프로리그이며 90억 달러의 수익을 내고 있고, 차례대로 MLB가 68억 달러, NBA가 40억 달러, NHL이 23억 달러의 수익을 내고 있다. 이 프로 팀들과 대학 팀을 비롯한 다른 팀들에게 매년 270억 달러의 광고료가 쓰이고 있다. 이런 마케팅, 브랜드 파워는 프로선수가 젊은이와 일반 성인 및 모든 수준의 선수들에게 미치는 강한 영향력을 부분적으로 설명해 준다.

정신의학적 그리고 심리학적 관점에서 스포츠의 가장 중요한 부분은 참여율이나 순위, 수입, 결과 등이 아니고 선수, 지도자, 부모, 관중의 감정과 행동을 매일 바꾸는 압력과 스트레스이다. 경쟁심은 스포츠를 위대하고도 어렵게 만든다. 결정적인 경기 장면 하나에서 선수는 지속적인 활약을 지탱하는 긍정적 감정, 생각, 행동에서 그것을 무너뜨리는 부정적인 상태에 빠질 수도 있다. 스포츠의 중심 정서는 인생의 다른 주요 활동에서의 그것과 같지만 종종 더 강렬하다. 긍정적인 면에서 개인은 재미, 즐거움, 자부심, 환희, 흥분, 성취감, 숙련도, 침착성 그리고 자신감을 얻지만 반대로 그들은 불안, 의심, 공포, 고통, 슬픔, 실망, 당황, 좌절, 그리고 분노를 느낄 수도 있다. 각각의 감정은 반드시 절제되어야 하며, 그러한 감정을 만드는 에너지는 지속적인 플레이로 연결되어야 한다. 훈련과 경쟁에 따르는 공포 — 실수, 실패, 부상, 충돌, 실망, 비판, 당황, 성공(성공이 가져올 가중된 압박)에 대한 공포 — 는 특히 중요하다.

다행히도 정신건강의학과 의사나 다른 정신건강전문가들은 역경, 스트레스, 경쟁에 대한 압박감, 상실과 외상, 부상과 고통, 자리 이동, 가족 갈등, 어려운 선택, 실수, 언론의 취재, 돈 관리, 그리고 심지어 성공까지 다루어 선수를 도울 수 있는 필수적 일반 기술들을 이미 갖추고 있다. 그러나 그 전문가들은 스포츠에 특정한 지식과 기술에 대해서는 대개 잘 알지 못한다. 스포츠 문화, 팀의 구조와 기능, 엘리트 경쟁, 부상, 경기력을 개선시켜 주는 물질, 도핑 테스트, 그리고 가족 내 스트레스의 양상 등이 도움이 되는 지식들이다. 정신적 준비, 수면과 에너지 관리, 물질 예방, 부상 회복, 통증 관리, 발달적 측면과 성적 측면, 그리고 조직 자문 등이 핵심적 기능이다.

스포츠의 넓은 영향력과 인기로 인해서 나는 여러 부류의 독자들을 염두에 두고 이 책을 썼다. 먼저, 이 책은 팀이나 선수와 일하거나 일하기를 원하는 정신보건 전문가(특히 사회사업가, 자격이 있는 전문 상담자, 결혼과 가족 상담가, 정신건강의학과 의사, 심리학자, 그리고 정신과 전문 간호사)에게 유용하다. 둘째로, 이 책은 일차 진료의와 기타 일반 전문가, 스포츠 의학 의사와 스포츠 운동요법가 및 영양사, 공인된 트레이너, 선수나 팀과 관계가 있는 컨디셔닝 전문가와 행동 및 정서에 개입하는 기술을 갖추려는 사람들을 위해 쓰였다. 셋째로, 이 책은 스포츠와 인생에서의 성공법을 알고자 하는 선수들을 위해 쓰였다. 넷째로, 이 책은 스포츠에 종사하는 구단주, 운동부장, 코치, 매니저, 프런트 스태프, 그리고 분과 운영자들이 선수와 팀, 지원 자원의 흔한 갈등에 대한 폭넓은 시각을 갖추도록 쓰였다. 마지막으로, 부모와 가족들도 책을 읽음으로써 선수가 성공의 꿈을 꾸고 훈련과 경쟁에 대한 즐거움을 유지하도록 지원하는 역할을 잘할 수 있을 것이다.

이 책을 통해 나는 스포츠에서의 성공 및 실패 이야기와 드러나는 문제들 그리고 해결책을 제시할 것이다. 다른 말이 없는 한 각각의 이야기는 많은 비슷한 경우들을 편집한 것이며, 세부적인 사항은 변경되었을 수 있다. 왜냐하면 이야기들은 공통되고, 독자들이 그것을 특정 개인에 대한 것으로 생각할 수 있기 때문이다. 나는 임상 경험과 스포츠 정신의학의 증거들을 배합하여 알려 주고, 가르치고, 격려하고 영감을 불어넣을 것이다. 실제로 나는 이 책을 선수, 팀, 운영자, 코치, 그리고 제공 기관들이 최고의 성과를 내도록 하기 위한 안내서로 썼다. 그러나 이 책은 인간의 위엄, 도덕성, 삶의 질과 건전한 판단, 인간적 성숙, 자부심, 성취감을 유지할 수 있는 형태의 성공을 강조하고 있다.

 참고문헌

Carpenter LJ, Acosta RV: Women in Intercollegiate Sport: A Longitudinal National Study Thirty Three Year Update 1977–2010. 2010. Available at: http://www.acostacarpenter.org. Accessed September 23, 2011.

National Collegiate Athletic Association: Student-Athlete Participation 1981–82–2009–10: NCAA Sports Sponsorship and Participation Rates Report. Indianapolis, IN, National Collegiate Athletic Association, 2010. Available at: http://www.ncaapublications.com/productdownloads/pr2011.pdf. Accessed September 23, 2011.

National Federation of State High School Associations: 2010–11 High School Athletics Participation Survey. Available at: http://www.nfhs.org/content.aspx?id=3282. Accessed February 2, 2012.

Plunkett Research: Sports Statistics: Sports Industry Overview. Houston, TX, Plunkett Research, 2010. Available at: http://plunkettresearch.com/Industries/Sports/SportsStatistics/tabid/273/Default.aspx. Accessed September 23, 2011.

차례

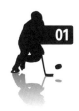

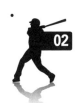

04 에너지 조절 _ 95

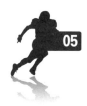

05 물질 사용과 남용 _ 117

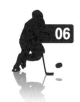

06 부상 회복과 통증 조절 _ 161

07 흔한 정신과적 질환 _ 207

08 팀, 의료진, 그리고 스포츠 리더십 _ 247

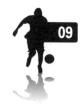

09 발달적, 문화적 능력 _ 273

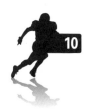

10 근거 중심과 미래 전략 _ 291

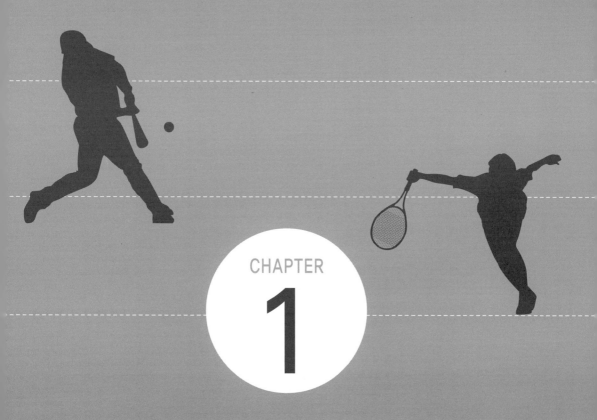

CHAPTER
1

임상 실제의 영역

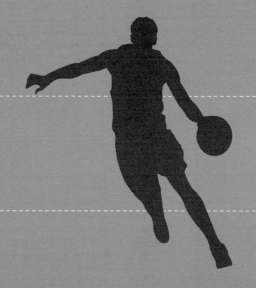

SPORTS PSYCHIATRY

많은 정신건강의학과 의사 및 기타 정신건강전문가는 모든 경쟁적인 수준에서 스포츠에 참여하는 모든 연령의 사람들에게 유용한 광범위하고 전문적인 기술을 갖고 있다. 1980년대 이후, 발전하는 스포츠 정신의학의 적용 부분에 대한 산발적 논문들과 한 권의 책이 등장하였다(Begel and Burton, 2000; Glick 등, 2009). 더불어 1997년 스포츠에 특별한 관심과 전문 지식을 갖춘 정신건강의학과 의사들을 모아, 스포츠 의학, 스포츠 조직, 지역사회와 함께 전문 지식을 연결하기 위해 국제 스포츠 정신의학회가 설립되었다. 최초의 스포츠 정신의학 보고서는 주의력결핍, 학습, 수면, 기분, 불안, 충동조절, 식사, 그리고 물질사용장애 등 일반적 정신과적 질환의 진단 및 치료뿐만 아니라 스트레스, 위험한 행동, 시합 전 불안, 숨막힘, 오버 트레이닝, 피로, 소진, 부상, 삶의 균형 등 일반적인 문제에 초점을 맞추었다. 나중의 논문들은 팀 및 조직의 지도자에 대한 자문, 부모에 대한 지원, 건강 및 피트니스 최적화, 부상에서의 회복, 경기력 향상 등으로 확장되었다. 그러나 이런 임상가의 역할과 그에 필요한 기술은 여전히 잘 정의되어 있지 않았으며(Gee, 2010), 최근까지 실제 적용 경험이나 사례 연구는 거의 없다시피 하였다. 수년간 대학 및 프로스포츠와의 작업에서 얻은 교훈에 대한 McDuff 등(2005)의 문서는 즉각적 도움이 효과적인 다양한 상황에 대해 기술하고 있다. 이 정보는 선수에 대한 서비스가 제공되는 곳에서 그리고 일차 스포츠 의학 주치의와 중독 정신의학 전공자가 팀 연습과 경쟁에 참여하는 경우에 특히 유용하였다.

이 장에서 나는 스포츠 정신의학자와 정신건강전문가들을 위한 넓은 시야의 실용적인 조망을 제공하고자 한다. 나는 간략하게 8개의 핵심적인 임상 능력과 대표적인 사례를 서술할 것이다. 이런 역량들은 여러 해 동안 프로부터 클럽 수준에 이르는 선수, 코치, 트레이너, 가족 구성원, 팀과 프런트에 현장 스포츠 정신의학 서비스를 제공하면서 개발되어 왔다. 사례들은 나의 경험에서 직접 나온 것이며, 다양한 측면에서의 공통적 문제와 해결책을 보여 줄 것이고, 임상가와 지도자, 그리고 선수 부모와 가족에게 유용하도록 디자인되었다. 8개의 핵심 역량은 ⑴ 정

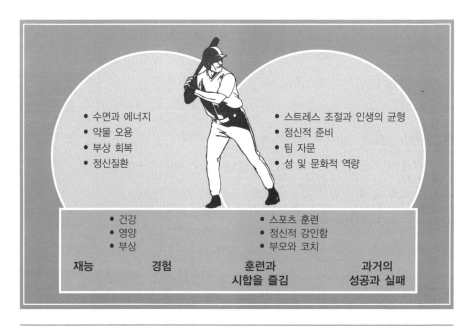

- 수면과 에너지
- 약물 오용
- 부상 회복
- 정신질환

- 스트레스 조절과 인생의 균형
- 정신적 준비
- 팀 자문
- 성 및 문화적 역량

- 건강
- 영양
- 부상

- 스포츠 훈련
- 정신적 강인함
- 부모와 코치

재능   경험   훈련과   과거의
                          시합을 즐김   성공과 실패

그림 1-1   스포츠 정신의학 : 핵심 역량(원 내)을 강화하는 운동기초(하단)

신적 준비, (2) 스트레스 관리와 삶의 균형, (3) 수면과 에너지 관리, (4) 물질 사용과 오용, (5) 부상 회복과 통증 관리, (6) 정신과적 질환의 치료, (7) 팀, 스포츠 지도자, 의료 팀과의 협력, (8) 발달, 성별, 문화 기술이다. 이 모든 역량은 중요하며 시즌 중이나 오프시즌 중에도 꾸준히 요구된다. 〈그림 1-1〉은 이 역량들과 선수의 재능, 경험, 기초 운동능력과 체력, 부상 경력, 그리고 코칭과 가족 지원의 관계를 보여 준다. 이 핵심 역량은 제2장부터 제9장까지 세부적으로 다뤄진다. 제10장에서는 현재 스포츠 정신의학을 위한 근거와 앞으로의 방향을 논할 것이다.

•• 정신적 준비

정신적 준비와 정신 기법 교육은 일관적인 경기력과 선수의 재능 및 수준이 높아지는 긍정적 결과를 낳는 데 기여한다. 〈그림 1-2〉는 자신감을 향해 나아가는 데 중요한 정신적 준비의 요소를 보여 주고 있다. 대부분의 팀과 선수는 기술 능력,

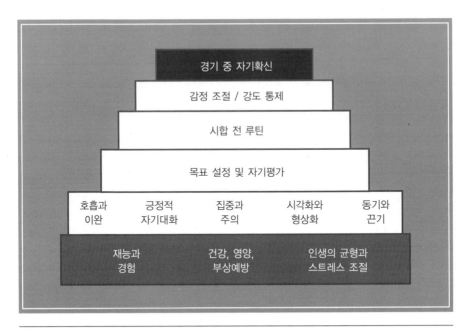

그림 1-2 운동의 기초와 경기 중 자기확신을 연결하는 정신 기법의 피라미드

전술 전략, 피트니스, 영양, 부상 관리에 거의 독점적으로 초점을 맞추지만 시합과 승패의 정신적·정서적 측면을 무시하고 있다.

기본적 정신 기법

호흡과 이완, 긍정적 자기대화, 집중과 주의 이동, 시각화와 이미지, 동기부여와 지속성 같은 기본 정신 기법들은 경기에서의 자신감으로 이어진다. (각각의 기법에 대한 추가적인 논의와 사례 연구는 제2장 '정신적 준비'에서 다룰 것이다.) 기본 정신 기법은 훈련과 경기 전 그리고 도중에 마음을 가라앉히고, 몸을 이완시켜 수분이동을 자유롭게 하며, 에너지와 집중도를 끌어올리고, 자동적으로 각성하고 플레이하는 상태로 옮겨 주는 데 유용하다. 일부 선수들이 하루의 다른 요구에서 벗어나 스포츠로 초점을 전환하는 데 음악을 사용하지만 긴장 이완은 일반적으로, 호흡과 스트레칭에 의해 이뤄진다. 긍정적 자기대화는 매일 여러 번 사용되며, 연습과 경기 중 모두 이뤄진다. 짧고 긍정적인 문구, "선명하고 빠르게" 혹은

"빛처럼 달려." 등은 반복될 수 있고 성공적인 실행이나 결과의 시각화와 함께 조합될 수 있다. 시각화는 눈을 감고 의자나 바닥, 침대에 앉아 있는 이완 상태에서 가장 효과적이다. 약간의 운동 활성화에 긍정적인 플레이를 보는 짧은 기간을 결합하면 선수는 자신이 원하는 움직임을 말하고, 보고, 느낄 수 있다. 이런 전략은 뇌의 청각, 시각, 운동 회로를 활성화하여 반복적인 조정 운동을 돕는다. 다음 사례는 이런 기본적 기술을 사용하는 예를 보여 준다.

사례연구   시합 전 불안

고등학교 육상 선수와 축구 선수가 시즌 초반의 시합 전 불안과 기복 있는 경기력으로 도움을 원하고 있었다. 두 선수는 증가된 각성, 경기에 대한 염려, 수면장애, 식욕 감소를 보이고 있었다. 경기 당일 그들의 각성도는 극적으로 증가하였으며 운동 초조, 근육 긴장, 심박 수 증가, 얕은 호흡, 메스꺼움과 때때로의 구토, 식욕 감퇴, 자신감 감소를 보였다. 두 사람은 모두 고학년으로 이전까지 자신들의 종목에서 성공적이었고 자신들의 팀 성적을 향상시켜야 한다는 압박감을 더욱 느끼고 있었다.

평가 : 두 선수는 사무실에서 부모 참여하에 2시간의 초기 상담을 하였다. 두 사람 모두 이전에는 학교, 일, 사회적 상황에서 과도한 걱정이나 불안을 보인 병력이 없었다. 둘 다 경기 전 각성을 감소시키기 위한 기본적인 정신 기법을 배웠고 2주 뒤 재방문하기로 하였으며 회기 사이에는 이메일로 연락하기로 하였다.

개입 : 선수들은 다음 과정을 통해 그들의 활성과 각성을 조절하도록 교육받았다. (1) 마음을 조용히 한다, (2) 몸을 이완시킨다, (3) 에너지를 끌어올리고 순환시킨다, (4) 초점을 맞추고 주의를 이동시킨다. 그들에게 강한 호기를 하는 호흡을 통해 마음을 가라앉히도록 하였다. 그들에게 매일 반복해서 실행할 두 가지 연습을 가르쳤다. (1) 세 가지 길이의 청산 호흡을 통해 각성의 에너지를 재설정하고 전환하고, (2) 2분간의 패턴화된 호흡 운동을 통해 이완을 유도하고 유지하도록 한다.

선수들에게는 시합 전에 세 가지 청산 호흡을 하도록 하였다. 이 과정에서 긴장이 생겨난다면 선수들은 호흡 주기를 멈추고 복부의 중심에 작은 조임의 원이 느껴지도록 강하게 숨을 내뱉는다. 앉거나 서 있는 자세에서 선수들은 폐가 바닥에서 빗장

뼈까지 꽉 채워지도록 코를 통해 숨을 들이마신다. 그리고 4까지 세면서 공기를 부드럽게 입으로 내뱉는다. 두 번째 호흡은 코를 통해 가득 들이마시고, 그리고 6까지 세면서 입으로 내뱉는다. 세 번째 호흡 이후부터는 코로 들이마신 뒤 8까지 세면서 내뱉는다. 그리고 쉬운 호흡(코/코 혹은 입/입)으로 전환한다. 긴장 수준이 증가할 때마다 전체 과정을 반복하였다.

선수들은 바닥이나 의자에 앉아 있는 동안 또는 운전 중에 하루 4~6회 2분 패턴 호흡 운동을 수행하였다. 이 운동에서 숨을 모두 내뱉고, 코를 통해 4를 세면서 숨을 들이마신다. 그리고 7까지 세면서 숨을 참고, 그리고 8까지 세면서 숨을 내뱉는다. 8개의 호흡 주기가 완료되면 쉬운 호흡으로 넘어간다. 이 4-7-8 패턴은 처음에는 눈을 감았을 때(운전 중일 때는 빼고) 가장 잘된다. 이 운동의 목적은 마음을 가라앉히고 몸에 넘치는 에너지와 긴장을 해소하기 위함이다.

결과 : 거의 즉각적으로, 두 선수는 그들의 걱정과 신체적 각성을 줄일 수 있었다. 시합 전 불안 증상의 대부분은 사라지거나 줄어들었다. 시간이 지나면서 그들은 시합 전의 상승된 에너지 수준을 조절하여 시합 중으로 전환할 수 있었다. 더불어 두 사람은 시합 전날 밤과 시합 당일 잠을 잘 자고 더 많은 물과 영양을 섭취할 수 있었다.

복합 정신 기법

목표 설정, 자기평가, 시합 전 루틴, 정서적 제어 및 강도 조절의 더 복잡한 기술은 선수와 팀이 경쟁 환경의 변화에도 불구하고 준비가 되게 하고 감정 조절을 하며 경기를 할 수 있게 한다(Beswick, 2001; Dorfman, 2000; Dorfman and Kuehl, 1995; Loehr and Schwartz, 2003; Porter, 2003, 2004; Rotella, 2004). (특정 복합 정신 기법의 추가적인 논의와 사례는 제2장에서 다룰 것이다.) 복합 정신 기법은 연습과 시합을 준비하는 필수적인 부분이 되었으며, 지속적 향상을 주요 목표로 한다.

목표 설정

목표는 단기(프리시즌, 대회), 중간 기간(시즌), 또는 더 긴 기간(전체 연도)에 대해 설정할 수 있다. 목표는 글로 쓰여야 하고, 구체적이어야 하며, 활동과 빈도, 반복 횟수와 같은 세부 사항을 수반해야 한다. 다음은 미식축구에서 리시버의 예이다. "나는 다음 시즌 내 캐치율을 20% 올릴 수 있게 좋은 경로를 달리고 손 안에 들어올 때까지 매 순간 공을 보는 능력을 향상시킨다." 수반된 행동 단계는 다음과 같을 수 있다. (1) 나의 포지션 코치와 함께 매주 세 번 20개의 추가적인 경로를 달린다. (2) 매주 세 번 패스 기계를 사용하여 높고 낮은 또 안에서와 밖에서 50개의 추가적인 캐칭을 한다. (3) 사이드라인을 달리거나, 대각선으로, 또는 중앙을 돌파하여 달리면서 매일 5분씩 5% 운동 활성화를 시각화한다.

자기평가

자기평가는 글로 쓰인 형태로 했을 때 가장 효과적이다. 선수들은 매주 혹은 격주로 연습이나 대회를 검토하거나 코치 또는 다른 플레이어의 피드백을 요청한다. 긍정적인 플레이와 그것이 어떻게 도움이 되었는지, 부정적인 플레이와 어떻게 방해가 되었는지, 그리고 부정적인 측면을 극복하기 위한 행동 등을 기록하는 한 페이지의 간단한 평가가 사용될 수 있다(Porter, 2003. p. 27). 이런 평가를 통해 다음 1~주간의 운동 계획을 수립할 수 있다.

시합 전 루틴

시합 전 루틴은 정신적, 감정적 준비에서 누락되는 경우가 많다. 일반적으로, 이 과정은 연습 30~45분 전이나 시합 몇 시간 전에 시작한다. 이 과정은 선수의 심박 수를 올리고 근육의 운동 체인을 활성화할 뿐만 아니라, 일상적인 하루의 혼란에서 선수의 마음을 깨끗이 하고 근육의 긴장을 풀어 강도가 점차 증가하고 집중력이 날카로워지도록 하는 데 도움이 된다. 예를 들어, 야구나 소프트볼 선수는 다음 과정을 수행할 수 있다. (1) 유니폼을 입는 동안 이완 호흡과 시각화, (2) 짧은 시간 실내에서 심장 준비 운동, (3) 실외에서의 심폐 운동과 스트레칭, (4) 배팅 연습. 배팅 연습 중 매번의 스윙 동안 선수는 심호흡, 글러브와 자세 조정, 배트 쥐었다 풀고 다시 쥐기 등과 같은 조직화된 과정을 실행할 수 있다. 다음 사례가 이런 복합 기술 사용을 보여 준다(Grossbard 등, 2009).

사례연구 ### 팀 응합과 자신감

고등학교와 대학교의 축구 팀이 게임 준비, 응집력, 그리고 자신감 향상을 위한 지원을 모색하고 있었다. 고등학교 팀은 5년 동안 여러 번 주 선수권 대회 우승 등 우수한 대회 성적을 거두었다. 그들에게는 전국, 그리고 주 챔피언을 다시 노리기를 바라는 프리시즌이었다. 시즌 초의 몇 게임을 이긴 후에 그들은 전국 대회의 첫 두 경기를 비겼다. 두 경기에서 그들은 경기할 준비가 안 되어 있고 처음의 목표를 포기한 듯이 보였다. 감독은 스포츠 정신의학자에게 팀의 집중도를 끌어올리고 확고히 하기 위한 경기 전 루틴에 대한 도움을 원하였다.

대학 팀은 성공적인 시즌을 보냈지만 몇 번의 연장 접전에서 패하였다. 그들은 NCAA 토너먼트에 진출했지만 하위권에 그쳤다. 그들은 첫 라운드에서 주 내 라이벌 팀을 만났고, 만약 이긴다면 시즌 초반에 크게 졌었던 상위 팀을 만나게 되어 있었다. 감독은 스포츠 정신의학자에게 팀의 응집력과 자신감을 키우는 데 도움을 청하였다.

평가 : 정신건강의학과 의사는 각 팀의 감독, 주장과 별도의 회기를 가졌다. 고등학교 팀은 버스나 라커룸에서 게임 전에 할 수 있는 조용한 시각화의 경기 전 루틴만을 도입하고 있었다. 정신건강의학과 의사와의 면담에서 이런 경기 전 루틴은 팀이 플레이할 준비를 하게 해 주지 못했고 그래서 그들은 경기 초반 5~10분을 팀의 집중도 수준을 상대의 수준까지 끌어올리는 데 소비해야 하였다.

대학 팀은 경험 있고 재능 있는 그룹과 큰 게임의 승리 경험이 없던 1년 차 선수들로 구성되어 있었다. 감독과 주장은 1라운드에서 일격을 당하는 경우나 2라운드에 올라가서 상위 시드 팀을 만나게 될 것을 걱정하고 있었다. 결론은 팀이 큰 경기와 그때 받는 압박감에 대한 자신감이 부족하고 팀의 소통과 연대가 쉽게 무너진다는 것이었다.

개입 : 고등학교 팀의 전체 경기 전 루틴이 개정되었다. 조용한 개인적 시각화는 팀에 의해 선택되고 붐박스를 통해 재생되는 크고 활기찬 음악으로 대체되었다. 팀

은 경기장에 가는 길에 음악과 운동을 통해 '버스를 흔드는 것'을 도입하였다. 구조화되지 않은 경기 전 루틴이 팀 스트레칭과 높은 강도의 소규모 훈련의 빠른 시리즈를 번갈아 하는 것으로 대체되었다. 게임 시작 직전에 선발과 1차 후보군은 실전과 같은 긴장을 만들고 초점을 맞추며 신속한 주의 이동을 하기 위해 빠른 속도의 7 대 7 경기를 하였다. 대학 팀은 토너먼트에 가는 4시간의 버스 이동 중에 팀짜기 훈련을 하기로 정하였다. 각 팀 선수와 코치는 무기명으로 '워밍업 노래'를 하나씩 선정하였다. 30곡의 노래가 나왔고, 모든 이는 각 노래의 점수를 매기고 누가 그 노래를 택했을까를 짐작해 보았다. 이 과정은 높은 상호작용 과정을 통해 즐거움과 이완을 가져다주었다. 3곡의 노래가 최종 선택되었고, 주장은 그 노래들을 숙소에서 경기장까지 가는 길에 틀기로 하였다. 주장과 몇몇 부상 경험이 있는 선수들은 몇 번의 팀 회의와 연습 중 그리고 게임 전 워밍업에서 팀의 의사소통과 자신감에 대해 작업하기 시작하였다. 스포츠 정신의학자는 모든 선수를 만났고 팀의 강점과 향상시킬 부분에 대해 물었다. '소통하기'와 '공 움직이게 하기'가 팀의 공통된 개념이 되었다.

결과 : 고등학교 팀은 신속하게 남은 모든 경기에서 좋은 경기 집중력을 보여 주었다. 수비진부터 미드필더와 공격수까지 모두가 공을 압박하는 것에 초점을 맞추었다. 팀은 남은 모든 전국 경기를 이겼고 또한 지역 및 주 토너먼트에 이겨서 주 우승을 하였다.

대학 팀 선수들은 코치들과도, 또 서로 간에도 더욱 긴밀해졌다. 몇 명의 팀 리더는 첫 두 경기 대회 게임 전날 밤 회의에 모여서 상징적으로 천을 한 장 찢어서 대회 동안 각자가 지참하도록 하였다. 팀은 첫 경기를 지배하여 손쉽게 이겼고, 상위 시드 팀을 만나서 막판의 골과 마지막 5분의 놀라운 수비로 1 대 0으로 승리하였다.

•• 스트레스 관리와 삶의 균형

선수, 코치, 스태프들은 스포츠를 위해서 상당한 요구를 받게 되는데, 이는 긴 일과, 소진, 시합의 압박, 부상과 고통, 실망 등과 같은 것들이며, 또한 학교, 휴식,

가족과 친구 등 사회적 관계와 같은 다른 중요한 활동과 운동의 균형이 필요하다. 스포츠에 따르는 이런 요구는 수면의 차질, 에너지 및 식욕 부진, 또는 알코올, 마리화나, 담배와 같은 물질의 사용 증가를 야기할 수 있다. 스트레스의 일반적인 효과 외에도 네 가지 스트레스 반응 패턴이 경기력을 저해할 수 있다. (1) 불안, (2) 우울, (3) 분노, (4) 신체 증상. 선수는 하나 이상의 스트레스 반응을 보일 수 있다. 또한 운동 시합은 얼굴과 몸에 0.1초 내에 드러나는 정상적이고, 빠르며, 정형화된 강렬한 감정을 유도할 수 있다. 경기 중 겪는 전형적인 스트레스 감정은 좌절, 실망, 불안, 그리고 당황이다. 각각의 감정적 신호는 주요 신체 계통(심혈관계, 근골격계, 소화기계, 호흡기계, 피부계)에 드러나고 각각은 그로 인한 경기력 저하를 막기 위한 행동을 필요로 한다. 관리되지 않는 경우, 좌절감은 시간이 지나면 분노와 울분으로 변하고, 사람 또는 상황에 대한 현실에서 관심을 멀어지게 한다. 그리고 실망은 시간이 지나면 우울로 바뀌고 과거로 관심을 고착시키고, 불안은 공황이나 공포로 변하고 미래에만 신경 쓰게 하며, 당황은 죄책감이나 수치심으로 바뀌며 관심을 과거에 머무르게 한다. 이러한 감정신호에 대해 개념을 확실히 하지 않은 경우 그들은 순환되고 강화되어, 테니스에서 한 점을, 골프에서 한 타를 다투는 순간에 선수의 수행을 방해한다.

　스트레스는 지지적인 사회적 관계와 삶의 균형을 통해 관리되어야 한다. 코치, 팀 동료, 친구, 가족, 성직자, 그리고 정신건강 전문가와의 대화는 좋은 자원이다. 삶의 균형은 좋은 수면과 영양, 조직화된 각성 루틴을 통해 에너지를 생성하는 것, 일과 중의 짧은 휴식 시간과 밤의 우수한 긴장 풀기 루틴에서 온다. 다음은 스포츠와 관련된 가장 일반적인 스트레스 관리 전략이다. (1) 몸의 이완 반사 체계를 자극한다, (2) 긍정적으로 생각하고 평온하게 바라본다, (3) 지지체계를 형성하고 이용한다, (4) 정보를 습득하고 소문을 피한다, (5) 과도한 자극제나 진정제 사용을 피한다, (6) 좋은 시간 관리 기술을 익힌다, (7) 긍정적인 루틴을 개발하고 성공을 시각화한다, (8) 훈련, 경기, 다른 활동에서 재미를 느끼고 즐긴다. 각 전략의 상세는 제3장 '스트레스에 대한 인식과 통제'에서 다룰 것이다. 다음 사례는 공통된 스트레스 관련 문제 및 해결책을 제시한다.

스트레스와 실망감

대학 2학년 축구 선수가 그녀의 플레이 및 출전 시간에 대해 느낀 실망감 때문에 1개월간의 지원을 원하였다. 그녀는 첫해에 많은 시간을 뛰었고 주전 공격형 미드필더 자리를 위해 프리시즌에 열심히 훈련하였다. 그녀는 1학년 룸메이트가 대신 여섯 경기를 선발로 뛰도록 한 감독의 결정에 실망하고 좌절하였다. 그녀는 감독이 자신을 싫어하는지, 그리고 자신이 앞으로는 선발로 다시 뛸 수 없는지를 걱정하기 시작하였다.

평가 : 그녀는 전형적인 대학 축구 선수들처럼 5살 또는 6살에 시작하는 대신 11살에야 축구를 시작하였다. 그녀가 이전에 하던 운동은 농구였다. 그러나 일단 그녀가 축구를 시작하자 그녀는 캠프에 참석하고, 개인 트레이너를 두었으며, 높은 수준의 클럽 팀에서 경기하며 실력을 향상시키기 위해 쉬지 않고 노력하였다. 고등학교에 있는 동안 그녀는 학교 팀과 지역 순회 클럽에서 뛰었고 주에서 주관하는 청소년 축구 올림픽 대비 프로그램에 참가하였다. 그녀가 대학에 입학했을 때, 우월한 신체로 즉각 활약을 할 준비가 되어 있었다. 그녀는 첫해에 축구와 공부 사이의 균형을 지켜야 했고, 사소하지만 반복되는 발목 부상(그녀가 처음 겪은 부상이었다)을 겪는 등 스트레스를 심하게 받았다. 게다가 그녀는 그녀의 세 룸메이트와 잘 지내지 못하였다. 그해 말에 그녀는 몇 명의 라크로스 선수들과 함께 숙소를 옮기기로 하였다. 첫해 동안 그녀는 자신의 경기력이 꾸준하지 않은 것에 실망하고, 코치진이 자신의 기술을 눈여겨봐 주지 않는 데 좌절하였다. 그녀는 코칭 스태프 누구에게도 자신의 고민을 털어놓기 힘들다고 느꼈다. 여름이 지나 2학년이 되기 전 그녀는 축구와 트레이너를 고용하여 집에서 연습을 하였다. 그녀는 가을 학기 시작 2주 전에야 학교 팀으로 돌아왔고, 자신이 선발로 뛸 수 있다는 자신감이 넘쳤다. 그녀는 몸 상태가 준비되지도 않은 그녀의 옛 룸메이트가 그녀 대신 선발된 것에 다시 실망하였다.

개입 : 스포츠 정신의학자는 그녀가 자신의 실망감과 좌절감을 깨닫도록 하고 이번 시즌의 목표를 명확히 함으로써 그 감정들의 경계를 짓도록 하였다. 이 노력은

그녀의 관점을 결과(출전 시간)에서 과정(특정 기술들의 꾸준한 발전)으로 옮겨 주었다. 그 선수는 새로운 코치에게 다가가 어떤 부분을 더 향상시켜야 할지를 물었다. 새 코치는 두 주요 영역을 알려 주었는데, 그녀가 공격수일지라도 수비에 힘써야 한다는 것과 일대일 기술을 연마하는 것이었다. 정신건강의학과 의사와의 첫째 회기와 둘째 회기 사이에 그녀는 위의 두 부문과 또 다른 한 부문(질 좋은 유효슈팅)을 단계를 밟아 향상시키는 것을 공식적 목표로 삼았다. 새 코치는 힘을 주고 지지적이었으며 젊은 여자 선수가 노력하면 결국 출전 시간이 자연히 는다는 것을 느끼게 해 주었다.

결과 : 다음 몇 주가 지나는 동안 그 선수는 새 코치와의 추가 훈련에서 활력을 느끼기 시작하였다. 자신감은 상승되었고, 연습에서의 플레이는 적극적이 되었으며, 특히 공중에서와 수비 시에 그랬다. 결과적으로, 감독은 연습 후에 그녀를 불러서 이전에 보이지 않던 면이 발견되어 주전으로 뛰며 더 많은 출전 시간을 갖게 될 것이라고 하였다. 긍정적인 플레이를 가로막던 좌절과 실망의 감정은 자신감과 동료들을 향한 유대로 대체되었다. 그녀는 자신의 부정적인 감정이 부정적인 사고와 좋지 못한 경기력을 낳는다는 것을 알게 되었다.

•• 수면과 에너지 관리

질 좋은 수면은 충분한 에너지를 생산하는 주요 열쇠이다. 고등학교, 대학, 프로 운동선수는 종종 매일 10~12시간의 운동을 지속하기 때문에 스포츠 및 기타 활동(학교, 가정, 친구 관계 등)에서 성공하기 위해 높은 수준의 에너지가 필요하다. 연구에 따르면 최소 4~5시간에서 최적 6~7시간의 연속된 수면이 다음 날 에너지 요구량의 80~90%를 생산하는 데 필요하다. 중단 없는 수면이 중요한 것은 깊고 꿈을 동반한 수면(REM 수면)이 교대하는 수면 주기를 거치기 때문이다. 좋은 수면 위생은 좋은 수면으로 이어진다. 60~90분의 이완 루틴 — 부드러운 음악 듣기, 가벼운 독서, 가족과의 대화나 전화 통화, 편안한 TV 시청, 온수 목욕, 명상 등으로 구성 — 을 조용하고 너무 밝지 않은 공간에서 하는 것이 도움이 된다. 또한 음식이나 수분 섭취, 운동, 힘든 노동, 비디오 게임, 인터넷 서핑, TV 시청(특히 어두운 침실에서), 논쟁 등은 잠들기 전 2시간 이내에는 피해야 한다. 마지막으로 잠자리에 드는 시각은 일정해야 하고 자정 전이어야 하며, 매트리스는 적당한 사이즈에 편해야 하고, 실내 온도는 적당하고 소음이 없어야 한다.

또 다른 에너지 생산과 유지의 핵심은 일어나기 루틴이다. 해가 뜨고 3~4시간 동안 혈장 코르티솔 농도의 급격한 증가 등 신체의 신경 호르몬계 활성화가 일어나며 체온도 같이 상승한다. 이 기간 동안 일어나기 루틴은 에너지를 더해 줄 수 있다. 일어나기 루틴의 전형적인 활동은 ⑴ 운동, ⑵ 스트레칭, ⑶ 뜨거운 것이나 차가운 것 마시기, ⑷ 아침 식사, ⑸ 밖에 나가기, ⑹ 샤워하기, ⑺ 밝은 조명 사용하기, ⑻ 카페인이나 인삼 등 자연적인 각성제 섭취 등이다. 운동은 짧은 5~7분의 심혈관계 활성화(트레드밀 등) 혹은 60초씩 3회의 최고 강도의 심혈관계 인터벌(푸시업 등)을 몇 분간의 휴식을 취해 가며 실시한다. 이 활동은 아침 일찍 하면 하루 종일 에너지 수준을 끌어올려 줄 수 있다. 잠든 동안 중심 체온은 24시간 중 최저 수준으로 떨어진다. 덥거나 차가운 음료를 깨자마자 마시면 중심 체온이 변하고 두뇌에 더 많은 에너지를 생산하도록 신호가 전달된다. 더불어, 음료에 합리적인 수준의 카페인(150~400mg)이 포함되어 있다면 추가적인 에너지 생산이 가능하다. 비슷하게, 외출로 온도와 빛이 다른 곳에 단 몇 분이라도 나가면 에너지 생산이 촉진될 수 있다. 마지막으로 빛에 민감하고 겨울에는 여름보다 낮은 에너지를 보이는 사람에게는 아침 광 치료가 도움이 될 수 있다. 독서를 하거나 앉아 있는 동안 20~30분 정도 대개 점차적으로 켜지는 알람시계 형태로 되어 있는 밝은 빛(1만 lux 정도)을 쪼이게 된다.

꾸준한 에너지 수준을 하루 종일 유지하는 마지막 핵심은 규칙적인 식사를 하고 휴식을 갖는 것이다. 선수는 매 3~4시간마다 탄수화물, 단백질, 지방, 수분의 균형이 잡힌 식사나 스낵을 섭취해야 한다. 연습이 끝나면 특히 중요한 것이 탄수화물을 보충해 주는 것인데, 왜냐하면 탄수화물 농도가 너무 낮으면 수분 보충이 안 되기 때문이다. 휴식 또한 에너지 유지에 필수적이다. 3~5분의 짧은 휴식이라도 도움이 되며, 장소를 바꾸면(외출, 건물의 다른 구역 가기) 좋다. 휴식을 더 효과적으로 하는 좋은 기법은 활성화 호흡(60초간 코로 과호흡, 특히 160~180번의 호흡을 60초 동안 하면서 호기를 세게 하기)에 이어서 정형화된 이완 호흡(4를 세며 코로 숨을 들이마시고, 7까지 세면서 참고, 8까지 세면서 입으로 내뱉는 것 전체를 8번 반복하기)을 하는 것이다. 일단 이 패턴이 완료되면(3분 정도 걸린다), 눈을 감고 간단한 호흡을 한 뒤 간단한 전신 및 목표 부위(예 : 목과 어깨 또는 허리) 스트레칭을 추가할 수 있다.

사례연구 _ 활동적인 마음과 불면증

신인 자유계약 미식축구 선수(공격 라인맨)는 프리시즌 캠프의 둘째 주에 불면증, 피로, 팀 회의에서 집중의 어려움으로 트레이너에 의해 스포츠 정신의학자에게 의뢰되었다.

평가 : 대학 1학년 시절 그 선수는 미식축구와 학업에서 스트레스가 높은 기간 동안 잠드는 데 어려움이 있었다. 그는 자신의 몸이 매우 피곤한데도 불구하고 잠자리에서 꺼질 줄 모르는 활발한 마음에 대해 설명하였다. 그는 때로 잠들기까지 2~3시간이 걸렸고 일찍 깨어서 즉시 새로운 날에 대해 걱정하기 시작하였다. 그는 반복적으로 자신의 실책을 재검토하였고, 작전 지침의 복잡성에 초조해하였으며, 자신과 포지션을 경쟁하는 다른 선수들의 재능 수준에 대해 걱정하였다. 그는 술을 마시거나 각성제를 사용하지 않았고, 불안, 우울이나 주의 집중 장애의 병력은 없었다. 그는 이따금씩 잠들기 위해 디펜히드라민(diphenhydramine)을 사용하였으나 다음 날 아침의 졸림은 없었다.

개입 : 정신건강의학과 의사는 좋은 수면 위생의 기초를 검토하였고, 선수는 독서, 휴식, 가족과의 통화, 음악 감상을 하고 음료나 음식 섭취, TV 시청으로 뇌를 자극하거나 인터넷을 사용하는 등의 행동을 취침 전 2시간 동안 피하는 이완 루틴을 받아들였다. 더불어, 취침 시각 90분 전에 트라조돈(trazodone) 50mg을 복용하였다.

결과 : 처음 5일 동안 그 선수의 수면은 중간 정도 개선되었고, 트라조돈 용량은 100mg으로 증량되었다. 이 루틴과 함께 그의 이런 경험이 1년 차 선수에게 아주

흔한 것이라고 꾸준히 안심을 시켜 주자 그는 더욱 나은 수면과 에너지 상태를 보였다.

•• 물질 사용과 오용

선수들은 비슷한 연령대의 보통 사람들이 사용하는 이유뿐만 아니라, 경기력 향상이나 부상을 관리하려는 등의 이유로 위험하고 중독성이 있는 물질을 사용한다. 대학 및 프로스포츠에서 가장 흔히 오용되는 물질은 알코올, 자극제[카페인, 니코틴, 메틸페니데이트(methylphenidate), 암페타민(amphetamine)], 진정제, 그리고 마리화나이다. 덜 흔하지만 더욱 논란이 되며 더욱 감시되는 물질은 근육강화 스테로이드, 마약성 진통제, 그리고 코카인이다. 각각의 물질은 〈그림 1-3〉의 한 가지 혹은 세 가지 모든 이유로 인해 사용되지만, 스포츠에서의 물질 사용은 크게 나눠서 남용 물질[알코올, 마리화나, 코카인, 환각제, MDMA, 아편, 펜사이클리딘(phencyclidine)]과 경기력 향상 물질(근육강화 호르몬, 자극제 등)로 나

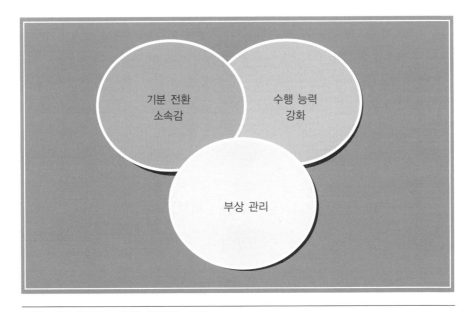

그림 1-3 선수들이 약물을 사용하는 이유

닌다. 주의력결핍장애에 사용하는 각성제와 같은 약물들은 금지되거나 미승인되었으며 오직 치료 목적으로 의사가 처방하고 스포츠 위원회의 승인을 받아야 사용될 수 있다. 이런 경우에 잠재적인 경기력 향상 약물은 단지 질병에 대해 선수의 정상 기능 수준을 회복시키는 것으로 이해될 수 있다.

다양한 종목의 선수들이 여러 가지 다른 물질 오용의 형태를 보인다. 예를 들면, 각성제는 씹는 담배의 형태로(35%) 야구 선수들에게 가장 흔히 사용되며, 때때로 카페인, 니코틴, 그리고 암페타민 같은 더 강한 각성제의 위험한 혼합과 함께 사용된다(McDuff and Baron, 2005). 이런 동시 사용은 '각성제 스택(stimulant stacking)'이라고 불리며 과도한 심혈관계 활성화(빈맥, 고혈압)와 열 부상의 위험 때문에 우려할 만하다. 미식축구 선수들에서 수면과 이완을 위한 진정제와 부상에 대한 마약성 진통제의 사용이 흔하다. 미식축구 선수들의 각성제 오용은 주로 시합 날 카페인, 인삼, 그리고 단기 작용성 암페타민의 혼합 형태로 흔히 사용된다. 가장 흔한 부작용은 경기 후의 흥분과 불면증이다. 어떤 종목에서나 고농도의 각성제 사용은 알코올이나 벤조디아제핀(benzodiazepine)과 같은 진정-수면제 사용을 동반하며 이런 '상승-하강' 대응은 각 물질의 사용량 증가로 이어진다.

알코올과 마리화나 사용은 대부분의 종목에서 흔하다. 선수들은 연습이나 경기 뒤의 긴장을 풀고 이완을 얻기 위해 이런 물질을 사용하며, 경기 양상에 따라 간헐적인 고용량 사용을 보인다. 높은 중독성을 지닌 물질, 예를 들어 코카인이나 헤로인 혹은 LSD, 엑스터시, 펜시클리딘 같은 더 위험한 물질의 사용은 드문 편이다. 선수의 간헐적 알코올 폭음은 다음과 같은 경우에 드러난다. (1) 알코올 관련 사고(지각, 싸움, 체포)가 일어날 때, (2) 트레이너가 아침 일찍 선수의 호흡에서 알코올 냄새를 맡을 때, (3) 알코올 항목을 포함한 도핑 테스트에서. 팀 의료진에 정신건강전문가가 포함된 경우, 전날 밤 과음의 발각은 선수가 가진 잠재적 위험에 대한 토론으로 이어질 수 있다. 마리화나 사용은 소변 검사나 알코올 문제의 평가 과정에서 드러날 수 있다. 이러한 경우 임상의는 스포츠 리그가 물질 중단을 명령했을지라도, 선수와 두 물질 사용의 장단점에 대해 논의하고, 선수의 변화할 준비에 대해 평가하며, 선수가 이완할 수 있는 대안적인 방법에 대해 도움을 줄 수 있다.

사례연구 **알코올, 수면 그리고 에너지**

트레이너와 팀 주치의는 올스타 브레이크 후에 수면제 처방을 요구한 2년 차 프로야구 선수에 대한 도움을 의뢰해 왔다. 그 선수는 마음이 들떠 잠들기 힘든 증상과 잠든 지 3~4시간 만에 계속 깨는 두 가지 어려움을 토로하였다. 그는 끊임없이 피곤하였고 에너지음료와 커피가 이전처럼 자신의 에너지 수준을 높여 주지 않는다고 하였다.

평가 : 그 선수의 게임 후 패턴에 대한 분석 결과 그는 매일 맥주 4~6잔을 마셨고 가끔은 클럽이나 호텔에서 동료들과 독한 술도 마시고 있었다. 그는 그의 아파트나 호텔방으로 새벽 3~4시에 귀가하는 일이 잦았고, 그럴 땐 피곤하지 않았으며, 그래서 그는 침대에서 과자를 먹거나 TV를 보곤 하였다. 결과적으로, 그는 졸리게 되었지만 그의 플레이를 다시 생각하느라 잠 못 들거나 너무 일찍 깨고 다시 잠들지 못하곤 하였다. 이런 불면증과 피로의 양상은 이번 시즌에 새로 나타난 것이며 불안이나 우울, 혹은 다른 약물 사용과는 무관하였다.

개입 : 선수는 이미 자신의 음주와 파티가 자신의 수면을 방해하고 자신의 에너지 수준을 감소시킬 수 있다는 것을 알고 있었다. 그는 술을 마시는 날과 술의 양을 줄이는 과정에 있었고 완전한 금주에의 도전을 받아들일 준비가 되어 있었다. 더불어, 늦은 밤의 음식 섭취와 TV 시청, 인터넷 사용을 중단하도록 하였고 집이나 길에서 사용할 휴대용 백색소음기(넓은 주파수 범위에 균일하게 분포하는 일정한 소리인 백색소음을 발생시켜 소음을 중화시키고 안정감을 유발하는 장치 – 역자 주)를 구입하도록 하였다. 그는 또 경기 후의 취침 시각을 매번 1시로 고정하였고 각성제 사용을 카페인 기준 750mg에서 300~400mg으로 줄였다. 잠에서 깰 때는 차가운 물을 마시고 에너지 바를 먹은 뒤 간단한 60초 심혈관 인터벌을 하였다.

결과 : 2주 만에 그 선수의 수면은 약 복용 없이도 극적으로 개선되었으며 에너지 수준은 급등하였다. 그는 경기에서 잘한 것, 개선할 부분, 그리고 그의 포지션 코치

와 훈련할 기술 영역을 한 장으로 정리하는 체계적인 방식으로 자신의 경기력을 재검토하기 시작하였다.

사례연구 각성제 스택과 과도한 각성

3년 차 마이너리그 구원투수가 더운 날 경기 중 불펜에서 몸을 풀다가 어지러움과 체온 상승을 호소하여 팀 의사의 검진을 받았다. 그는 동 빈맥과 홍조, 그리고 자세에 따른 혈압 변화를 보였으나 심부 체온은 정상이었다. 선수는 많은 땀을 흘렸고 자신이 과량의 속효성 암페타민을 몸 풀기 전에 복용했음을 인정하였다. 그에겐 태양을 피해 휴식하도록 했고 전해질 보충 음료를 마시도록 하였다. 의사는 선수를 팀 정신건강의학과 의사에게 의뢰하였다.

평가 : 선수는 다음 날 팀 정신건강의학과 의사를 클럽하우스에서 만나 자신이 경기 전에 매번 카페인을 복용해 왔다는 것과 일어나서 잠들 때까지 습식 코담배를 사용해 왔다는 것, 경기 3시간 전에 30mg의 암페타민 복용을 승인받았으며 그가 투구를 하는 날은 30mg을 추가 복용해 왔다는 것을 밝혔다. 그는 이전에 그런 증상을 보인 적이 없으며 과거의 부정맥이나 실신 병력이 없었다. 그는 경기 전에 평균 600~800mg의 카페인을 사용하였고 3~4개의 씹는 담배를 오후 1시 경기 전 아침에 사용하였다. 그는 속효성 암페타민의 효과에 만족하고 있었다.

개입 : 정신건강의학과 의사는 선수의 자극제 사용 패턴을 검토하고 더운 날 동시에 세 가지 자극제를 다량 복용하는 것의 위험과 이점을 논의하였다. 선수는 그의 카페인 음료 섭취를 1~2잔의 커피로 줄이고 습식 코담배 사용을 줄이도록 노력하기로 하였다. 추가로, 그는 속효성 암페타민을 지효성으로 바꾸어 낮 혹은 밤 경기 3~4시간 전에 복용하기로 동의하였다.

결과 : 그 선수의 집중력은 지효성 제제를 복용하며 나아졌으며 몇 주 뒤 그의 아내는 그가 아침에 더 사교적이며 남의 이야기에 더 귀 기울이게 되었다고 말하였다. 그는 카페인을 그리워하지 않았고, 그의 과거 투구를 분석하며 그가 거의 과잉 각성되어 있었기 때문에 컨트롤이 좋지 않았다고 하였다. 1개월 뒤, 그의 지효성 제제는 밤 7시 경기 때는 하루 두 번으로, 아침에 일어나 서방형 암페타민 30mg을 복용하고 오후 2시에 20mg을 복용하는 것으로 바뀌었다. 이런 패턴은 가정에서의 그의

사교성과 경기장에서의 실력을 향상시켰다. 덧붙여, 그는 경기가 끝난 뒤에 더 편히 쉬고 잠을 잘 자게 되었으며 일어날 때도 힘이 넘친다고 하였다.

•• 부상 회복과 통증 관리

장기간의 재활을 동반한 수술에서처럼 연습이나 경기를 오래 할 수 없게 만드는 심각한 부상은 농구, 축구, 하키 같은 접촉 스포츠나 골프, 테니스, 야구 같은 비접촉 스포츠보다 럭비, 권투, 이종 격투기, 미식축구, 라크로스, 아이스하키, 로데오 등의 충돌 스포츠에서 더 흔히 일어난다. 그럼에도 불구하고 스포츠에서의 부상은 흔하며 경기력 불안정과 자신감 감소를 유발하는 가장 흔한 이유 중 하나이다. 충돌 스포츠에서 예상되는 심각한 부상에는 뇌진탕, 경추 부상, 발목 염좌, 무릎 인대 부상, 손발과 어깨의 탈골, 무릎이나 어깨의 연골 부상 등이 있다. 접촉 스포츠에서의 부상 양상은 충돌 스포츠와 비슷하지만 덜 흔하고 덜 심각하게 일어나는 편이다. 다만 예외적으로 전방 십자 인대 부상은 흔한 편이다. 비접촉 스포츠에서는 건염이나 염좌 등의 과잉 사용 부상이 더 흔하다.

부상이 생기면 사람은 보통 심한 급성 통증, 부종, 근육 경련, 운동 범위의 제한, 그리고 수면 이상 등을 겪게 된다. 대부분의 부상엔 초기에 고정과 냉찜질, 항염증 약물, 근 이완제, 마약성 진통제 등을 사용하게 된다. 부상의 심각성에 따라 슬픔이나 실망, 불안, 불확실성과 좌절감 등의 감정이 즉각 혹은 초기 며칠 내에 생길 수 있다. 스포츠 정신의학자는 다음 방법들로 선수를 도울 수 있다.

- 급성기에는 새로운 진단적 정보가 얻어지거나 치료 계획이 명확해지는 등 상황에 대해 트레이너나 팀 의사와 활발히 의사소통한다.
- 간략하지만 정규적인 환자와의 상호작용을 통해 선수의 부상, 제안된 치료법 그리고 예후에 대한 이해의 정도를 평가하고 통증 조절과 수면에 대해 평가한다.

● 부상에 대한 감정적 반응을 관찰한다.

● 지지 체계를 관찰 및 관리한다.

부상이 수술과 장기간의 재활을 필요로 할 때, 정신건강의학과 의사는 부상 중, 재활 중, 그리고 경기 복귀 시까지의 모든 과정에서 선수와 회합을 갖는다. 긴 기간의 재활은 고통스럽고 좌절감을 주며 용기를 잃게 하고 고립감을 주어 사람을 소진시키고, 신체적 약화, 유연성 저하, 만성 통증, 그리고 운동 범위의 제한 등 나쁜 결과를 초래하기 쉽다. 경기로의 복귀 시기에는 불확실성과 공포가 특징적이다. 흔히 부상 선수가 몸을 만들거나 제한된 연습으로 돌아올 때 그들은 통증이 심해지고 부종이나 경직되는 느낌이 악화되는 것을 느끼곤 한다. 이 시기에 트레이너, 체력과 컨디션 스태프, 운동 치료사, 그리고 스포츠 정신의학자의 지원과 격려가 중요하다. 이 시기를 겪으며 선수가 연습에 모두 참가할 때 재부상에 대한 공포를 느끼며 근육의 긴장과 움직임의 저하가 유발되기도 한다. 정신건강의학과 의사는 부상 및 회복 과정에서 환자와 이야기를 나누고, 팀 동료나 트레이너, 혹은 팀 정형외과 의사가 어떤 오해도 하지 않도록 해 주어야 한다.

사례연구

발목 수술, 신경통, 그리고 불면증

프로미식축구의 스페셜 팀 신인 선수가 킥오프에서 오른쪽 발목에 복합 골절을 입은 뒤 3주 후에 교육실에서 스포츠 정신의학자와 만났다. 그는 유명한 발 및 발목 전문가에게 수술을 받기 위해 부상 후 다른 도시로 갔다. 골절은 몇 개의 나사 및 플레이트의 삽입을 요구하였다. 팀에 돌아왔을 때 그는 불타는 듯한 심한 다리 통증, 불면증, 그리고 과민을 호소하였다.

평가: 첫 번째 수술 후 1주일이 지나서, 선수는 캐스팅이 너무 꽉 조인다고 생각하기 시작하였다. 그의 고향 지역 정형외과 의사는 석고를 제거하고, 발생한 부종에 맞게 새로 캐스트를 대 주었다. 다음 2주 동안 선수는 하이드로코돈(hydrocodone)으로도 감소되지 않아 밤에도 잠들지 못하게 하는, 오른쪽 다리 상단의 지속적인 타는 듯한 통증을 호소하기 시작하였다. 팀에 복귀한 후 그는 자문 신경과 의사를 포함한

의료진 몇몇의 진찰을 받았다. 처방으로 하이드로코돈 5mg을 낮, 취침 전에 복용하고 하루에 두 번 프리가발린(pregabalin) 50mg을 복용하도록 하였다.

개입 : 선수가 통증이나 수면에 약간의 개선을 경험한 며칠 후 정신건강의학과 의사는 팀 수석 의사와 상의하여 약물 처방을 변경하였으며, 하이드로코돈의 용량은 매 3~4시간마다 7.5mg 및 취침 전 15mg으로 변경되었다. 프리가발린의 복용량은 점진적으로 증가하여 매일 50mg 두 번에서 매일 75mg 세 번으로 점차 늘렸다. 또한 졸피뎀(zolpidem) 10mg을 취침 전에 추가하였다.

결과 : 이 새로운 처방의 처음 며칠 동안 선수의 수면은 크게 개선되고 그의 과민성은 줄었다. 1주일 후, 그의 타는 듯한 발 통증이 자기평가에서 10점 만점에 8에서 3~4로 감소하였다. 하이드로코돈은 주간 복용량이 감소했지만, 프리가발린은 계속 사용하였다. 6주에 캐스트는 제거하고 재활 운동은 발목의 운동 범위를 개선하고 위축되었던 발과 하지 근육을 강화하는 것으로 넘어갔다. 걷게 되고 더 활발해지면서 그는 주로 통증이 있을 때만 하이드로코돈을 복용했고 일반적으로 취침 전엔 필요로 하지 않았다. 12주에 프리가발린 용량을 점점 줄이다가 끊었고, 졸피뎀 사용을 중지하였다. 선수는 다음 6개월 동안 완전히 회복해서 완전히 경기로 복귀하였다.

사례연구 체조, 뇌진탕 그리고 공포

도약 중에 떨어져 머리를 매트에 부딪혀 뇌진탕을 입은 고교 3학년 여자 선수가 부상 후 4주 뒤에 경기에 대한 공포 평가를 위해 스포츠 정신의학자에게 의뢰되었다. 그녀는 이제 막 정상급 체조 팀이 있는 대학에 장학생으로 입학이 결정된 상태였다. 선수는 예전에도 여러 번 낙상을 입었지만 뇌진탕을 경험한 적은 없었다. 그녀는 이전에 일반적인 상황에서 혹은 시합에 대한 불안이나 공포를 보인 적이 없었다.

평가 : 낙상 후 1주일 동안 그녀는 두통, 어지러움, 빛과 소음에 대한 과민성, 불안한 수면 때문에 연습을 하지 않았다. 그녀의 증상은 점차 약해졌고, 1주 뒤 그녀는 가벼운 운동 훈련과 몇몇 응용 훈련에 어려움 없이 복귀하였다. 낙상 후 3주째에 코치의 제안으로 그 체조 선수는 그녀가 실수했던 도약을 다시 시도하였다. 그녀는 여러 번 시도했지만 도약을 해야 할 때가 되면 계속 망설이게 되었다. 그녀는 간단한 도약 몇 가지에 더 도전했지만 마찬가지로 망설여졌다. 평행대가 그녀의 주 종목이

었기 때문에 그녀는 몇 가지 간단한 루틴을 시도했지만 평균대 위에서 얼어붙었다. 평가 시점에 그녀는 매우 당황하고 다가오는 전국 규모 대회에 출전하지 못할 수도 있는 상태였으며 그녀의 장학금이 취소될지도 모르는 상황이었다.

개입 : 선수의 연습에 대한 불안과 두려움은 다섯 가지 기본 단계를 통해 해결하였다. 우선, 그녀는 뇌진탕과 뇌진탕 후 증후군에 대한 교육을 뇌 모델과 인터넷 영상을 통해 받았다. 둘째로, 이완과 활성화 호흡으로 걱정과 파국적 생각, 신체의 긴장을 해결하도록 하였다. 셋째로, 매일 밤 성공적인 마루 운동, 평균대, 이단 평행봉, 그리고 도약에 대해 앉아서 시각화를 하였다. 1주일 뒤, 그녀는 서서 모든 루틴에 대한 더욱 활성화된 시각화를 하였다. 넷째로, 연습과 시합 중에 클럽에서 가장 자신감 있는 선수의 얼굴을 관찰하고 나서 그녀는 연습을 시작하였다. 처음에는 거울 앞에서 그들과 같은 '자신감 넘치는 가벼운 미소'를 지었다. 그리고 이런 거울 연습에 성공한 뒤, 거울 없이 짧은 기간 연습을 하였고 매일 연습 전 루틴을 반복하였다. 마지막으로, 그녀는 프로프라놀롤(propranolol) 20mg을 연습 1시간 전에 복용하였다. 3주에 걸친 간단한 것에서 복잡한 루틴으로 넘어가는 재진입 과정은 그녀의 코치와의 협의로 개발되었다.

결과 : 4주가 지나자 선수의 불안과 공포는 사라졌고, 그녀는 자신감을 가지고 복잡한 루틴을 시작하였다. 그녀는 전국 대회에서 좋은 성적을 거두었고 사고에 대해 아무 영향을 받지 않은 것과 같았으며, 그녀는 스스로가 완전히 경기를 할 수 있는 것을 자랑스러워하였다. 그녀는 다음 봄과 여름에 열심히 훈련하였고, 정신건강의학과 의사와는 대학 입학 전인 8월에 다시 만났다. 그녀는 대학에서 성공적인 첫해를 보냈고 나머지 3년 동안 뛰어난 선수로 성장하였다.

•• 흔한 정신과적 질환

모든 수준의 선수에서 가장 자주 보이는 정신과적 질환은 일반적으로 나이, 성별, 인종이 일치하는 지역사회의 인구에서 보이는 것과 동일하다. 가장 흔한 장애는 적응, 불안, 기분, 수면, 학습, 주의력결핍, 물질 사용 그리고 충동조절 장애 들이다. 어떤 질병은 일반 인구에서보다 특정 스포츠에서 흔하다. 예를 들면 섭식과 강박적 운동 장애는 크로스컨트리, 트랙과 필드 경기, 수영, 레슬링, 체조 선수에서 흔하고 충동조절 장애(분노)나 삽화성 알코올 사용 장애는 충돌 스포츠(미식축구, 하키, 라크로스 등)나 접촉 스포츠(축구 등)에서 흔하다. 그에 더하여, 수면장애는 선수들이 덩치가 극도로 큰 미식축구 같은 스포츠의 선수나 야구, 농구, 축구와 같이 많은 경기가 치러지고 시차가 있는 아주 넓은 지역으로 여행을 다니는, 피로를 유발하는 스포츠에서 훨씬 더 흔하다. 심리적 요인을 동반한 신체형 통증 장애 역시 부상 비율이 높고 미래의 경기를 위협하는 파국적인 부상이 흔한 충돌 스포츠에서 흔하다. 재부상의 공포는 종종 선수가 시합에 복귀하기를 망설이게 하며 이 공포의 결과로 인한 스트레스가 부상 부위 통증의 빈도와 심한 정도를 변화시킬 수 있다.

운동선수를 위한 정신과적 질환의 치료는 다른 군의 환자들과 유사하며 개인 상담이나 치료와 약물을 포함한다. 운동선수의 치료에는 가족 구성원이나 코치와 같은 제3자들이 다른 환자들의 사례에서보다 더 자주 개입한다. 제3자들의 참여는 지지를 얻고, 기능 이상의 수준을 평가하고, 최고의 경기력 상태 여부를 점검하는 데 필수적이다.

약물 치료는 부작용이 각성 수준, 반응 속도, 체온 조절, 체중, 성적 기능, 그리고 정신적 민첩성에 영향을 줄 수 있기 때문에 선수들에게 좀 더 어렵다. 일반적으로 더 낮은 시작 용량이 사용되고, 증량이 더 점진적이다. 한 약물을 고용량으로 사용하는 것보다 두 가지 약물을 저용량에서 조합해 사용하는 것이 종종 더 선호된다. 다음은 운동선수들이 보이는 흔한 장애에 대한 약물치료적 접근의 예이다.

- 수면을 돕기 위해 가장 흔히 사용되는 약물은 필요에 따른 졸피뎀이나 트라조돈이다. 폐쇄성 수면 무호흡이 원인이 아닌, 좀 더 치료저항성인 불면증 사례의 경우에 다음 둘 중 하나의 조합이 보통 도움이 된다. (1) 라멜테온(ramelteon)과 졸피뎀이나 저용량의 트라조돈(25~100mg) 또는 (2) 잠자리

에 들기 2시간 전에 저용량의 트라조돈(25~50mg)을 복용하고 잠자리에 들 때 졸피뎀 복용하기. 만약 조합 전략이 잘 듣지 않으면 저용량의 쿠에타핀(quetiapine)(25~50mg)이 단독으로 사용된다.

- 불안에 있어서 첫 번째 선택지는 보통 저용량의 벤조디아제핀[5~10mg, 디아제팜(diazepam) 등가량], 저용량의 선택적 세로토닌 재흡수 억제제(SSRIs) 또는 서방형 벤라팍신(venlafaxine)이나 부프로피온(bupropion)이다.

- 우울에는, 비진정성의 SSRIs[예 : 플루옥세틴(fluoxetine), 시탈로프람(citalopram)] 또는 세로토닌-노르에피네프린 재흡수 억제제(SNRI)[예 : 벤라팍신, 둘록세틴(duloxetine)]가 사용된다.

- 주의력결핍장애에는 아토목세틴(atomoxetine)이나 서방형 메틸페니데이트가 보통 처음으로 시도된다. 만약 이것들이 실패하면, 그다음에는 서방형 암페타민염이 시도된다. 둘 중 하나의 각성제를 복용하고 체중이 감소되거나 잠을 잘 수 없는 선수에서는 아토목세틴이나 부프로피온이 시도된다.

다시 말하지만, 모든 사례에서 약물의 용량은 다른 환자군보다 낮게 시작하고 더 천천히 증량되어야 하며, 운동선수의 증상, 경기력, 인간관계, 부작용이 추적 관찰되어야 한다.

사례연구 범불안과 강박성 인격

32세의 기혼이고 두 아이의 아버지이자 베테랑 프로축구 선수가 불안과 불면으로 치료받던 팀 동료에 의해 의뢰되었다. 그 선수에게는 고등학교 시절까지 거슬러 올라가는 장기간의 불안, 강박적 사고, 강박 행동적 스포츠 의식, 그리고 불면증의 과거력이 있었다. 그는 밤에 빨리 잠들지 못하는 것 때문에 가장 힘들어하였다. 작년에 그의 둘째가 태어난 이후로 그는 아들이 일어났음을 알려 주는 소리에 귀 기울이면서 아이에게 뭔가 나쁜 일이 일어날 것에 대해 걱정하면서 몇 시간 동안 깬 상태로 누워 있었다. 현재 축구 시즌 동안, 그의 불면증은 잠이 들었다 깼다 하면서 한 번에 2~3시간 이상은 수면을 취할 수 없는 정도까지 악화되었다. 그는 일찍 깨고 피곤했으며 그의 플레이가 낮은 수준으로 떨어지는 것을 느꼈다. 여러 번의 심각한 부상을 극복해 낸 베테랑으로서 그는 다음 시즌에 더 젊은 선수로 교체되지는 않을까 걱정하였다. 경기 전에 경기장으로 나가면서 그는 워밍업을 시작하기 전에 신발과 엔드라인을 반복적으로 터치하는 것과 관련된 많은 의식을 행하였다. 만약 그가 이것들을 정확하게 시행하지 않으면 그는 그것들을 반복해야만 하였다.

평가 : 강박적인 분석가와 걱정가가 되는 그의 경향은 중학교 시절 초기까지 거슬러 올라갔다. 고등학교에 다니는 동안 그의 클럽 팀에서 중앙수비수로서 주전을 차지하면서, 그의 걱정은 일차적으로 운동선수로서의 미래로 옮겨 갔다. 그는 큰 1부 대학에 다녔고, 4년 내내 주전 선수였다. 대학과 그의 전체 프로선수로서의 경력 내내 서유럽에서 경기했던 기간을 포함해서, 그는 계속해서 걱정했고 푹 자지 못하였다. 그는 이러한 어려움에 대해서 결코 평가받거나 치료받은 적이 없었고, 그 자신을 조금 특이한 사람으로 생각하였다. 그는 물질남용이나 기분장애의 과거력은 없었다.

개입 : 선수는 에스시탈로프람(escitalopram) 10mg과 트라조돈 50mg을 복용하기 시작하였다. 10일 이후 거의 호전이 없어서 에스시탈로프람은 20mg으로, 트라조돈은 100mg으로 증량하였다. 1주일이 더 지나고, 그의 불안, 걱정, 강박 행동적 의식에는 일부 호전이 있었지만 수면에는 거의 호전이 없어서 트라조돈을 중단하고 잠자리에 들 때 쿠에타핀(quetiapine) 25mg을 추가하였다. 거의 즉시 수면이 호전되었고, 피로가 해소되었다. 그는 성인기가 된 이후 처음으로 6~8시간의 연속된 수면을 취하기 시작하였다. 정신건강의학과 의사는 그 시즌의 6개월 동안 1주일에 한 번을 기본으로 그 선수를 보았고 오프시즌 기간 동안에는 전화로 한 달에 한 번 그와 접촉하였다. 그에 더하여, 정신건강의학과 의사와 선수는 회기 중에 부모 역할과 다른 중요한 인간관계에 대해 논의하는 데에도 상당한 시간을 보냈다.

결과 : 그 선수가 2년간 에스시탈로프람 20mg과 쿠에타핀 25~37.5mg의 안정된 용량을 복용한 후에 겉으로 드러나는 증상들은 완전히 해소되었다. 그는 오프시즌 동안 에스시탈로프람을 감량하여 중단하기로 결정하였고, 이는 성공적으로 이루어졌다. 현재 3년이 경과하였으며, 그는 거의 매일 밤 쿠에타핀 복용을 지속하고 있다. 그는 부작용, 체중 증가, 대사이상 등을 보이지 않았다.

저성취, 기분부전 및 주의력결핍 질환

여대에서 라크로스 선수로 활동하고 있는 5년 차 레드셔츠 선수[1]가 그녀의 운동에 대한 불만족과 생애 전반에 걸친 행복감 저하로 인해 운동코치에 의해 시즌 중간에 의뢰되었다. 그녀는 팀의 선발 미드필더로 4년간 운동을 해 왔으며 주장으로 2년 동안 활동했지만 그녀는 자신의 능력을 제대로 발휘하지 못하고 있다고 느꼈다. 그녀는 이미 커뮤니케이션 전공으로 학사학위를 취득했고 경영학 석사과정 중에 있었다. 그녀는 운동 중 전방 십자인대의 부상을 입어 2학년 동안은 운동을 하지 못했고 곧 무릎뼈 인대 이식을 통해 성공적으로 이를 재건하였다.

평가 : 그녀의 스포츠 정신의학자와의 첫 회기 동안 선수는 운동과 학업에 있어서 만성적으로 저성취감을 느끼고 있음에 대해 이야기했고 이는 그녀의 고등학교 초기까지 거슬러 올라갔다. 학업 면에 있어서 그녀는 늘 할 일을 지연시켰으며 절대로 시험이나 숙제를 닥치기 직전에는 해 본 적이 없었고 종종 밤을 새워 이 일을 하곤 하였다. 운동적인 면에 있어서도 그녀는 자신이 재능을 가지고 있음은 알고 있었지만 절대로 그녀의 잠재력을 실감하지 못하였고 그녀의 코치나 부모님, 특히 클럽 팀의 코치를 맡고 있는 그녀의 아버지의 기대를 만족시킬 수 없다고 생각했다. 그녀는 경기에서 아버지의 행동에 대해 이야기하기 시작하자 매우 서글퍼하며 울고 화를 내기 시작하였다. 그는 종종 경기장 구석에 홀로 서서 그녀에게 지속적으로 비아냥거렸다. 경기가 끝난 후 그녀의 아버지는 자신이 느끼기에 그녀의 경기가 훌륭하지 않다고 생각되면 그녀에게 열심히 하지 않았다고 비난을 하거나 소리를 질렀다. 이후 그는 결국 시합에 나타나지 않았다.

개입 : 처음 몇 주간의 회기에서 선수가 만성적인 기분부전과 그녀의 일이나 학업 면에서의 극심한 스트레스를 느껴 온 것은 명백하다는 것이 드러났다. 그녀는 매우 심각한 불면에 시달렸으며 자신이 해내야 하는 일에 있어서 걱정을 하였다. 그녀의 학업과 연구에 대해 더 심도 깊게 논의한 결과 그녀는 주의를 유지하고 집중하며 바꾸는 데 어려움을 호소했으며 잠시도 가만히 있지 못했으며 계획을 세워 그대로 실행하는 것에도 어려움을 겪었다. 그녀는 일이 곧 닥쳐올 때에만 주의를 유지할 수

---

[1] 역자 주 : 레드셔츠는 대학 진학 후 경기력의 차이를 극복하기 위하여 자의로 1년간 유급하는 것을 말한다.

있었다. 전날 밤을 새워 그녀의 공부나 계획을 완벽하게 수행할 때 그녀는 항상 최선을 다하지 않았다고 느꼈다. 정신건강의학과 의사는 주의집중장애에 대한 평가 척도와 코치와 어머니와의 추가 면담을 포함하는 심층 평가를 마쳤다. 선수는 최종적으로 기분부전장애 및 주의력결핍장애가 공존하는 것으로 진단되었다. 비록 처음에는 부정했지만 그녀는 매주 치료를 받는 데 동의하였으며 벤라팍신 및 지효성 메틸페니데이트를 복용하였다.

결과 : 8주의 시간이 지난 후 선수는 치료에 잘 반응하였다. 그녀의 기분은 확실히 더 나아졌으며 이에 따라 그녀의 수면도 좋아졌다. 경기를 연습할 때의 그녀의 자신감은 공고해졌으며 그녀는 이전보다 더 리더십을 발휘할 수 있었다. 매우 힘든 학업적 요구가 주어진 1주일 동안 그녀는 하루 두 번 지효성 메틸페니데이트를 복용하였다(한 번은 잠에서 막 깨어난 후이며 오후 2시에 두 번째로 약물을 복용하였다). 그녀는 마침내 일을 더 잘 계획할 수 있게 되었고 완수할 수 있게 되었다. 그녀의 저성취와 관련된 만성적인 느낌은 주의력결핍으로 설명할 수 있다는 새로운 예측이 가능했으며 그녀는 학업과 운동 모두에서 최선을 다하였다는 만족감을 가질 수 있었다.

•• 팀 대표, 코치, 의료진과 함께 작업하기

대다수의 구단주, 단장, 운동부장, 교장, 팀의 감독이나 스포츠 의학 임상가들은 팀원들의 트레이닝이나 치료실, 팀 미팅에서 정신건강전문가들과 함께 일해 본 경험이 없다. 단지 소수의 대학이나 그보다 더 적은 수의 스포츠 팀에서만 정신건강의학과 의사나 정신보건요원, 혹은 다른 정신건강전문가를 꾸준히 고용하고 있다. 대부분은 정신건강 임상가를 비극(예 : 팀원의 갑작스러운 죽음) 이후, 자살한 선수 또는 약물 중독이나 폭행으로 선수가 공식적으로 구속을 당한 이후와 같은 심각한 위기에만 고용한다. 이런 경향의 예외는 프로야구 팀의 경우이다. 지난 20년 동안 메이저리그 야구 팀 가운데 무려 30개 팀에서 직원 지원 프로그램(Employee Assistance Program, EAP)을 필요로 했으며 이들은 정신건강 및 약물 사용에 대한 스크리닝, 평가, 단기 개입, 더 장기간의 치료 서비스로의 의뢰 등의 역할을 수행하였다. 이런 EAP들의 일부는 서비스를 구조화하여, 임상가들은 봄 훈련 기간 동안은 현장에서, 시즌 동안에는 클럽하우스에서 작업하였다. 이들 EAP에서는 팀 대표와 의료진과의 생산적인 서비스 통합이 가능하다.

이런 스포츠 정신의학 혹은 스포츠 정신건강에 있어서의 이상적인 모델은 서비스 제공자가 훈련장소에 정기적으로 참석하고(1주일에 2회 정도가 이상적) 위기에 대응하고 익일 평가 계획을 짜기 위해 지속적으로 대기하는 것이다. 정기적인 기반 안에서 진료를 수행할 장소를 제공하며 대가를 지불하는 것인데 1주일에 2회 정도가 이상적이며 다음의 평가 일정을 갖고 지속적으로 면담을 시행하는 것이다. 잘 개발된 스포츠 정신의학 프로그램은 단기 개입의 EAP 모델에서 탈피하여 오프시즌을 포함해 1년 내내 선수, 팀 직원, 그리고 가족 구성원에 대한 장기치료를 허용한다. 이런 기법은 치료에 대한 고도의 연속성과 일관성이 유지되도록 하고, 의학적·직업적 발달, 그리고 생애 적응기법 모두를 지속적으로 통합시키는 결과를 낳는다.

사례연구 | 새로 부임한 감독의 정신의학에 대한 저항

대학 농구 팀에 새로 부임한 감독은 정신건강 트레이너나 스포츠 정신의학자들과 함께 일한 경험이 거의 없었다. 그는 팀의 정신건강의학 전문의가 선수들과의 연습 후에 트레이닝룸에서 미팅을 갖는 것에 동의하기를 꺼렸다. 그의 전반적인 관점은 이 활동이 유발할 수 있는 집중력의 저하를 원하지 않는다는 것이었다.

평가 : 팀의 정신건강의학 전문의는 새로운 감독과 미팅 일정을 잡았고 이전에 스포츠 정신의학적 서비스를 경험한 적이 있어 이 모델에 매우 친숙한 2명의 보조코치들과도 미팅 일정을 잡았다. 정신의학적 개입에 대한 근거, 정신건강의학과 의사의 역할, 그리고 과거의 성공에 대한 핵심적인 요점이 쓰인 간단한 소책자가 준비되었다. 보조코치들의 적극적인 참여와 지지와 함께 긴 대화가 뒤따랐는데, 여기에는 그들 중 1명의 아버지가 돌아가신 후에 어떻게 정신건강의학과 의사들이 도왔었는지에 대한 추천이 포함되었다. 감독은 그의 팀 선수들이 경기에 강하게 집중하여 연

습하기를 바라며 외부의 방해는 용납하지 않을 것이라는 것이 명백해졌다.

개입 : 새 감독은 연습 공간 및 트레이닝룸에 스포츠 정신의학 전문의가 있는 것이 주의 집중에 방해가 되지는 않을 것이라는 점에 동의하였다. 그는 이 방법을 시도하는 데 동의했고 추가적 미팅에 동의했다. 1주의 시간이 흐른 후 감독은 스포츠 정신의학 전문가와 선수들, 코치들, 트레이너들, 그리고 팀의 임상의사들 사이에서 다각도로 상호작용할 수 있었다. 스포츠 정신의학적 개입의 경험이 있었던 팀의 수석 임상의는 일상적으로 부상을 입은 선수와 함께 팀의 감독을 만났고 이 팀에 있어서 이 정신적인 지지가 얼마나 가치 있는 것인지에 대해 목소리를 높였다.

결과 : 첫 시즌 동안 새 감독은 스포츠 정신의학자의 역할을 전적으로 수용하였다. 그는 시즌 마지막 회의에서 과거의 입장일 때 정신의학에 대한 경험 부족과 그 직업에 대한 고정관념이 그의 초기 입장에 영향을 주었음을 인정하였다. 그 후의 시즌 동안 감독은 스포츠 정신의학의 강력한 지지자가 되었고 편안하게 선수와 코치, 가족 구성원을 의뢰하였다.

•• 발달단계, 성별, 문화적 적합성

어떤 일을 하는 능력이나 효과를 촉진시키기 위해서 정신건강전문가들은 팀과 운동선수의 발달단계, 성 및 문화적 배경을 고려해야만 한다. 젊은 스포츠 선수들에 대한 관심은 1990년대 이후로 미국에서 폭발적으로 증가하였고 초기에 한 가지 스포츠에 전문화되는 것, 연중 계속되는 훈련, 그리고 더 높은 경쟁 수준으로의 때 이른 이동 등의 걱정스러운 경향이 발생하였다. 이런 경향은 종종 훈련과 시합의 즐거움을 빼앗고 부상, 가족 간의 갈등, 기력소진, 운동 중단을 일으키기도 한다. 어떤 스포츠에서 클럽 팀들은 등록멤버를 채울 수 없는데 그 이유는 15~16세 이전의 선수들이 높은 비율로 선수생활을 그만둬 버리기 때문이다. 운동선수의 발달단계에 대한 고려와 함께 성별의 차이 또한 중요하게 고려해야 한다. 예를 들어 여성 운동선수들은 팀 동료에 대한 선발 선수 명단 결정의 영향력에 대해 더 많이 주목하고 고려하기 쉬우며, 경기 시간이 줄어든 동료에게 관심과 지지를 표현할 가능성이 더 높다(DiCicco and Hacker, 2002). 게다가 그들은 팀원이 실수를 하거나 질이 낮은 플레이를 해서 그룹 앞에서 호명되는 것에 잘 반응하지 않는다. 문화적 차이는 또한 나이나 성만큼 중요하게 고려할 요소이다. 미국에서 가장 광범위한 문화적 그룹은 아프리카계 미국인(축구와 농구), 라틴계열(야구), 백인(테니스, 골프), 그리고 아시아 인(여자 골프, 수중발레 등)이다. 이런 문화적 그룹 각각은 음식, 음악, 언어, 관습, 전통, 종교적 관점 그리고 가족 구조와 기능에 있어서 매우 독특하다. 비록 팀들이 정신건강전문의가 이중 문화적이기를 기대하거나 특정한 문화적 집단 출신의 임상가만 고용할 수는 없다 하더라도, 임상가들은 여행이나 독서 그리고 운동선수 개개인과의 심도 깊은 대화를 통해 문화적 의식과 감수성을 발달시킬 수 있다.

사례연구   부모-자식 간의 갈등과 성취 압박

주니어 테니스 선수로서 높은 랭킹에 올라와 있는 14세의 아시아계 미국인 학생이 최근 6개월간의 일관성 없는 플레이와 코치와 부모에 대한 불만이 증가된 것에 대한 평가를 위해 스포츠 정신의학 전문가에게 의뢰되었다. 그는 지난 1년 동안 전국적으로 순위권에 랭크되어 있었고 그 결과 그의 코치와 학교가 바뀌었다. 이 변화는 1일에 2시간씩 1주일에 4일에서 1일에 3시간씩 1주일에 6일로 테니스에 전념하는 시간이 길어지는 결과를 낳았으며, 그에 더해 통학시간도 늘어났다. 그는 또한 주말에 더 많은 시외의 토너먼트에 참여하기 시작했고 더 강한 경쟁을 경험하였다. 그는 보통 토너먼트에 아버지와 동행하였는데, 그들은 경기 전후에 더 자주 논쟁하기 시작하였다.

평가 : 정신건강의학과 의사는 일단 그의 아버지를 그와 함께 만났고 그들 각자에게 한 달간 그가 테니스 선수로 지내며 변화된 것에 대해 질문하였다. 그의 아버지는 그가 경기를 하고 연습을 하는 것을 좀 더 보고 싶었다고 말했고 아들이 진짜 운동을 계속하기를 원하는지 의문이 든다고 하였다. 선수는 그가 테니스를 치는 동안 좀 더 휴식을 취할 만한 시간이 있었으면 좋겠다고 말했고 그의 친구들이나 다른 어떤 것을 하면서 보낼 만한 시간이 있었으면 좋겠다고 하였다. 그는 또한 학교에서 단지 재미를 위해서 하는 다른 스포츠를 하는 것에 대해 흥미가 있음을 표현하였다.

이 대화는 그의 아버지와 그 사이의 논쟁을 불러일으켰다. 잠깐의 휴식 후 정신건강의학과 의사는 선수만 따로 만났다. 선수는 그의 아버지의 압박과 경기에 대한 지나친 간섭에 대해 우려하였다. 운동선수는 그의 아버지가 매 경기 전마다 지속적인 전략에 대한 간섭을 하고 있다고 했고 매 경기가 끝날 때마다 그의 실수에 대해 너무 지나치게 되새긴다고 하였다. 게다가 그는 그의 아버지가 그의 경기에서 너무 시끄럽고 한국말로 지시사항을 외치며 그의 상대측 라인 판정에 대해 비방한다고 하였다. 그 선수는 이런 행동들이 짜증나고 불안을 유발한다는 것을 발견하였다. 정신건강의학과 의사는 이후 그 선수의 요구에 따라 그의 아버지를 따로 만났으며 그 둘은 아들이 재능을 낭비하고 있다는 아버지의 관점과 현재 아들이 더 재능이 없는 선수들에게 일상적으로 지고 있다는 아버지의 좌절에 대해 논의하였다.

개입 : 정신건강의학과 의사와 아버지, 그리고 아들은 매 1회 혹은 2회의 토너먼트 경기 후마다 만나기로 결정했으며 선수가 그의 경기에 있어 긍정적인 점과 부정적인 점에 대해 기록하고 매 경기 후의 부정적인 결과를 가져온 전술들에 대해서도 적어 보는 것에 동의하였다. 그의 아버지는 경기 전에 전술에 대해 장황하게 말하는 것을 삼갈 것에 동의했고 매 경기마다 그의 아들이 경기에서 향상된 점에 대해 말하는 시간을 가질 것에 동의하였다. 두 번째 회기 때 선수는 그의 연습이나 경기를 즐기지 않으며 일반적인 수준의 불안과 특히 토너먼트 수행 시의 불안 정도가 증가되었다는 사실이 명백해졌다. 그는 그의 경기 전 루틴이 그가 마음을 고요하게 하고, 몸을 이완시키고, 집중력을 높이고, 주의력을 집중하고 이동시키게 하기 위해 정신건강의학과 의사와 함께 광범위하게 이를 수정하는 작업을 하였다. 그는 처음에 경기 중 약간의 이완과 근긴장 감소 전략뿐만 아니라, 더 길고 엄격한 접근에 반응하는 것처럼 보였다. 그의 경기력은 전국 토너먼트에 갈 때까지 개선되기 시작하였다. 그는 초기 라운드에서 성공을 거두었지만, 그의 아버지가 소리를 지르며 지시하기 시작하면서 준결승전에서 패배하는 동안과 그 이후에 매우 속상해하였다. 이 토너먼트 이후의 회기에서 아버지는 그가 약속을 어겼고, 아들을 화나게 했음을 인정하였다. 논의 이후에 그는 그의 아내나 아들의 삼촌이 다음 몇 회의 토너먼트에 가도록 하는 데 동의하였는데, 이것은 그들이 매우 다른 기질을 가졌기 때문이었다. 이와 더불어 코치와도 접촉하였는데, 그의 관점은 선수와 그의 가족들이 경기 결과에 지나치게 중점을 두고 경쟁과 진보를 충분히 즐기지 못한다는 것이었다. 그는 선수

가 그렇게 많은 압력을 받지 않으면서 신체 건강을 증진시키고 즐거움을 느낄 수 있도록 학교에서 다른 스포츠에 참여할 것을 제안하였다.

결과 : 다른 여행 동료를 동반한 몇 번의 토너먼트와 열정과 가벼움으로 경기하기로 한 약속 이후 선수의 자신감과 기량은 향상되었다. 초기 회기에서는 그가 테니스에 질리고 지친 것처럼 보였지만, 결국에는 그가 경험한 가외의 압력 때문에 일시적으로 경기에 대한 사랑이 줄어들었던 것이었음이 명백해졌다.

라틴계 문화, 야구 불안, 향수병 그리고 가족들

한 2년 차 라틴계 프로야구 선수가 낮은 집중력과 타격과 수비에서의 경기력 감소를 평가하기 위한 목적으로 팀의 트레이너와 의사에 의해 팀의 정신건강의학과 전문의에게 의뢰되었다. 선수의 영어실력이 그다지 좋지 못했기 때문에 팀의 베테랑 라틴계 선수가 초기 회기를 함께하는 것에 동의하였다.

평가 : 1시간이 넘는 긴 회의와 다른 선수의 도움이 되는 참여, 전 매니저와 현재의 타격코치와 추가 회기를 통해 정신건강의학과 의사는 선수가 경기장에 있는 동안에는 그의 경기력에 대해서, 경기장 밖에 있는 동안에는 멕시코의 그의 가족에 대해서 계속 걱정하는 전반적으로 불안한 젊은이임을 이해하게 되었다. 그는 젊은 성인이었지만 여전히 강렬한 향수병에 시달렸고, 고국의 가족과 함께 있기를 갈망하였다.

개입 : 그는 일상적인 타격 연습을 개선하기 위해 노력하고 가족들에 대한 스트레스에 대해 논의하기 위해 팀이 연고지에 올 때마다 매번 정신건강의학과 의사를 만나는 것에 동의하였다. 그는 여러 가지 완화 기법(호흡을 원활하게 하기, 손을 쥐었다 폈다 하기)을 그의 일상적인 타격 연습에 삽입하여 사용할 수 있었고 그의 형제가 어머니를 경제적으로 전혀 돕지 않는다는 사실에 대한 그의 불만을 털어놓을 수 있었다. 이에 더하여 그는 저용량의 에스시탈로프람을 복용하기 시작했으며(5mg) 이후 6주 동안 15mg까지 증량하였다.

결과 : 선수의 불안은 점차적으로 감소하였으며 그의 자신감은 향상되었다. 그는 확실하게 불안과 긴장을 감소시키고 집중력을 증진시키는 매우 강력한 투구 전 루틴을 개발하였다. 다음 시즌에서 그는 6주간의 재활훈련이 필요한 부상을 당할 때까지 훌륭한 성공을 거두었다. 복귀 이후에 그는 정신 기법과 개선된 루틴을 이용해

빠르게 자신감과 안정적인 플레이를 회복하였다. 2년 후 그는 현재 약물을 계속 복용하고 있으며 코치와 다른 선수의 조언을 받아들여 향상되기 위해 노력하고 있다. 또 정기적인 회기(총 10회)의 부수적인 효과로 영어실력이 월등하게 향상되어 영어를 사용하는 선수들과도 더 사회적으로 잘 어울리게 되었다.

•• 결론

스포츠 정신의학자들과 실전 경기장이나 사무실, 연습 공간 등에서 일하는 다른 정신건강서비스 제공자들은 경기력 향상이나 다른 여러 가지 문제에 관한 평가와 지원을 요구받을 수 있다. 이런 임상가들은 광범위한 임상적인 기술을 개발하고 실전 상황이나 트레이닝룸에서 선수들에게 개입하는 것에 익숙해질 필요가 있다. 게다가 선수의 문제에 대한 이해 속에서 그리고 정교하게 만들어 낸 지속적인 해결책 속에서 위로와 가족 구성원과 코치의 도움을 요청하는 기술이 필수적이다. 이 장에 기술된 여덟 가지 핵심 역량과 사례 연구는 시간제 또는 전일제 스포츠 정신의학 혹은 정신보건의 임상 실제에 필수적인 기술을 개괄하기 위한 것이었다. 이후의 장들에서는 이 역량들과 다양한 도전들의 실례를 보여 주는 추가적인 사례에 대해 더 깊이 있게 설명할 것이다.

임상적 핵심 요점

■ 스포츠 정신의학 혹은 정신건강 서비스는 그들이 필요로 할 때 즉각적으로 제공되고, 무료이며, 팀의 트레이닝 시설 현장에서 바로 사용 가능하다면 가장 효과적이며, 그 영역이 광범위하다.

■ 정신적인 강인함과 감정 조절은 더 높은 경쟁 레벨의 운동선수일수록 더욱 중요해진다.

■ 적절한 호흡은 경기 전 불안을 줄여 줄 수 있는 가장 훌륭한 방법 중 하나이며 과도한 근 긴장을 해소시켜 준다.

■ 네 가지 스트레스 반응 – 불안, 분노, 우울, 신체적 증상 – 은 가장 흔하게 운동선수의 경기력을 방해하는 것이다.

- 운동을 수행하는 것에 대한 스트레스는 지지 체계, 각성시키면서도 긴장을 풀어 주는 루틴, 원기를 회복시키는 수면, 전략적 휴식, 질 좋은 영양공급, 삶의 균형을 통해 최선으로 관리된다.

- 숙면의 적은 너무 늦게까지 깨어 있는 것뿐 아니라 잠자리에 들기 2시간 전에 먹는 것, 술과 다른 음료를 마시는 것, 운동, 인터넷 서핑, 그리고 TV 채널을 이리저리 돌리기 등이다.

- 정기적이거나 과도한 시즌 중의 술, 카페인, 니코틴, 마리화나를 비롯한 다른 약물의 단독 혹은 조합 사용은 서서히 그리고 미묘하게, 시간이 지남에 따라 다양한 방식으로 운동능력을 감소시킨다.

- 식이장애, 분노조절장애, 수면장애, 물질사용장애, 신체형 통증 및 주의력결핍장애는 스포츠 정신의학의 임상에서 마주칠 가능성이 더 높지만, 초기에 발견되고 팀 지지가 사용된다면 치료하기가 더 쉽다.

- 심각한 부상은 강한 감정과 만성 통증을 유발한다. 회복을 지연시키고, 경기로 돌아가는 것을 막고 선수가 스포츠를 떠나게 한다.

- 스포츠 진단과 치료에서는 나이, 성별, 문화적 차이가 고려되어야 한다.

- 현장 서비스를 제공하는 데 대한 태도적, 재정적 장벽은 시간과 끈기를 통해 극복할 수 있다.

참고문헌

Begel D, Burton RW (eds): Sports Psychiatry: Theory and Practice. New York, Norton, 2000

Beswick B: Focused for Soccer. Champaign, IL, Human Kinetics, 2001

DiCicco T, Hacker C: Catch Them Being Good. New York, Penguin Books, 2002

Dorfman HA: The Mental ABCs of Pitching: A Handbook for Performance Enhancement. South Bend, IN, Diamond Communications, 2000

Dorfman HA, Kuehl K: The Mental Game of Baseball: A Guide to Peak Performance. South Bend, IN, Diamond Communications, 1995

Gee CJ: Does sport psychology actually improve athletic performance? A framework to facilitate athletes' and coaches' understanding. Behav Modif 34:386–402, 2010

Glick ID, Kamm R, Morse E: The evolution of sports psychiatry, circa 2009. Sports Med 39:607–613, 2009

Grossbard JR, Smith RE, Smoll FL, et al: Competitive anxiety in young athletes: differentiating somatic anxiety, worry, and concentration disruption. Anxiety Stress Coping 22:153–166, 2009

Loehr J, Schwartz T: The Power of Full Engagement. New York, Free Press, 2003

McDuff DR, Baron D: Substance use in athletics: a sports psychiatry perspective. Clin Sports Med 4:885–897, 2005

McDuff DR, Morse E, White R: Professional and collegiate team assistance pro-

grams: services and utilization patterns. Clin Sports Med 4:943–958, 2005
Porter K: The Mental Athlete: Inner Training for Peak Performance in All Sports. Champaign, IL, Human Kinetics, 2003
Porter K: The Mental Athlete. Champaign, IL, Human Kinetics, 2004
Rotella B: The Golfer's Mind. New York, Free Press, 2004

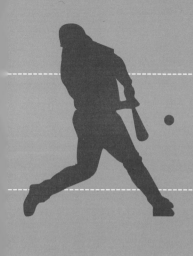

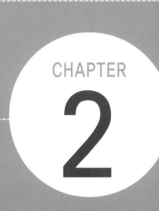

정신적 준비

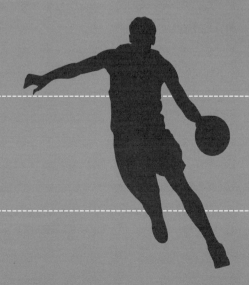

SPORTS PSYCHIATRY

운동선수가 꾸준히 최상의 성적과 기록을 내기 위해서는 특별 훈련, 분기별 신체 건강 조절, 부상 방지 및 재활치료, 삶의 균형과 더불어 정신적 준비 전략이 필요하다(Beswick, 2001; Dorfman, 2000; Dorfman and Kuehl, 1995; Loehr, 1994; Loehr and Schwwartz, 2003; Porter, 2003, 2004; Porter and Foster, 1990; Rotella, 2004; Yandell, 1999). 운동에 재능이 있는 사람이라면 반복학습을 통해 다양한 정신적 기능을 사용하게 되고 이를 통해 경쟁수준이나 종목에 얽매이지 않고 높은 결과를 성취할 수 있다. 기본적인 정신기능에는 호흡, 휴식, 자신과의 긍정적인 대화, 집중과 주의 분산, 시각화 및 심상, 그리고 동기 및 끈기 등이 있다. 복잡한 정신기능으로는 목표 설정, 자기 성찰, 경기 전 루틴, 그리고 감정적 조절 등이 있다(McDuff 등, 2005). 각각의 정신적 준비 전략은 더 나은 건강 수준, 좋은 영양상태, 부상에서의 회복, 삶의 균형을 가져오고, 또 운동특이적인 훈련이 선수에게 꾸준한 경쟁적 자신감을 줄 수 있도록 도와준다(표 2-1). 육체적 훈련과 정신적 훈련이 합쳐졌을 때 운동선수는 평정된 마음, 편안한 몸, 높은 에너지, 민첩한 주의집중력을 가지고 경기에 임할 수 있게 되

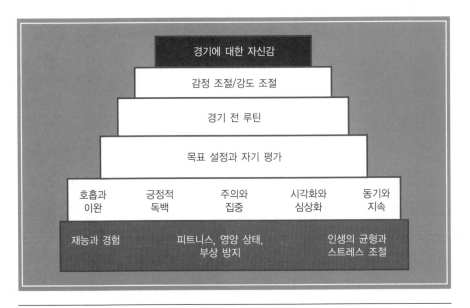

그림 2-1 운동의 기반과 경기에 대한 자신감을 연결시키는 정신 기법의 피라미드

고, '인 더 존(in the zone)'이라고 불리는 일관된 경기력을 보여 주게 된다. 이 장에서 저자는 개인 운동(골프, 테니스, 달리기) 혹은 팀 운동(야구, 소프트볼, 미식축구, 축구, 아이스하키)에서 다섯 가지 기본적인 정신 기법과 다섯 가지 복잡한 정신 기법의 적용에 대해 다룬다. 고등학교, 클럽, 대학 대항 스포츠, 그리고 프로 수준에서의 사례 분석이 포함되어 있다. 응용신경과학과 뇌기능 영상에서의 최근 연구 결과들이 각각의 기술을 설명하고 증명하기 위해 제시되었다.

수준 높은 경기력을 보이는 운동선수들은 신체 단련, 부상 방지, 연습, 시합, 그리고 정신적 준비에 대한 조직적 접근 방식을 가지고 있다. 시합 환경의 변화에도 불구하고 계속적으로 최고의 성과를 내는 엘리트 선수들은 양질의 준비, 시합 후 마무리, 그리고 정확한 자가진단을 한다. 요약하자면, 그들은 경쟁하여 목표를 이루고자 하는 준비가 되어 있고 그 결과에 적극적으로 반응한다(Maher, 2011). 또한 그들은 도움이 되는 감정적 능력과 성격 특징을 공통적으로 지닌다.

감정과 관련한 능력은 타고나거나 스스로 배운 기술로서 운동선수가 격렬하고 지속적으로 경쟁할 수 있게 해 주고 좋은 팀원이 되게 한다(Aberman, 2011; Anderson and Aberman, 1995). 이러한 능력 가운데 가장 중요한 것은 감정조절능력이다. 감정조절이란 계속 변화하는 시합 환경 속에서 감정과 충동을 조절하고 동시에 목표에 집중할 수 있는 능력을 의미한다. 이 능력은 개인이 실수와 부상을 이겨 내고, 지고 있는 상황에서 그것을 역전할 수 있게 해 준다. 두 번째로 중요한 능력은 자기인식능력이다. 자기인식이란 이상적이거나 비현실적인 플레이의 이미지와 타인 혹은 영상물로 확인된 실제적인 이미지 사이의 차이를 인지하는 것이다. 이 능력은 비현실적인 기대를 버리고 플레이를 적당한 수준에서 효율적으로 잘 치르게 한다. 세 번째로 중요한 능력은 내적 동기이다. 내적 동기란 타인의 기대치나 상금, 명예, 사회적 유명세를 의식하여 경기를 치르는 게 아니라 경기 그 자체에 대한 열정을 토대로 연습 혹은 경기에 임하는 것이다. 이 능력은 극도의 피로나 경기 내용에 대한 실망을 견딜 수 있게 한다. 네 번째로 중요한 능력은 공감능력이다. 공감능력이란 타인의 입장에서 이해하고자 하는 민감하고 본능적인 성향이다. 이 능력은 팀의 단결과 하나의 목적을 이루기 위해 개인이 가져야 할 가장 중요한 능력 중 하나이다. 마지막 능력은 사회성이다. 사회성이란 효과적인 의사소통을 통해 타인과 유대를 쌓고 동시에 강한 경쟁적 이상과 가치에 대한 믿음을 갖는 것이다. 이 능력은 팀의 결합과 팀의 특징적 경기 운용 방식 개발을 위해서도 필요하다.

올림픽 챔피언에 대한 연구들은 높은 운동적 성취와 관련된 아홉 가지 특징을 제시한 바 있다(Porter and Foster, 1990). 이 특징들의 앞글자를 따면 'BELIEVE IT'이라는 문장이 되어 쉽게 기억할 수 있다. 그 세부 내용은 아래와 같다.

- Balances sports and other life areas(스포츠와 인생의 다른 부분을 조화시킨다). 이 특징은 스포츠에서 인생의 다른 중요한 부분(가족, 친구, 학업, 취미, 휴식 등)에 시간과 에너지를 돌려 쓸 수 있는 능력을 의미한다. 이 능력은 운동선수들 사이에 중요한 원칙을 따르는데, 여기서 스트레스와 회복은 파도를 만드는 것이라고 설명되어 있다(Loehr and Schwartz, 2003). 훈련이나 경쟁에서 잠깐 나오는 것은, 아무리 짧은 시간이라도, 운동선수가 연습과 경기로 돌아올 때 재보충된 에너지와 활기로 돌아올 수 있게 해 준다. 어린 운동선수들의 경우 이 특징은 다른 스포츠를 즐기거나 다른 훈련을 하는 능력에 대한 능력을 의미하기도 한다.

- Encourages and supports teammates(팀원들을 격려하고 지지한다). 이 특징은 특히 팀 운동에서 일괄적 강도, 효율, 그리고 경기 리듬을 만들기 위해서 중요하다. 놀랍게도 다른 스포츠나 다른 팀의 경쟁자들을 격려하는 운동선수들은 자신의 경쟁적 무대에서 벗어남으로써 이득을 얻는 것으로 보인다.

- Let's go of mistakes and defeats easily(실수나 패배의 경험을 쉽게 이겨낸다). 이 특징은 계속적이거나 반복적인 스포츠(축구, 소프트볼, 테니스,

골프) 등에서 특히 중요하다. 1명 이상의 선수가 시원치 않은 경기 내용 혹은 패배 이후에 격렬함을 잃어버리거나 집중력이 떨어진다면 팀 전체의 기세가 꺾일 수 있다. 비슷하게, 좋지 않은 피칭이나, 본인의 실수나, 나쁜 슈팅 등은 극단적 성과 위축을 불러올 수 있다.

- Imagines self and abilities in positive way(자기 자신과 자신의 능력에 대해 긍정적으로 상상한다). 이 특징은 이기고 지고에 상관없이 선수가 긍정적 감정과 생각을 유지한다는 의미를 담고 있다.

- Enjoys training and competition(훈련과 경쟁을 즐긴다). 이 특징은 고통스러운 연습과 실패에도 불구하고, 경기에 대한 열정과 점진적 발전에 대한 만족감이 다른 부정적 생각들을 이긴다는 뜻이다.

- Visualizes success and positive play(긍정적 플레이와 성공을 시각화한다). 이 특징은 좋은 준비는 궁극적으로 성공을 야기한다고 보는 태도이고, 시각화와 긍정적 이미지를 연습과 시합 전에 꾸준히 사용하는 데에 있다. 이 정신적 반복들은 편안한 상태일 때 하기 쉽고, 자동적 플레이를 위한 근육 기억을 창조하는 데에 필요한 육체적 반복에 좋은 추가 요인이 된다.

- Evaluates performance and outcome(경기력과 결과를 평가한다). 이 특징은 각 경기 후에 경기에서의 긍정적인 부분과 보완이 필요한 부분을 알아내기 위해 복습하는 시스템을 가지고 있음을 의미한다. 여기서 배운 것들은 다음 연습 내용에 영향을 끼친다.

- Intensity is maintained and regulated during practice and competition(연습과 시합의 격렬함[2]을 일관되게 유지하고 조절한다). 격렬함은 보통 조절되고 집중된 에너지 또는 공격성을 의미한다. 격렬함은 경기 전 루틴들에서 천천히 쌓인다. 격렬함은 각 선수들이 마음속 방해물을 없애고 몸의

---

2) 역자 주 : Intensity는 국내의 경우 일반적으로 '파이팅'이라는 말로 사용된다.

긴장을 이완시키며 집중하고 힘을 내며 빠른 속도로 집중 대상을 바꿀 수 있게 해 준다. 개인 경기와 팀 경기에서 득점을 하는 것은 선수 본인이나 자기 팀원의 격려함 정도가 상대 팀이나 상대 선수의 격려함보다 더 높이 올라갔을 때 보통 일어난다.

- Talks in positive and encouraging ways(긍정적이고 용기를 북돋아 주는 말을 한다). 팀원들(혹은 감독이나 부모)이 서로가 잘하는 것을 봤을 때 긍정적으로 반응해 주는 것이 서로 잘못을 하거나 실수를 했을 때 소리 지르거나 불평하는 것보다 더 중요하다. 가장 좋은 상태의 팀은 각 선수들이 자신의 최고 기량을 보여 주기 위해 긍정적인 대화를 한다. 개인 경기에서 긍정적인 표현은 어떤 활동 혹은 동작을 고정하고 해당 동작이 정확하고 숙련되게 실행되도록 도와준다.

1990년대 후반부터 더 실용적인 경기력 향상을 위해 인지, 운동, 그리고 뇌과학에 근거한 기술들이 훈련에 응용되었다(Carlstedt, 2007; Yandell, 1999; Zetou 등, 2002). 이 신경심리적 접근법은 인지적 프로파일링이나 뇌의 유형화, 뇌파 및 심박변이도, 바이오피드백, 그리고 자기 모델링의 비디오 촬영 등을 포함한다. 인지적 프로파일링은 경기 전에, 축구에서 압박을 당하며 패스하는 것이나, 테니스에서 세트 포인트 시의 서브와 같은 주요 순간에 신체와 마음의 협동에 관여하는 인지 및 신경심리학적 변화를 도구를 사용해서 평가하는 것이다. 평가는 예를 들어 주의집중, 신체적 반응도, 그리고 실수 만회하기 등을 포함한다. 바이오피드백은 운동 중 혹은 일련의 개입에 따라 순차적으로 일어나는 심박변이도 또는 뇌파형과 같은 생리 지표의 변화를 측정하는 것이다. 일련의 개입은 운동선수가 중요한 순간(미식축구 경기 중 필드골이나 골프에서 버디 퍼트 전에) 심박동을 줄이는 것과 같이 경기력을 최고로 발휘하기 위해 현재의 패턴을 적절히 변화시키는 데 도움을 준다.

Carlstedt(2007)이 개발한 근거 중심의 신경생리 프로그램은 다단계적 접근을 지지한다. 각각의 단계는 긴 과정의 한 부분이 되며 운동선수가 좌우 뇌반구 간 대치되는 기능들 간에 '매끄러운 이행'이 가능하도록 한다. 이러한 접근하에 정신 기법훈련은 외적인 시지각 반응, 즉 우반구 활성으로의 전환이 일어나기 전에 경기를 위해 내적인 전략 계획을 짜기 위한 좌반구 활성이 먼저 일어날 수 있도록 돕는다. 더불어 훈련은 부정적 사고와 스트레스가 운동에 필요한 좌우반구의 기능(내적·외적 뇌기능) 전환에 미치는 방해 효과를 상쇄하도록 계획된다. Carlstedt의 4단계 프로그램을 요약하면 다음과 같다.

- 1단계는 최고의 경기력을 발휘하는 것과 관련하여 3개의 영역으로 운동선수의 성격적 특성을 규정한다. 그 3개의 영역은 다음과 같다. (1) 최면 감수성/잠재적 집중력(즉 노력이 필요 없는 집중력 —'zone trait'), (2) 신경증/잠재적 반응성(즉 강요에 대한 반응성 —'zone buster'), (3) 감정을 참아내는/잠재적 대처능력(즉 실수에 대한 적절한 대처능력 —'zone facilitator'). 이 3개의 자질은 이완, 집중, 자신과의 대화와 같은 기본적인 기술 및 감정 조절과 자기 인식과 같은 복잡한 기술과 강한 연관성을 가진다. 노력이 필요 없는 집중력이 높고, 강요에 대한 반응성이 낮으며, 실수에 대한 대처능력이 높은 그런 이상적인 성격적 자질은 일관된 정신신체기능의 조절과 최고의 경기력 발휘와 강한 연관성을 가진다. 더불어 이러한 성격적 자질은 개입에 대한 수용, 과정의 완수, 코칭 가능성을 예측할 수 있게 한다.
- 2단계는 집중, 의사결정, 충동조절에 대한 광범위한 신경인지검사와 뇌파 파형 분석을 포함한다.
- 3단계는 심박변이도 측정을 이용하여 여러 상황에서의 스트레스 수준을 측정한다.
- 4단계는 이동식 장비를 이용하여 실제 중요한 경기 상황에서 뇌파형과 심박변이패턴을 모니터링한다.

•• 기본적인 정신 기법

호흡과 이완

운동선수들은 다른 모든 사람들처럼 두 가지 고유의 신경호르몬계의 영향을 받는데, 이는 마음-뇌-신체 축을 따라 상호작용 과정을 거친다. 스트레스와 이완은 상반되어 나타나고 그에 따라 운동선수의 경기력이 증가 혹은 감소될 수 있다. 연습이나 경기 중에 스트레스와 이완 간의 균형이 중요하며, 이는 균형 잡힌 움직임과 시합에서의 자신감을 위해 꼭 필요하다. 스트레스 기전은 전기적 그리고 호르몬에 의한 신호전달을 통해 신체 내 심폐기능, 신경, 근육, 그리고 시지각 관련 기능을 작동시키는데, 이것은 운동선수의 움직임 유지에 꼭 필요한 요소들이다. 하지만 지나친 스트레스는 신체적 흥분, 부정적 생각 및 감정, 그리고 집중력 저하를 야기할 수 있다. 이것은 결정적 움직임 중에 반드시 일어나야 하는 급격한 좌(내부적)-우(외부적) 뇌기능의 활성 및 전환을 방해할 수 있다.

스트레스와 관련된 생각과 호흡 패턴, 얼굴 표정, 그리고 몸의 자세는 쉽게 알아볼 수 있다. 스트레스하에서 호흡은 빠르고, 얕고, 거칠다. 공기의 순환을 돕기 위해 횡격막을 사용하는 것 외에도 스트레스를 받은 상태에서의 호흡은 추가적으로 얼굴, 목, 기도, 그리고 윗가슴 근육을 과도하게 사용하게 된다. 스트레스 상황에서의 호흡에서 초점을 맞추어야 하는 부분은 들숨이다. 스트레스 활성화, 특히 스트레스 호흡은 많은 에너지를 소모하게 하고, 그 결과 체력 훈련, 연습, 시합에 필요한 에너지를 감소시킨다.

다행히도 스트레스 상태는 신체이완 기능에 의해 균형이 맞춰질 수 있다. 신체이완 기능은 신체적 흥분 상태를 멈추게 하고 편안함과 긴장 완화를 불러온다. 심장혈관의 긴장도를 줄이고 신경근육의 긴장이 완화되면 좌우 뇌기능의 전환이 편안해지고 중요한 운동 중에 필요한 정확한 움직임을 할 수 있게 해 준다. 이완과 관련된 호흡은 스트레스 상태에서의 호흡과 큰 차이를 보인다. 이완과 관련된 호흡은 느리고, 조용하고, 깊으며 횡격막을 사용하여 공기를 순환시킨다. 이완을 위한 호흡은 날숨과 긴장 풀기에 중점을 두고 날숨은 들숨보다 확연히 긴 시간을 쓰게 된다. 신체이완은 다양한 활동을 통해 이루어질 수 있는데 그러한 활동에는 명상, 스트레칭, 햇빛 쬐기, 운동, 독서, 낮잠, 마사지, 사회활동, 산책, 좋은 영양상태, 그리고 특정 호흡법 등이 있다.

Weill(1999)의 논문에서 발췌된 세 가지 호흡법은 쉽게 배울 수 있고 즉각적으로 마음을 안정시키고 긴장을 풀며 불필요한 감정적 소모를 감소시킨다. 패턴 이완 호흡법(patterned relaxation breathing)은 4까지 세며 코로 숨을 조용히 들이마시고, 다시 7까지 세며 숨을 참은 후, 다시 8까지 세며 입으로 숨을 뱉는 순서로 이루어져 있다. 이 패턴은 여덟 번 반복되고 2분 정도의 시간이 걸린다. 코로 숨을 들이마시는 것은 공기를 따뜻하고 습하게 만들고 정화시켜 폐가 안정되고 완벽하고 고르게 찰 수 있게 해 준다. 숨을 참고 있는 것(숫자를 세거나 몸을 흔드는 동안)은 마음을 진정시키고 몸을 안정화한다. 숨을 뱉는 것은 정신·육체적 긴장을 방출하고 정신과 몸의 연결고리를 강화시킨다. 추가적으로 코-입의 공기 흐름은 긴장을 완화시키는 전기적 회로를 작동시켜 긴장 완화를 야기한다. 한 번의 숨 쉬기 패턴은 "들이마시기(in)—2, 3, 4. 숨 참기(hold)—2, 3, 4, 5, 6, 7, 8. 숨 내뱉기(out)—2, 3, 4, 5, 6, 7—한 번⋯."이라고 말하며 숨 쉬는 것을 통해 강화될 수 있다.

두 번째 기술은 코를 통한 조절 과호흡(controlled nasal hyperventilation)이다. 이것은 빠르게 숨 쉬며(리듬을 지키며 1초당 2~2.5회 숨 쉬기 패턴) 코를 통해 숨을 들이마시고 내쉬고 15~20초짜리 세트를 세 번 하든가(세트 사이에 쉬운 코-입 숨 쉬기) 또는 한 번의 긴 60초짜리 패턴을 하는 방법(60초당 160~180회 숨 쉬기 패턴을 목표로 하는 것)이 있다. 과호흡은 낮은 이산화탄소 양으로 인한 알칼리혈증(예 : 어지러움, 뿌연 시야, 말단의 간지러운 느낌)의 증상을 가져올 수 있다. 이 증상들은 빠르게 사라질 것이며 두세 번의 깊은 호흡(코로 마시며 4를 세고 입으로 뱉으며 8 이상 세기)을 실시하면 사라질 것이다.

세 번째 기술은 정화 호흡(clearing breath)이라고 불린다. 이것은 배꼽 바로

위 중간선쯤에 무언가가 느껴질 때까지 입으로 숨을 다 내뱉는 것으로 시작된다.
4까지 세는 동안 코를 통한 부드러운 들숨이 숨이 쇄골까지 찰 수 있을 때까지 유
지된다. 마지막으로 부드러운 날숨을 입으로 8~12를 세면서 뱉으면 상당량의 긴
장이 완화된다. 정화 호흡은 경기 중 굉장히 중요한 동작 직전에 많이 쓰이는데
축구의 페널티킥을 차기 전, 농구의 자유투 전, 테니스의 서브 넣기 전, 골프의 퍼
팅 전 등이 이에 해당한다. 정화 호흡의 변형 형태인 세 번 정화하기는 세 번의 길
어지는 숨 쉬기 패턴(마시기 4-뱉기 4, 마시기 4-뱉기 6, 마시기 4-뱉기 8)으로
이루어지며 증가하는 신체적 긴장과 과도한 걱정을 누그러뜨려 준다.

사례연구 **나는 경기 전에 지나치게 흥분을 해요**

대학교 디펜시브 백이 경기 전에 지나치게 흥분을 해서 경기 전에 필요한
양의 영양을 충분히 섭취하지 못하고 자신의 경기 중 격렬함을 조절하지 못해서 경
기 후반에 잦은 실수와 페널티를 범했다고 하였다.

개입 : 그는 코로 과호흡하는 법을 배우고 패턴 이완 호흡법을 배웠다. 다음 몇 주
에 걸쳐서 선수는 경기 전날부터 몇 시간에 한 번씩 두세 번 반복적으로 코로 과호
흡을 하는 것이 자신의 스트레스 반응을 효과적으로 줄여 줌을 깨달았고 그에 따라
경기 전에 제대로 먹고 경기 후반까지도 긴장을 조절할 수 있었다.

사례연구 **나는 지금 수준에서 지나친 압박을 받아요**

현재 있는 경쟁 수준으로 올라오면서 한 프로야구 선수가 불안감, 근육
긴장, 피칭 커맨드가 약해졌음을 느꼈다.

개입 : 그는 패턴 이완 호흡법과 정화 호흡법을 배워서 하루에 네 번에서 여섯 번
씩 반복하도록 지도받았다. 추가적으로, 그는 등판 사이사이에, 피칭을 연습하며,
몸을 풀며, 그리고 경기 중에 정화 호흡법을 사용하기 시작하였다. 그는 세 단계 방
법을 사용했고 호흡법 사용 중에는 경기장 밖으로 나가 투수판이 아닌 다른 곳을 쳐
다보며 긴장을 털어내고 코를 통한 호흡과 입을 사용한 늘어뜨린 날숨 시간을 통해
자기 자신에게 좀 더 집중하였다. 이 긴장 완화는 그가 자동적으로 최고의 투구를
하게 하였고 공이 올바르게 날아가도록 도와주었다. 이 향상은 그가 자신의 어깨를

돌리고 팔을 올리고 좋은 팔목 동작과 느낌으로 투구를 마칠 수 있을 정도로 긴장이 완화되었기 때문에 가능하였다.

뇌 영상 연구

명상은 신체이완을 촉진시키는 좋은 방법이다. 가장 기초적인 명상 방법 중 하나는 집중명상이라고 불리는 것인데 작은 시각적 자극점 혹은 호흡 등에 지속적인 관심을 집중하는 것이다. 명상 전문가와 명상 초보자를 비교하기 위해 기능적 자기 공명 영상(functional magnetic resonance imaging, fMRI)을 이용한 연구 결과, 꾸준한 집중과 관련된 뇌 부위가 명상 전문가집단에서 더 활성화되어 있다는 결과를 보였다(Brefczynski-Lewis 등, 2007). 추가적으로, 명상 중에 주의를 방해하는 소리가 들렸을 때 전문 명상가들의 뇌에서는 감정과 분석에 관한 부분의 활성이 적게 일어났고 그에 비해 반응 절제에 대한 부분은 더 많은 활성을 보였다. 명상이 자기 자신과의 부정적인 대화를 막음으로써 인지 과정을 도울 수 있음이 제안되었다.

자기 자신과의 긍정적인 대화

언어 기능과 관련된 뇌 부위는 감정, 주의집중, 그리고 중요한 운동 기능에 필요한 뇌 부위와 밀접하게 연결되어 있다. Rotella(2004)에 의하면 스포츠에서의 움직임은 선수들이 의식적(분석적, 자기비판적) 마음 상태를 가지고 있을 때보다 무의식적(본능적, 직관적) 마음 상태를 가지고 할 때 더 우아하고 리드미컬하다고 한다. 연습이나 대회에서의 자기 자신과의 긍정적인 대화는 무의식적으로 영향을 미쳐 좋은 상태로 경기를 시작하게 한다. 효과적인 자기 자신과의 긍정적 대화는 가볍고 편한 얼굴 표정을 야기하며 근육의 긴장을 완화시켜 부드럽게 움직이도록 해 주며, 스포츠에 필요한 특정 근육의 리듬 패턴에 맞아들어 가게 한다. 예를 들면 골프 스윙을 하거나, 테니스 서브를 하거나, 야구에서 투구를 할 때 선수는 "앞뒤로" 또는 "위아래로" 등을 말함으로써 자신의 분석적인 좌뇌의 생각을 중단하고 자동적인 우뇌의 활동영역으로 자연스럽게 변화할 수 있다. 운동선수에게 지나친 사고나 분석하는 내용보다는 중요한 순간에 정확히 무엇인가를 하는 것을 명령하는 짧고 간단한 문구들을 정하는 것이 좋다. 장거리 달리기에서 어떤 선수는 오르막길을 올라가며 "rise-up(치오르기)"이라고 말을 할 수 있고('rise'를 날숨에서, 'up'을 짧은 들숨에서) 혹은 "recover-down(진정하기)"이라고 말하며 내리막길 혹은 평지를 갈 수도 있다('recover'를 긴 날숨에서 말한다). "rise-up"이라고 말하는 것은 외부에 집중을 두며 흥분과 가속을 야기하고, "recover-down"이라고 말하는 것은 심장박동수를 낮추고 근육 긴장을 완화하며 대사성 독성물질을 줄여 준다.

자기 자신과의 긍정적 대화는 야구에서 투구 전, 그리고 골프, 농구, 축구, 소프트볼에서 공을 치기 전 등의 운동 동작 전에 준비하거나 시각화하는 루틴(Dorfman, 2000; Dorfman and Kuehl, 1995)에 도움이 될 수 있다. 예를 들어 야구나 소프트볼에서 투수는 가끔씩 투구 전이나 시각화하는 연습 중에 "down in the zone(낮게 제구하기)"이나 더 짧은 버전인 "DZ" 또는 "hit my spots(목표점에 던지기)" 등의 말을 중얼거릴 수 있다. 골프 선수는 "target line(목표선)", "back of the cup(홀컵 바로 뒤)", 혹은 "make it(해내자)"라고 할 수 있고, "cross-court(대각선)", "down in the line(라인 바로 안에)", 혹은 "breathe(숨 쉬기)" 등의 말을 할 수 있다. 자기 자신과의 긍정적 대화가 경기 전 혹은 경기 중의 루틴으로 쓰일 때 패턴 이완 호흡법이나 시각화와 함께 사용된다면 더 효과적이다. 이런 다른 뇌 부위가 함께 활성화됐을 때 선수는 말 그대로 중요한 운동 동작을 '보고, 말하고, 느낄 수' 있으며 제대로 실행해 나갈 수 있게 된다.

사례연구　**나는 가끔씩 부정적인 생각에서 벗어날 수가 없어요**

프로골프 선수가 티 박스 위에서 자주 불안해지고 부정적인 생각("긴장하면 공을 제대로 칠 수 없어.")을 하게 되고 시합 시의 자기 의심("실수를 하면 더 이상 방법이 없어.")이 생긴다고 보고하였다.

개입 : 그는 패턴 이완 호흡법과 정화 호흡 방법을 드라이버를 쥐고 있는 동안 사용하도록 교육받았다. 중요한 경기 순간에 그는 티 박스의 끝부분으로 가서 자신의 경쟁자들과 목표물이 아닌 다른 곳을 쳐다보며 몇 번의 정화 호흡을 하고 동시에 들숨 때는 클럽을 강하게 쥐고 날숨 때는 긴장을 풀도록 배웠다. 이 반복되는 공을 치기 전 루틴은 그가 몸에 집중하게 함으로써 부정적인 생각을 없애는 것을 도와주었다.

사례연구 **나는 득점에 심하게 집착을 해요**

대학에서 축구 선수로 뛰고 싶어 하는 고등학교 졸업반인 축구 선수가 반복적으로 자신이 더 많은 득점을 해야 한다고 말하며 스스로를 지나치게 압박하고 있었다. 이것은 자기 자신과의 부정적인 대화와 자기비판을 야기했고 이로 인해 근육 긴장이 증가하고 지나치게 생각이 많아졌으며 경기에 악영향을 끼쳤다.

개입 : 원하는 결과(득점, 어시스트)에 집착하기보다는 "공을 차지하기", "달리기" 등의 말을 지속적으로 반복하며 경기에 집중하도록 하였다. 결과보다는 과정에 집중함으로써 자신과의 대화와 감정을 부정적인 것에서 긍정적인 것으로 옮길 수 있었고 지나친 근육 긴장을 풀 수 있었다.

뇌 영상 연구

간단한 '예' 혹은 '아니요' 등의 단어(그리고 그들과 연관된 부정적 혹은 긍정적 명령들)는 어렸을 때에 배우지만 이는 어른이 되어서도 계속 영향을 끼친다. 추가적으로 이런 단어들과 명령어들은 강하고 빠른 감정 및 인지적, 운동적 반응 시간과 관련이 있다. 한 fMRI 연구에서 Alia-Klein 등(2007)은 단호하게 "아니요" 혹은 "예"라고 말을 하는 것은 서로 반대되는 뇌-행동 반응 패턴과 관련이 있다는 것을 발견하였다. "아니요"라고 말하는 것은 부정적인 감정과 느린 반응 속도를 야기했고 "예"라고 대답하는 것은 긍정적 감정과 빠른 반응 속도와 관련이 있었다. 이 연구는 긍정적이고 부정적인 자기 자신과의 대화와 팀원들이나 부모들이 하는 도움이 되는 의견들은 빠르고 상반되는 감정, 정신적 해석, 그리고 운동 반응속도를 야기할 수 있다는 것을 시사하였다. DiCicco 등(2002)에 의한 부모와 감독들을 위한 제안 중 "선수들이 잘하는 점을 알아차리라"라는 말은 충분히 근거가 있는 말이었다.

집중력과 주의 전환

스포츠 심리학자 Robert Nideffer(1993)는 엄청난 집중력을 가지고 경기에 집중하는 것과 긴장을 지나치게 해서 굳어 버리는 것은 둘 다 변형된 의식 상태에 의한 것이라 하였다. 의식 상태는 시간 감각, 세상에 대한 인지 정도, 기억하거나 생각할 수 있는 능력의 변화로 특징지어진다. 예를 들어 어떤 사람이 재미있는 영화를 볼 때는 방금 2시간이나 지나갔다는 사실에 대해서 깜짝 놀라며 시간에 대한 감각을 잃어버렸을 수도 있다. 이런 변형은 시간 압축이라고 알려져 있다.

이와 같은 일이 경기 중 굉장히 중요한 운동 동작 중에 일어날 수 있다. 선수가 잘하고 있을 경우 모든 것이 더 자연스러워 보인다. 모든 패스나 득점 시도가 정확해진다. 선수가 잘 못하고 있을 경우, 모든 패스나 득점 시도가 정확하지 않게 되고 몸이 중심을 잃어버리고 긴장을 느끼게 된다. 선수가 잘하고 있는지 못하고 있는지에 따라 특정 의식(긍정적 혹은 부정적)이 주의 이동 중에 일어난다. 네 가지 특별한 주의 집중 분야가 이해되고 다스려져야 한다.

- 폭넓은 범위의 내부적인 집중은 사고하기, 계획하기, 분석하기(예 : 상대 팀의 스카우트 보고서에 대한 정보를 분석할 때) 등과 관련이 있다. 여기에서의 목표는 많은 정보를 논리적으로 정리하는 것이다. 이러한 형태의 집중은 신체 근육의 이완과 따뜻함, 편안함, 조정 등을 살펴봄으로써 이루어지는, 넓은 범위의 신체로의 주목을 포함할 수도 있다.
- 제한된 범위의 내부적인 집중은 어떠한 동작을 하기 전 연습할 때에 필요하다(예 : 선수가 자신에게 공이 왔을 경우 어떻게 행동할지에 대해서 결정하려는 경우). 이 수준의 주의 집중은 선수가 제한된 신체적 집중으로 옮길 때 또

한 유용하다. 좁은 범위의 신체적 집중의 예로서 골프 클럽이나 야구 배트를 잡고 있는 방식, 긴장 정도 혹은 호흡법, 혹은 발의 위치나 균형 잡기 등이 포함된다.

- **폭넓은** 범위의 외부적인 집중은 선수가 자신의 주변에서 어떤 일이 일어나고 있는지 확인할 때 필요하다. 예를 들어 소프트볼 선수가 공을 어디로 칠지 혹은 베이스에 나가 있는 팀원들이나 외야수들의 위치를 확인할 때 사용된다. 축구 선수가 자신의 주변에 있는 선수들의 위치를 확인하며 넓은 공간으로 드리블하거나 혹은 슛을 하며 골키퍼의 위치를 확인할 때 쓰인다.

- **좁은** 범위의 외부적인 집중은 반응과 동작에 있다. 축구경기에서 선수가 측면에서 드리블하던 중 공을 크로스할 경우, 다른 선수의 주의는 공을 받기 위한 위치로 이동하며, 혹은 원터치로 해결하며 좁아진다. 골프에서 퍼팅하는 동안에는 선수가 퍼팅할 선을 찾는 것에서부터 느낌과 자신감을 가지고 샷을 하는 것으로 집중이 이동한다.

전형적으로 집중력은 이러한 네 가지 영역 안에서 빠르게 전환된다. 엄청난 집중력으로 경기에 임하는 것은 위의 집중력 전환이 손쉽게 이루어지고 선수 자신이 제한된 범위의 외부적 혹은 내부적인 공간에 집중하고 있을 경우 가능하다. 일반적으로 잘하고 있을 때 선수의 집중력 전환은 덜 빈번하게 일어나고 그 혹은 그녀의 집중은 외부적일 경우가 많고 '자기 자신의 머릿속에 갇혀 있을 경우'가 적다. 선수들은 이 경험을 많은 경우에 자동적 사고라고 표현한다. 즉 '그냥 그렇게 되는 것이다.' 이와 반대로 잘 못하고 있을 경우 선수의 집중력은 많은 경우 내부적이고 혹은 지나칠 정도로 분석하거나 따지고 있다.

선수의 집중력이 전체적으로 외적인 곳에 많이 쏠려 있을 때 경기는 대체적으로 자동적으로 이루어진다. 이런 경우 조절능력과 예측능력도 잘 발휘된다. 지나친 긴장으로 몸이 굳었을 경우 집중이 지나치게 내부적이고 분석적이어서 상황이 확실해 보이지가 않고 예측 혹은 집중력의 전환이 어렵다. 집중력의 발전을 원한다면 연습과 경기에서의 목표는 좁은 외부적 집중으로 천천히 전환하는 것에 두어야 한다. 좁은 범위의 외부적인 집중력을 가지기 위해 선수는 의도적으로 분석하는 뇌에서부터 외부의 목표물로 이동하는 방법을 만들어야 한다. 이 방법은 주의를 분산시키는 것들을 알아차리고 집중력을 다시 한곳으로 모으는 것을 포함한다. 선수들 대부분이 엄청난 집중력으로 경기에 임하는 상태를 항상 유지할 수는 없다. 그러므로 집중력 발휘와 집중을 방해하는 요소를 무시하는 기술의 향상에 목표를 두어야 한다. 스포츠 심리학자 Shane Murphy(1996)는 선수가 주의분산되고 있을 때 네 가지 R을 사용할 것에 대해 조언하였다. 즉 React(반응), Relax(이완), Reflect(반성), 그리고 Renew(갱신)이다. 이 기술들은 어느 상황에서나 사용될 수 있고 짧은 시간 안에 가능하다.

- **React**(반응) : 선수들은 실수를 할 때 많은 경우에 언짢아한다. 그들은 자신의 감정적 반응이 표현되고 방출되지만 조절되며 적당한 선 안에서 되도록 노력해야 한다.
- **Relax**(이완) : 선수들은 자기 자신과의 긍정적 대화, 정화 호흡, 근육 이완, 상상, 혹은 내부적 집중 가운데 한 가지를 사용해서 실수 후에 진정하려 노력해야 한다.
- **Reflect**(반성) : 선수들은 무엇이 자신의 경기력에 방해를 가져왔는지를 파악하고 나아가야 한다. 예를 들어 만약 공이 자신의 예상보다 더 높게 혹은 더 빨리 왔다면 선수는 다음 플레이를 수정해야 한다.
- **Renew**(갱신) : 선수들은 머릿속 내부적 집중에서 실수를 하기 전 상태인 외부적 좁은 집중으로 다시 조절할 필요가 있다.

나는 경기 막바지에 정신적으로 항상 피로하고 주의력을 잃어요

청소년 아이스하키 클럽의 골키퍼와 대학교 축구 골키퍼 둘 다 경기 막바지쯤에 정신적으로 피로해져서 골을 내주었다.

개입 : 두 골키퍼 다 각 경기의 쉬는 시간마다 "lock and release(집중하고, 이완

하고)"라는 말을 하며 주의력 향상을 위한 쉬는 시간을 갖는 방법을 배웠다. 그들은 공이 상대편 골대 가까이에 있을 때 자신의 시각-인지적 시스템에 한두 번의 강한 정화 호흡과 골대 주변을 가볍게 돌아다님을 통해 집중을 자기 자신의 중앙으로 모으고 멍하니 응시함으로써 짧게 쉬는 시간을 주도록 교육되었다. 이 짧은 쉬는 시간 다음에 그들은 다시 넓거나 좁은 외부적 동작으로 집중을 돌렸다.

 ### 나는 분노 조절이 잘되지 않아요

전국적인 명성을 가진 청소년 테니스 선수와 고등학교 골프 선수 둘 다 실수 후에 생기는 분노 때문에 집중의 어려움과 경기력 저하를 경험하였다.

개입: 두 선수 모두 실수를 잊어버리고 경기를 짧게 끊어서 보기(예: 한 번 치고 난 후 그다음 치는 것까지)를 위해 주의력을 움직이는 루틴을 만들도록 배웠다. 테니스 선수는 코트에서 뒤돌아서서 "breathe(호흡)"라고 말하며 자신의 두 손을 사용해서 라켓을 움켜쥐고 코를 통해 숨 쉬며 자신의 실수에 대한 짜증과 분노를 숨을 내쉴 때에 같이 내보내도록 배웠다. 골프 선수는 코스를 돌아다니며 그녀가 특정 목적지(나무, 거리 표식 등)에 도달할 때까지 강한 날숨과 함께 감정을 방출하도록 교육받았다. 그 목적지에서 그녀는 자신의 실수에 대한 생각을 멈추고 다음 샷을 어떻게 좋게 만들지 생각하기 시작하였다.

 ### 나는 부드럽게 공을 던질 수가 없어요, 너무 긴장한 것 같아요

대학 농구의 센터가 자유투를 넣는 데 어려움을 느꼈다.

개입: 공을 던지기 전 여러 번의 정화 호흡을 사용하고 시선 전환을 하는 루틴을 만들었다. 균형 잡힌 자세를 취하고 내부적 집중 상태에서 한 번의 호흡을 하는 루틴을 완성한 후에 자유투를 던지기 시작하였다. 그녀의 집중은 그 후 숨을 들이마시면서 외부적 집중으로 전환되어 다른 선수들의 위치를 시각적으로 파악하였다. 그 후 천천히 공을 네다섯 번 정도 드리블하는 동안 그녀의 집중은 다시 내부적으로 이동하여 그녀의 손으로 쏠려 있다. 마지막으로 그녀는 골대를 바라보고 깊은 숨을 들이마시며 좁은 범위의 시각적 집중(골대)을 한다. 그녀는 숨을 부분적으로 내쉬거나 숨을 참은 상태로 공을 넣는다. 이 루틴은 신체적 활동을 줄이고 긴장을 풀어 그녀가 성공적인 자유투를 할 수 있도록 해 주었다.

뇌 영상 연구

대부분의 재능 있는 선수들은 기술적 반복이 중요한 운동 동작들은 압박을 받는 가운데에 잘할 수 있는 중요한 요소라는 것을 알고 있다. 농구 선수들은 보통 수백 개의 자유투를 자신의 개인시간에 매주 연습하고 야구나 소프트볼의 내야수들은 수십 개의 땅볼을 잡는 법을 매일 연습해서 발전시키려고 한다. 이러한 반복은 좋은 성적을 내고 있는 선수들의 마음이 차분하고 집중되게 도와준다. Milton 등 (2007)의 연구에 의하면 동작을 계획할 때 프로골프 선수들의 fMRI 뇌 활성 패턴은 초보 골프 선수들의 뇌와 확연히 다르다는 것을 보여 주었다. 특히 프로골프 선수들은 훨씬 단순한 시각, 전운동, 운동 영역의 활성화 패턴을 보여 준 것에 비해 초보들은 감정 혹은 감정적 기억에 관련된 부위에도 추가적인 활성화가 있었다. Wright 등(2010)에 의한 또 다른 fMRI 연구는 짧은 비디오 클립을 보고 스트로크의 방향을 예측할 때 전문 배드민턴 선수의 경우, 초보자에 비하여 타인의 행동을 관찰하고 이해하는 대뇌피질의 활성도가 높음을 보고하였다.

시각화 및 심상

심상 또는 시각화는 자신이 하는 어떠한 일(예 : 골프의 스윙 혹은 미식축구의 패스)에 대해 시각을 사용하여 다른 아무런(혹은 제한적) 신체적 움직임 없이 떠올리는 것이다. 이 기술은 현재 모든 수준의 개인 및 단체 스포츠(축구, 골프, 테니스, 야구 등)의 많은 선수들과 감독들에게 사용되고 있다(Beswick, 2001; Dorfman, 2000; Dorfman and Kuehl, 1995; Rotella, 2004). 이런 기술들에 대한 근거는 실제 움직임 반복과 상상된 움직임의 반복이 뇌 질 부위의 운동과 관련한 부위에서 동일한 패턴을 보였다. 하지만 피드백(전두엽의 체성감각)과 반대측 후방 소뇌 영역에서의 패턴은 다르게 나타났다(Lotze 등, 1999; Nyberg 등, 2006).

　스포츠의 중요한 동작들은 뇌의 시지각적 시스템의 활성화와 더불어 피질 및 피질하 영역의 운동 조절 부위들과의 연결을 포함한다. 운동 및 동작을 위해서는 체성감각피질(운동피질 앞부분)의 피드백이 활성화되고, 이것이 시공간적 통합을 위해 후두정엽 부위로 연결되어 연속적인 동작을 위한 스포츠(축구, 라크로스, 테니스) 혹은 끊기는 스포츠(골프, 야구, 미식축구)의 동작을 가능하게 한다. 연습을 통한 동작의 반복은 선수들이 자동적으로 경기에 임할 수 있게 하고(이 장 맨 앞부분에 언급된 좌뇌에서 우뇌로의 뇌기능상의 전환), 경기 중에 부정적 감정이나 생각에 간섭받지 않고 경기력을 발휘할 수 있도록 도와주는 열쇠이다. 어린 나이에 연습을 통한 동작의 반복은 신체에 기억되는 기초를 마련하여 경험이 증가하면서 더 세련된 움직임이 더해질 수 있도록 도와준다.

 나는 펀트를 정강이로 하는 이미지가 계속적으로 떠올라요
대학교 미식축구 팀의 펀트를 하는 선수가 그의 선수생활 내내 펀트를 정강이로 해서 너무 짧고 오른쪽으로 떨어지는 부정적 이미지가 자주 떠올라 괴로워하였다.

개입 : 펀트 전 루틴으로 선수는 펀트를 하는 움직임을 조절 가능한 여러 단계로 나누도록 교육받았다["snap, catch, lock, step, drop, and kick(스냅, 잡고, 놓고, 스텝, 떨구고, 킥)"]. 그는 집에서 쉴 때나 연습 중에 이 단어들을 말하면서 좋은 마무리 동작과 긴 체공 시간을 가진 펀트를 정확하게 하는 것을 상상하였다. 이러한 자기 자신과의 긍정적인 대화와 시각화는 꾸준하고 일정한 경기력 향상을 가져왔다.

 패스를 놓치면 팀에서 쫓겨날 거예요
프로미식축구 팀의 와이드 리시버가 연습이나 경기 중에 패스를 자꾸 놓쳐서 어려움을 느끼고 있었다.

개입 : 경기 전 긴장 이완을 연습하는 것에 더해서 그는 집중력 전환 기술을 배웠고 선수는 심상 훈련을 시즌 전 캠프에서 매일 연습하였다. 매일 3~5분 정도 그는 자기 자신이 수비진을 관찰하는 것을 상상하고, 긴장을 풀고, 좋은 방향으로 달려가서 공을 받는 것을 상상하였다. 이 루틴을 점점 더 연습하면서 그의 자신감과 경기력은 점점 나아지기 시작했고 그는 공을 더 꾸준하게 잘 잡기 시작하였다.

경기를 더 오래 하고 싶다면 더 많은 득점을 해야 해요

대학교 축구 팀의 측면 미드필더 및 공격수가 공격 혹은 슛을 할 때 자신감이 낮은 것에 어려움을 느꼈다. 자기 자신과의 부정적 대화를 하게 되고 부정적 결과를 상상하였다(빗맞은 슛, 막힌 슛, 혹은 엄청나게 벗어난 슛).

개입 : 현재 자신의 경기 중 긍정적인 부분을 시각화하는 법을 배우고(예 : 수비진에게서 공을 뺏는 것 등) 그리고 전의 경기나 연습에서 골을 넣었던 것을 상상하며 강하고 정확도 높은 슛을 상상하도록 훈련받았다. 매일 밤 시각화 훈련을 한 지 몇 주 후 자신감이 회복되고 공격에 있어 높은 확신과 성공률을 얻게 되었다.

뇌 영상 연구 및 뇌파 연구

뇌파 검사(electroencephalographic, EEG)상의 뇌파 패턴과 fMRI의 뇌 활성화 패턴은 프로선수들과 초보선수들 사이에 차이를 보인다. 핸디캡이 0~16까지로 다양한 골프 선수들을 대상으로 한 fMRI 연구(Ross 등, 2003)에서 연구자들은 시지각, 계획, 실행, 그리고 오류 감지 영역에서 기대한 만큼의 활성을 모든 골프 선수들에게서 보았지만 대상회 혹은 기저핵의 활성화는 프로들이 초보들보다 훨씬 적게 보였다. 추가적으로 핸디캡이 적은 골프 선수들은 통합적으로 스윙 시각화에서 핸디캡이 큰 골프 선수들보다 활성도가 컸고, 이것은 핸디캡이 적은 선수들이 더 단순하고 집중된 뇌 패턴을 가지고 있다는 것을 제시하였다. Quencer 등 (2003)에 의한 이동식 EEG 바이오피드백 장비를 이용한 연구 또한 위의 연구에서 발견한 내용을 뒷받침한다. 프로골프 선수들은 학생들에 비해 샷을 하기 전 눈에 띄게 조용한 순간이 있었다. 이 조용한 시간은 그들이 자동적 스윙을 익히고 그럼으로써 일정한 공을 치는 것을 가능하게 하였다는 것을 시사한다. Fontani 등(2007)은 가라테 선수를 세 군(기술을 연습한 군, 기술을 시각화한 군, 대조군)으로 나누어 1개월에 걸쳐 새로운 기술을 배우는 과정을 비교하였다. EEG를 사용하여 근육 강도 및 힘을 측정하였을 때, 기술을 시각화한 군은 반응력을 제외하고 근육 강도, 힘 그리고 그 밖의 실제로 연습한 군에서 향상을 보였던 일부 기술들이 유사하게 향상되는 결과를 보였다. 또한 뇌파를 통해 운동 관련 영역이 시간이 지남에 따라 변화한 것을 발견하였다.

동기 부여 및 끈기

운동선수에게서 경쟁 수준이 높아질 때는 다음과 같은 변화가 생긴다. (1) 더 많은 시간을 필요로 한다. (2) 경쟁자들은 뛰어난 재능과 경기력, 좋은 기술을 갖고 있다. (3) 체력 훈련과 연습이 더 격렬해진다. (4) 경기의 속도 및 시합의 압박이 훨씬 더 심하다. 운동선수들은 열정, 헌신, 그리고 끈기가 그들의 장기적 성공을 위해서 필수불가결의 요소가 된다는 것을 항상 염두에 두고 있지는 않다. 경쟁 수준을 한 단계씩 높일 때마다 — 취미에서 고등학교나 대학교 수준으로, 혹은 대학교 수준에서 프로경기로 — 1년 혹은 더 많은 시간이 걸릴 수도 있는 적응 기간이 필요하다. 이 적응 기간 동안 좋은 경기력을 가진 선수들은 많은 경우 스포츠에 대한 더 강한 헌신과 경기력을 향상시키려는 제대로 된 계획을 세운다. Dorfman과 Kuehl(1995)은 높은 성취를 하는 선수들의 공통적 요소가 발전을 향한 열정, 적절한 목표 설정 및 달성, 그리고 미래의 성공을 위한 흔들림 없는 노력임을 제안하였다. 많은 선수들이 이 변화의 기간 동안 스포츠의 감정적, 정신적 면이 중요해짐을 깨닫게 된다. 게다가 몇몇 어린 선수들은 그들이 연습이나 경기에 더 많은 시간을 투자할 것인지에 대해 고민하게 되고, 시간 투자에 있어 인생의 다른 중요한 부분, 예를 들면 가족, 여가, 학업, 친구 사귀기 등에 할애하지 않아도 되는지에 대하여 고민한다.

사례연구   **대학에 가서도 축구를 하고 싶은지 확신이 들지 않아요**

고등학교 2학년 중에선 높은 수준의 클럽 축구 팀에 속한 선수는 감독이나 어머니의 요구에도 불구하고 자신이 대학에 가서도 축구를 계속 하고 싶은지에 대하여 고민하고 있었다. 그녀는 축구를 계속하면 공부나 여가생활에 할애할 시간이 없을 거라는 걱정을 하고 있었다.

개입 : 스포츠 정신의학자와 선수는 축구를 하는 것의 긍정적 측면(팀원, 친구 사
귀기, 경기, 팀의 성공)과 부정적 측면(시간 부족, 반복적 연습, 선수 및 감독의 교
체, 부상)에 대하여 이야기하였다. 정신건강의학과 의사는 즐기는 삶과 바람직한 삶
의 균형을 맞추는 것의 중요성을 강조하였다. 그들은 함께 단기 목표(1~3개월)와
중간 목표(6개월)를 설정하였다. 선수는 자신이 단기적으로는 체력을 발전시키고
싶다고 밝혔고 중간 목표로는 공격 기술 및 리더십을 발전시키고 싶다고 말하였으
며, 이 목표들을 달성한 후에 다시 한 번 그만두고 싶은지에 대해 생각해 보기로 하
였다. 자신이 그만둔다는 선택지가 있다는 것을 아는 것과 삶의 다른 분야(친구, 학
업 등)를 우선시해도 된다는 의사로부터 존중받았다는 사실만으로도 선수는 새로
운 힘과 열의가 생기는 듯했고 그녀는 후에 계속 축구를 하기로 하였다.

•• 복잡한 정신 기법

목표 설정

대부분의 높은 성적을 내는 선수들은 자신의 경기를 평가하고 발전시키는 일정한
방식을 가지고 있다(Porter, 2003; Porter and Foster, 1990). 그것은 완벽을 추
구하기보다는 꾸준한 발전을 위해 노력하는 것이어야 하며, 특정 시즌 전, 시즌
중, 그리고 시즌 후 목표를 설정하는 것으로부터 시작된다. 목표를 설정하는 것은
다양한 수준의 선수들이 주기적으로 자신의 강점과 단점을 평가할 수 있게 해 준
다. 약점은 발전의 목표가 된다. 목표 설정은 일정 시간 동안 짜인 계획을 통해 특
정 수준의 경기력을 달성하는 것이다. 목표는 단기(30일), 중기(6개월) 혹은 장기
(1년)로 나뉜다. 개인의 목표는 외부의 강한 압박에 영향받지 않은 상태에서 자유
롭게 설정되어야 한다. 각 목표는 작건 크건, 내부적인 것으로 흥미와 흥분을 일
으킬 수 있는 것이어야 한다. 일곱 가지 효과적인 목표 달성 단계가 아래에 설명
되어 있다. 각 목표는 꾸준히 연습될 최소 세 가지 특정 단계적 활동을 수반해야
한다.

1. **특정하고 측정 가능한 목표를 설정하라.** 성취를 측정하고 무엇을 할지 확실히 하기 위해 수치를 사용하라.

   예시 : 부드럽게 던진 공을 치는 연습을 가끔 하는 것에서 1주일에 세 번씩 20분간 하는 것으로 바꾼다.

2. **각 목표를 긍정적인 언어로 설정하라.** 목표를 무엇인가를 하는 것으로 설정하고 무엇인가를 피하는 것으로 설정하지 말라.

   예시 : '좋은 유효 슈팅 증가시키기' 가 '골대 벗어나는 숫 줄이기' 보다 낫다. '좋은 타격 횟수 높이기' 가 '스트라이크 아웃당하는 횟수 줄이기' 보다 낫다.

3. **도전이되 실현 가능한 목표를 설정하라.** 성공을 위해서 노력을 하는 것과 실패가 예견된 목표를 잡는 것 사이의 균형을 찾아야 한다. 지나치게 어려운 목표 설정은 자신감을 떨어트린다.

   예시 : '패스 성공률 높이기' 가 '절대로 패스 실패하지 않기' 보다 낫다.

4. **목표 완성을 위한 시간표를 짜라.** 시간표를 짜는 것은 과정의 진행 정도를 확인할 수 있고 실현 가능한 목표를 고안해 낼 수 있게 한다.

   예시 : "시즌 중이 아닐 때 나는 공에 대한 감각을 매일 저글링과 반복훈련을 통해 늘릴 것이다. 플라이오메트릭(plyometric) 훈련을 1주일에 세 번씩 하면서 달리기 속도를 빠르게 한다. 시즌 중에는 나의 어시스트 성공률을 20% 이상 높인다. 공중에 있는 공을 50% 이상 따낸다."

5. **각 목표를 개인화하고 내면화한다.** 각 목표는 본인이 이해하는 것이어야 하고 긍정적 자기 발전을 위해 선택되어야 한다. 감독이나 부모가 강요한 목표는 좋지 않다. 목표를 설정하거나 고칠 때 타인의 조언을 받아들인다.

6. **발전 과정을 확인하고 평가하라.** 정기적으로 어떤 발전 과정을 거치고 있는지 타인에게서 의견을 받으라. 결과를 색인 카드나 그래프로 기록하라. 야구나 소프트볼에서 잘 친 것 등의 결과를 기록하는 것에 타인의 도움을 받으라.

7. **운동에서의 목표를 인생 목표와 연관 지으라.** 목표를 달성하는 것은 스포

중기 목표(6개월)

중앙수비수로서 나는 공중 볼에 대한 플레이를 발전시키고 싶다. 이것은 제대로 예측을 하고 더 좋은 자리를 선점하고 더 격렬하게 몸싸움을 벌이고 공을 걷어 내거나 나의 팀원들에게 그렇게 하도록 지시하는 것이다. 나는 혼전 중이나 게임 중에 몸싸움을 하는 데 대한 목표를 50% 이상 발전시키겠다. 이러한 발전은 선발로 뽑히는 데 도움을 줄 것이다.

단계 1. 파트너에게 부탁을 해서 1주일에 세 번씩 25개의 크로스를 헤딩으로 받아 내는 연습을 한다.
단계 2. 파트너에게 부탁을 해서 1주일에 세 번씩 10분간 헤딩 연습을 한다.
단계 3. 하루에 200번씩 머리로 공을 튕기는 연습을 하고 100개 연속 튕기는 것을 목표로 한다.
단계 4. 1주일에 세 번씩 큰 공 안정화 운동을 통해서 코어 근육들을 강화한다.
단계 5. 1주일에 세 번씩 버티맥스(vertimax) 훈련을 통해서 점프력을 강화한다.
단계 6. 매일 15분간 워블 보드(wobble board) 훈련을 통해서 날렵함과 균형 감각을 향상시킨다.
단계 7. 매일 5분씩 성공적인 공중 플레이에 대한 시각화를 수행한다.
단계 8. 몇 개의 축구 경기를 보고 숙련된 수비수에게 필요한 기술을 적는다.

장기 목표(12개월)

페널티 박스로 더욱 적극적으로 공격해 들어가고, 수비수와 1대1을 시도하고, 더욱 빠르게 슛을 시도하며, 골대 뒤쪽의 분명한 목표를 정하고 슛을 하는 것을 통하여 슛 능력을 높인다. 이것은 나의 게임당 평균 골 시도 횟수를 세 번으로 늘리고 한 경기당 한 골을 성공시킬 수 있도록 해 줄 것이다.

단계 1. 하루에 20분씩 1주일에 세 번 혼자서 슛 쏘는 연습 하기
단계 2. 1주일에 세 번씩 15분간 드리블 연습 및 1대1 동작 연습하기
단계 3. 겨우내 실내 리그에서 경기하기
단계 4. 여름 동안에 1주일에 두 번씩 작은 집단의 전술 훈련에 참여하기
단계 5. 1년 내내 걸리는 플라이오메트릭 훈련을 통해 첫걸음을 내딛는 속도를 더 빠르게 하기
단계 6. 새로운 경기 전 준비 및 스트레칭 방법을 고안함으로써 유연성 증가시키기
단계 7. 1주일에 30분씩 골대를 향해 돌아서서 수비수가 있는 상황에서 슛 쏘기 연습하기
단계 8. 30개의 축구 경기 혹은 득점 하이라이트 영상 보기
단계 9. 각 경기 전 매일 5분씩 성공적인 슛 넣는 방법을 시각화 연습하기

그림 2-2　축구에서의 목표와 활동 단계의 예

츠를 인생의 더 넓은 측면에서 볼 수 있도록 해 주어야 한다. 팀워크, 훈련, 헌신, 그리고 인내에서의 발전은 학업적 성공과 인간관계의 발전을 가져올 수 있다.

운동선수는 한 번에 두세 가지 정도의 목표를 설정하고 노력해야 한다. 각 목표마다 세부 시간계획이 짜여야 하고 목표의 목적이 정의되어야 한다. 특정 활동 단계들 또한 만들어져야 한다. 〈그림 2-2〉에 나오는 그림은 축구 선수를 위한 중기 및 장기 목표와 그에 대한 활동 단계들이다.

자기평가

성공적인 운동선수들은 자신의 연습과 경기에서의 강점과 약점을 확인하고 평가하는 잘 짜인 방법들을 가지고 있다(Porter, 2003; Porter and Foster, 1990). 이런 것들에는 비디오 모니터링, 경기 후 평가 서류 작성, 부모, 팀원, 감독, 혹은 스포츠 정신의학자나 정신 기법 트레이너와 경기에 대해 이야기하기 등이 있다. 복습의 가장 우선적 목적은 다음 훈련 회기에서 기술 분야에서 발전할 수 있는 부분을 찾는 것이다. 더 넓은 목적은 긍정적이고 겸손한 태도를 유지하고 결과에 대한 책임을 지며 조절 가능하고 발전 가능한 부분에 집중하는 것이다.

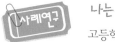 나는 한 번 휴식기를 가진 이후로 전처럼 경기를 잘 할 수 없어요
고등학교 클럽 축구 선수(공격수)가 팔이 부러져서 경기와 연습을 3개월 간 쉰 후 이제 막 경기로 돌아오고 있었다. 그녀는 체력과 자신감을 잃었고 경기력이 꾸준하지 못해서 더 낮은 수준의 팀으로 밀려났다.

개입 : 그녀는 두 달에 걸쳐서 자신의 체력, 속도, 공에 대한 감각을 늘리도록 연습하였다. 각 경기 후에 그녀는 경기에 대한 아래와 같은 내용들이 들어 있는 복습지를 작성하였다. (1) 그녀의 경기 중 기술, 전략, 심리적 측면에서의 긍정적인 부분 및 그것이 그녀와 그녀의 팀을 도와준 방법, (2) 그녀의 경기 중 부정적인 부분 및 이 점들을 이겨 내기 위해 그녀가 한 노력. 추가적으로 스포츠 정신의학자는 그녀에게 다음 주에 연습 기간 동안 집중하고 싶은 연습 분야 세 가지를 말해 달라고 하였다. 정기 미팅이 전 시즌에 걸쳐서 몇 주에 한 번씩 잡혔다. 이 시스템적인 접근 방법은 그녀가 원래 있었던 곳으로 체력과 기술적 훈련을 돌려놓고 그녀의 경기에 대한 자신감을 되찾도록 도와주었다.

경기 전 루틴

잘 준비된 선수는 경기를 치를 때마다 꾸준히 높은 수준의 경기를 보여 준다. 준비도는 성공 가능성을 증가시키고 실수를 감소시킨다. 경기 전 루틴은 당일 아침 일어나서부터 경기를 시작할 때까지 잘 구분된 행동강령들을 포함한다. 이 루틴들은 경기의 시간대(낮 혹은 밤) 또는 위치(홈경기, 원정경기) 등의 영향을 받는다. 각 상황마다 약간씩 다른 루틴을 만드는 것은 유용하다. 루틴은 반드시 따라야 하는 의식 같은 것이 아니다. 루틴은 상황에 따라 적응할 수 있고 조절될 수 있다.

경기 전 루틴은 세 가지 단계가 있다. 아침에 일어나기, 경기장에 도착하기, 그리고 마지막 연습이다. 각 단계는 육체적, 정신적 요소를 모두 포함한다. 일어나는 단계에서는 영양을 충분히 섭취하는 것과 도구를 챙기는 것에 집중한다. 이 단계에서 선수나 팀은 자신이 경기장에 가져가야 할 모든 것이 잘 준비되었는지, 자신이 입을 것들이 다 챙겨졌는지를 확인해야 한다. 이러한 물건들에는 양말, 스파이크 운동화, 유니폼, 공, 글러브 등이 들어간다. 이 단계의 다른 요소들은 물 마시기, 밥 챙겨 먹기, 미팅 가지기, 심혈관계 상태 살피기, 스트레칭, 그리고 치료 등이 있다. 이 단계에서의 정신적 준비는 상대방의 전략 혹은 경기 스타일을 파악하는 것이다. 어떤 운동선수들은 긴장 이완, 명상, 음악 듣기, 영화 보기, 혹은 일기 쓰기 등의 일을 한다.

경기장에 도착해서는 선수는 던지기, 공 차기, 공 치기, 패스, 숫 차기 등의 실전 연습을 하기 전 스트레칭과 워밍업을 해야 한다. 선수는 체력 및 기술적 연습을 통해 차분한 마음, 안정된 신체, 높은 에너지 수준, 그리고 제한된 집중력을 이끌어 내야 한다. 시간적 여유가 있다면 선수는 전에 있던 경기 후 리뷰에서 지적된 특정 기술에 대한 연습을 더 하는 것이 좋다.

마지막 준비 단계에서 필요한 것은 미세한 조정뿐일 경우가 대부분이다. 각 선수들은 자신의 전략, 긴장 완화, 긍정적 사고, 혹은 시각화 등을 조절한다. Bull 등(1996)은 마지막 단계를 세 가지로 구분하였다. 준비(주로 육체적인 준비 — 워밍업할 때), 집중(주로 시각적 — 워밍업 후에), 그리고 실행(주로 긍정적 대화 — 경기 직전에). 집중력과 관련한 신호들(육체적, 시각적, 언어적)은 이 단계에서 준비 수준을 강화하기 위해서 사용된다. 이 신호들은 긴장 이완, 집중력, 그리고 격렬함의 조절에 도움을 준다. 여러 가지 신호가 한꺼번에 사용되지는 않고, 대신 선수마다 특징에 따라 특별한 집중력 신호들이 선택된다. 신체적 신호들은 특정하고 제한된 어떠한 동작을 하는 것이다(예 : 풀 움켜쥐기, 양말 올려 신기, 까치발로 서기, 깊은 숨 들이마시기). 시각적 신호는 외부 환경에서 제한된 어떤 것에 강렬하게 집중하는 것을 포함한다(예 : 선수의 로커, 사진, 특정 문구, 공에 쓰인 글, 운동화 끈, 광고, 골대의 그물 등). 언어적 신호는 조용히 반복하여 되뇌는 한 개의 단어 혹은 어구이다(예 : "준비해라", "열심히 경기해라", "골대를 보호해라", "공격적으로 임해라", "집중해라", "긴장 풀고 나가라").

 나는 충분한 에너지를 갖고 경기에 임하는 것 같지 않아요

프로경기 구원투수가 경기에 투입되기 전 충분한 힘을 불러일으키고 집중력을 날카롭게 하기 어려워하였다.

개입 : 그가 투입되기 전 1~2이닝 전에 선수는 자신이 로케이션과 구위로 타자들을 압도하는 것을 시각화하였다. 그는 앉아서 껌을 씹는 동안 자신을 신체적으로 활성화시키고 짧은(10초짜리) 코로 과호흡하기와 스트레칭을 하고 서너 번의 강한 정화 호흡을 통해 등과 어깨 쪽의 큰 근육들의 긴장을 풀었다. 그는 외부의 제한된 목표물, 예를 들면 홈플레이트 혹은 펜스의 한 지점에 시각적으로 집중함으로써 정신적 활성화를 유도했고 숨 쉬기 루틴에 맞추어서 집중을 풀었다. 그가 구원투수로 올라갔을 때 그는 몇 개의 추가적인 숨 쉬기 방법들과 점진적 코어 조이기를 했고 그 후에 깊은 정화 호흡을 하였다. 워밍업 투구 사이에 그는 한 번의 강한 정화 호흡을 했고 긍정적 말하기("압도하자")를 반복하며 포수와 미트를 바라보는 시각적 집중을 일시적으로 풀어 주었다. 이러한 반복되는 루틴은 힘과 집중력의 증가, 발전한 자신감을 가져왔다.

나는 퍼트를 하지 못하면 점수를 얻을 수 없어요

한 클럽의 프로골프 선수가 퍼팅이나 칩샷을 하는 것에서 어려움을 느끼고 있었다. 그는 다른 종류의 퍼터와 그립 방법을 시도해 봤지만 여전히 지나치게 많은 스트로크를 필요로 하였다.

개입 : 그의 칩샷 전, 퍼팅 전 루틴을 확인하고 고쳐서 그가 지나친 근육 긴장을 없애고 집중을 잘할 수 있게 만들었다. 자신의 목표와 라인에 더욱 강하게 집중할 수 있도록 그는 공 뒤에 서 있을 때 강한 정화 호흡을 하기 시작하였다. 숨을 들이마실 때 선수는 자신의 골프채 그립을 가볍게 조이고 그린을 돌아보고 라인을 본다. 그에 비해 숨을 내쉴 때에는 선수는 그립을 풀고 라인과 타깃에 집중하며 "봐라" 혹은 "넣어" 등의 말을 하였다. 그는 이 루틴을 공 바로 위에 서 있는 동안 반복했고 전에 했던 것과의 차이를 두어서 "해내"라고 숨을 내쉴 때 말을 하였다. 이 수정된 루틴은 그의 긴장과 의구심을 없애고 강한 집중 및 확신으로 다시 채움으로써 그의 자신감을 높여 주었다.

뇌 영상 연구

정신 기법 훈련은 개인 스포츠 가운데 골프, 테니스, 단거리 달리기 등에서 단체 스포츠에서 사용하기 훨씬 전부터 사용되어 왔다. 샷 넣기 전(골프), 리시브 전/서브 전(테니스), 그리고 달리기 전(단거리 달리기, 중거리 달리기) 루틴들은 오랜 시간 동안 성공을 향한 열쇠로 보여 왔고 골프에서는 한 샷에서 다른 샷까지 테니스에서는 한 점에서 다른 점수까지 트랙에서는 한 랩에서 다음 랩까지에 중점을 두었다. 앞서 '주의 및 집중력 전환' 부분에서 언급된 것처럼 Milton 등(2007)의 fMRI 연구는 샷 전의 루틴에서의 행동 활성화 패턴은 초보 골프 선수들보다 프로골프 선수들에게서 훨씬 단순하게 나타났다. 연구자들은 프로골프 선수는 샷 전의 루틴과 연습 및 경기에서의 반복을 통해 '집중되고 효율적인' 신경 활성화를 보이는 것으로 결론지었다.

감정 통제와 격렬함 조절

개인 스포츠와 팀 스포츠를 막론하고 연습 및 경기 중 자신의 감정과 격렬함을 조절하는 것은 쉬운 일이 아니다. 개인 스포츠에서 실수가 많은 경우 뇌의 피질하 부분에서 이내 감정적 반응, 예를 들어 공포, 짜증, 분노, 실망 등을 야기하게 된다. 이러한 즉각적인 감정들은 선수가 미리 계획된 행동적 접근 방법을 통해 자신의 반응을 조절하지 않는 이상 추가적 실수(예를 들어 골프에서 다른 샷도 실수하기, 야구에서 두 번째 홈런 허용하기, 축구나 농구에서 불필요한 파울 하기)를 유발한다. 격렬함은 결단, 힘, 효율, 집중들이 복잡하게 섞인 감정이다. 이것은 빠르게 올라가지 않고 경기 전 워밍업 시간이나 하프타임 중에 마음에 방해가 되는 요소들을 제거함으로써 증가할 수 있다. 팀 스포츠에서 팀원들은 일정한 격렬함을 경기 내내 유지하기 힘들어할 수도 있다. 그러므로 농구에서 속공, 미식축구에서의 공격권 전환, 그리고 축구에서의 득점은 한 팀의 격렬함이 다른 쪽보다 우월할 때에만 가능하다.

사례연구　나는 실수한 것을 떨쳐 버릴 수가 없어요

대학 팀 축구 선수가 경기 도중 시작한 지 얼마 안 되어서 공격이나 수비에 있어서 사소한 실수를 한 것 때문에 격렬함 유지를 못하는 것을 자주 경험하였다. 실수를 하면 금세 실망하고 자신에 대해 의심하기 시작하며 그것은 그녀 좌뇌의 분석 기능을 작동시켜서 경기 중 판단을 어렵게 하였다.

개입 : 선수는 연습 및 경기 때 경험했던 긍정적인 자신의 경기 방법을 비디오 모니터링이나 토의를 통해 계속적으로 그려 내려고 노력하였다. 그는 힘, 확신, 자신감의 이미지가 강한 긍정적 문구들, 예를 들어 "힘내" 혹은 "싸워 보자" 등의 이야기를 하며 강화시켰다. 시간이 지날수록 그녀는 이러한 이미지와 긍정적 자기 자신과의 대화를 통해 경기 중 혹은 경기 전에 자신의 격렬함이 저하되지 않게 도와주는 방법을 터득했으며 그로 인해 긍정적 태도를 유지할 수 있게 되었다.

●● 결론

최근의 뇌 과학, 특히 fMRI와 뇌파 바이오피드백 관련 분야의 엄청난 발전을 통해 신체, 기술, 전략적 영역에만 집중했던 훈련 및 경기에 대한 이전의 접근 방식에 더하여 정신적 준비 전략이 얼마나 중요한지를 강조하는 여러 근거들이 제시되었다. 새로운 접근 방법, 예를 들면 삶의 균형 유지, 스트레스 조절, 그리고 정신 기법 훈련 등은 체육 시설, 훈련실, 혹은 연습 장소에서 다른 트레이너, 영양사, 코치, 힘 및 컨디션 조절 스태프, 그리고 팀 내 의사 및 척추지압사와 협력하여 적용될 수 있다. 이 장은 높은 성취를 보이는 선수들의 몇 가지 행동적 그리고 감정적 특징들과 기본적 그리고 복합적 정신 기법을 통한 경기력 향상에 대하여 설명하였다. 각기 다른 스포츠에서의 예시는 다양한 범위의 문제와 성취에서 이 기술들의 실제 적용을 보여 주었다. 향후 새로운 이동식 뇌 영상 도구 및 바이오 피드백 기술이 가능해진다면 연습 및 경기 중에 정신적 준비의 긍정적 영향을 측정할 수 있을 것이다.

 임상적 핵심 요점

■ 다섯 가지 기본적인 정신 기법 — 호흡, 긴장 이완, 자기 자신과의 긍정적인 대화, 집중 및 주의력 전환, 시각화 및 심상, 동기 및 끈기 — 은 개인 및 팀의 성취를 향상시킬 수 있게 해 준다.

■ 다섯 가지 복잡한 정신 기법 — 목표 설정, 자기평가, 경기 전 루틴 개발, 격렬함 조절, 감정 통제 — 은 경쟁적인 자신감과 꾸준한 경기력을 위해 꼭 필요하다.

■ 다섯 가지 감정적 능력 — 감정 조절, 자기 인식, 내적 동기, 공감, 사회성 — 은 격렬함 조절, 실수 또는 실망감 이겨 내기, 정신적 소진의 예방, 그리고 팀의 협동성 및 회복력을 위해 필요하다.

■ 아래 아홉 가지 행동적 특징들은 BELIEVE IT이라는 두문자어를 통해 외울 수 있는데, 이것은 높은 성취를 하는 선수들과 관련이 있다. Balances(균형), Encourages(용기 주기), Lets go(~하자), Imagines(상상), Enjoys(즐기기), Visualizes(시각화하기), Evaluates(평가하기), Intensity(격렬함), Talks positively(긍정적 대화).

- 신경과학적 근거에 기반한 세 가지 인지적 특징─노력이 필요 없는 집중력이 높고, 강요에 대한 반응성이 낮으며, 실수에 대한 대처능력이 높다─은 경쟁적 경기에서 꾸준한 발전을 이룰 수 있게 해 주는 것과 관련이 있다. 이러한 특징은 선수를 위한 이상적인 성격적 특징이다.

- 세 가지 실용적인 호흡법─패턴 이완 호흡법, 코를 통한 과호흡, 그리고 정화 호흡─은 흥분 및 불안을 조절하고 근육 긴장을 낮추며 주의 및 집중력의 전환을 가능하게 한다.

- 긍정적인 단어 또는 어구 중 스포츠의 박자에 맞고 긍정적 감정을 유발하며 긍정적 이미지를 제공하는 것들은 부정적 경기 패턴에서 긍정적 경기 패턴으로 옮기는 데 도움이 될 수 있다.

- 경기 중 짧지만 정기적인 휴식 시간은 집중력 및 주의 전환을 위해 필요하다.

- 매일 긍정적인 경기 및 연습을 시각화함으로써 뇌 속에서 실제로 특정 운동을 했을 때 활성화되는 유사 부위를 자극하여 근육 기억을 만든다.

- 스포츠에서 목표는 자유롭게 선택되고, 측정 가능해야 하며, 긍정적인 단어로 표현되고, 도전적이지만 실현 가능하고, 개인적이며, 꾸준히 관찰되고 평가되어야 한다.

- 경기 전 루틴은 조용한 마음, 긴장 완화된 몸, 힘의 균형, 감정 조절, 그리고 제한된 범위의 높은 집중력 및 주의 전환에 있어 매우 효과적이다.

참고문헌

Aberman R: The Performance Sweet Spots. Minneapolis, MN, Lennick Aberman Group, 2011

Alia-Klein N, Goldstein RZ, Tomasi D, et al: What is a word? No versus yes differentially engage the lateral orbitofrontal cortex. Emotion 7:649–659, 2007

Anderson J, Aberman R: Why Coaches Quit and How You Can Stay in the Game. Minneapolis, MN, Fairview Press, 1995

Beswick B: Focused for Soccer. Champaign, IL, Human Kinetics, 2001

Brefczynski-Lewis JA, Lutz A, Schaefer HS, et al: Neural correlates of attentional expertise in long-term meditation practitioners. Proc Natl Acad Sci USA 104:11483–11488, 2007

Bull J, Albinson JG, Shambrook CJ: The Mental Game Plan. Eastbourne, UK, Sports Dynamics, 1996

Carlstedt R: Integrative evidence based athlete assessment and intervention: a field-tested and validated protocol. Journal of the American Board of Sport Psychology 1:1–30, 2007

DiCicco T, Hacker C, Salzberg C: Catch Them Being Good. New York, Penguin Books, 2002

Dorfman HA: The Mental ABCs of Pitching: A Handbook for Performance Enhancement. South Bend, IN, Diamond Communications, 2000

Dorfman HA, Kuehl K: The Mental Game of Baseball: A Guide to Peak Performance. South Bend, IN, Diamond Communications, 1995

Fontani G, Migliorini S, Benocci R, et al: Effect of mental imagery on the development of skilled motor actions. Percept Mot Skills 105:803–826, 2007

Loehr JE: The New Toughness Training for Sports. New York, Plume, 1994

Loehr J, Schwartz T: The Power of Full Engagement. New York, Free Press, 2003

Lotze M, Montoya P, Erb M, et al: Activation of cortical and cerebellar motor areas during executed and imagined hand movements: an FMRI study. J Cogn Neurosci 11:491–501, 1999

Maher C: The Complete Mental Game of Baseball. New York, AuthorHouse, 2011

McDuff DR, Morse E, White R: Professional and collegiate team assistance programs: services and utilization patterns. Clin Sports Med 24:943–958, 2005

Milton J, Solodkin A, Huistik P, et al: The mind of expert motor performance is cool and focused. Neuroimage 35:804–813, 2007

Murphy S: The Achievement Zone. New York, Berkley Books, 1996

Nideffer R: Psyched to Win. Champaign, IL, Leisure Press, 1993

Nyberg L, Eriksson J, Marklund P: Learning by doing versus learning by thinking: an fMRI study of motor and mental training. Neuropsychologia 44:711–717, 2006

Porter K: The Mental Athlete-Inner Training for Peak Performance in All Sports. Champaign, IL, Human Kinetics, 2003

Porter K: The Mental Athlete. Champaign, IL, Human Kinetics, 2004

Porter K, Foster J: Visual Athetics: Visualization for Peak Sports Performance. Dubuque, IA, William C Brown, 1990

Quencer RM, Winters R, Leadbetter D: Editorials: unlocking the mental aspects of the golf swing: can functional MR imaging give us insights? Am J Neuroradiol 24:1033–1034, 2003

Ross JS, Tkach J, Ruggieri PM, et al: The mind's eye: functional MR imaging evaluation of golf motor imagery. Am J Neuroradiol 24:1036–1044, 2003

Rotella B: The Golfer's Mind. New York, Free Press, 2004

Weil A: Breathing: The Master Key to Self-Healing. Boulder, CO, Sounds True, 1999

Wright MJ, Bishop DT, Jackson RT, et al: Functional MRI reveals expert-novice differences during sport-related anticipation. Neuroreport 21:94–98, 2010

Yandell J: Visual Tennis. Champaign, IL, Human Kinetics, 1999

Zetou E, Tzetzis G, Vernadakis N, et al: Modeling in learning two volleyball skills. Percept Mot Skills 94:1131–1142, 2002

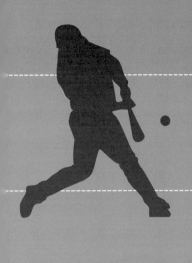

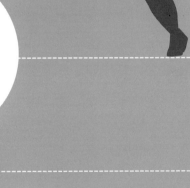

스트레스에 대한
인식과 통제

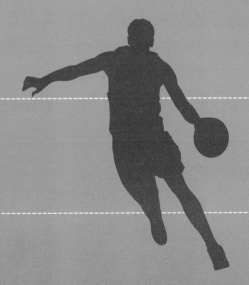

SPORTS PSYCHIATRY

운동선수들, 특히 높은 수준에서 경쟁을 하는 선수들은 반복적으로 사람들의 관심 아래에서 운동을 하게 되고 그들의 사생활은 세간의 관심거리가 된다. 그들은 짧은 시간 내에 타인과 본인의 높은 기대치에 충족할 만한 방법으로 예측 불가능한 상황에 적응해야 한다. 그들은 경기를 잘 치러야 하고 경기를 치르는 동안 멋있어 보여야 한다.

운동선수들의 훈련과 시합은 많은 것을 요구하는데, 대개의 경우 1년 내내 헌신과 자기희생을 치러야만 계속적으로 바뀌는 시합 상황 속에서 꾸준한 성과를 보일 수 있다. 경기력에 대한 기대, 긴 연습 시간, 흔치 않은 휴가, 바뀌는 스케줄, 여행, 가족과의 별거, 사생활 침해, 세간의 관심, 피로, 부상 등의 경쟁적 운동에서 고유한 요구사항들은 대인관계, 가족, 아이들, 금전적 문제, 미래 교육, 또는 경력 계획 등 인생의 다른 중요한 일들이 동시에 다루어져야 한다. 그러므로 때때로 경기 시즌 중에 인생과 스포츠의 각기 다른 요구사항들은 운동선수의 문제해결 능력을 일시적으로 넘어서서 훈련 과정 및 경기력에 영향을 끼칠 수 있다. 스트레스와 관련한 조기 증상들을 빨리 알아차리는 것은 많은 경우에 경기력 감퇴를 예방하고 일반적인 기능 상태 유지를 돕는 첫 번째 단계이다.

기본적으로 스트레스는 생존과 개인적 성장 및 발전을 위해 필요하다. 평범한 수준의 스트레스는 긍정적이고, 시간 제한적이며, 다루기 쉽다. 하지만 높은 수준의 스트레스는 점점 심해지고 인간관계, 경기력, 건강 유지에 악영향을 미친다. 스트레스는 강한 생리 반응을 야기하는데 이러한 생리 반응은 정신과 신체가 일상적이지 않은 상황에서 항상성을 유지할 수 있게 해 준다. 신경계의 에너지 수준이 오르면서 감정이 격해지고 문제해결을 위한 뇌기능이 활성화되며 호르몬 패턴이 변화한다. 다행히 이와 균형을 맞춰 스트레스에 따른 생리 변화를 완화시키는 기능이 우리 몸엔 존재한다. 이를 통해 심장박동수를 낮추고 호흡을 늦추며 근육 긴장을 낮추고 정신적 흥분을 가라앉힌다. 건강한 삶을 산다는 것은 이 두 가지 반대되는 기능의 평형을 유지하는 것이다. 다행히도 다양한 스트레스 조절 기술들이 존재한다. 하지만 인생에서의 많은 버릇들처럼 이 조절 기술들은 반복을 통해서 배워야 하고 일상생활의 일부로 포함되었을 때 가장 큰 효과를 보인다.

스트레스는 일상적이거나 새로운, 혹은 예측하지 못한 높은 수준의 지속적 요구에 대한 빠르고, 자동적인 반응을 의미한다. (스트레스를 야기하는) 이 요구사항들은 보통 신체적 그리고 정신적 분류로 나눌 수 있지만 개개인의 운동선수들과 운동 종목에 따라서 큰 패턴상의 차이를 보인다. 다양한 종류의 스트레스를 야기하는 요소들에 대해 알고 있는 것은 특정 스트레스 야기 요소들에 대한 조절 전략을 세우고 계획할 수 있게 해 준다. 예를 들면 장시간 자동차나 비행기를 타는 여행에서 꾸준히 물을 마셔 주는 것은 수분 부족을 예방하고, 지나친 자극제(카페인, 니코틴 등) 섭취나 음주(한 번에 3잔 이상)를 피하는 것은 불면증이나 시차 적응의 어려움을 예방한다.

높은 요구사항들이 있는 상태는 네 가지 보편적인 스트레스 반응을 야기한다. 즉 불안, 우울, 분노, 그리고 신체적 반응이다(그림 3-1). 이 반응들은 피질하에 위치한 뇌 부위들의 자율신경회로에 의한 것으로, 단순하지만 효과적인 스트레스

표 3-1 신체적, 정신적 스트레스를 야기하는 요소들의 종류	
신체적 스트레스를 야기하는 요소	정신적 스트레스를 야기하는 요소
환경적 요소 육체 활동 더위, 추위, 습기 밝은 빛, 어두움 소음, 흥분, 군중 여행, 시차 적응 감염, 독극물	**인지적 요소** 정보(너무 많거나 적을 경우) 감각적 자극(너무 많거나 적을 경우) 시간적 압박, 기다림 불확실성, 예측 불가능함 힘든 결정, 결정 불가능한 상태 경기력 감퇴에 대한 인식
생리학적 요소 수면 부족 수분 부족, 영양 부족 불결함 병이나 부상 근육의 지나친 사용 혹은 부족한 사용 피로 약물 사용(술, 담배 등)	**감정적 요소** 부상, 병, 고통, 실패 등에 대한 불안이나 공포 중요한 것들을 잃음에 대한 슬픔(가족 부고 등) 화, 분노, 경멸 짜증, 죄책감 지루할 정도의 운동 부족 요구사항들끼리의 충돌(가정 vs. 직업) 사람들과의 관계에서의 감정(창피, 따돌림) 신앙심을 잃어버리게 만드는 유혹

조절 기술 및 지지체계를 통해 평형을 찾아 줘야만 한다. 비록 많은 사람들이 한 가지의 주요한 스트레스 반응밖에 없지만, 어떤 사람들은 서너 개의 반응에 대한 복합적 증상들을 보이기도 한다. 〈그림 3-1〉에서 보이듯 수면장애(수면 증가 및 수면 부족), 에너지 저하, 약물 또는 물질(알코올, 담배, 마리화나, 알약 등) 사용의 증가, 그리고 활동성의 변화(지나친 활동성 vs. 사회적 고립)는 네 가지 반응 형태 모두에서 흔하게 일어난다.

다행히도, 높은 스트레스 수준은 보통 일시적이고, 흔한 스트레스 반응 중 일반적 활동과 운동능력에 영향을 끼치는 반응들은 시간이 지날수록 줄어든다. 많은 방법이 보편적으로 스트레스를 야기하는 요인들을 조절하고 스트레스 반응이 너무 오래 지속되거나 지나치게 미치는 것을 막기 위해 사용될 수 있다. 스트레스를 조절하려면 개개인은 다음 세 가지 접근 방법을 사용할 수 있다. (1) 현재 스트레

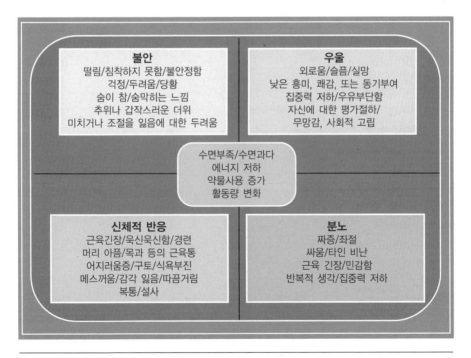

그림 3-1 네 가지 흔한 스트레스 반응에 따른 증상.
가운데 박스에 있는 목록은 네 가지 스트레스 반응 모두에서 흔히 나타나는 증상들이다. 위의 표를 통해 각 운동선수들의 스트레스 반응적 특징들을 구분할 수 있다.

스를 야기하는 모든 요소를 줄여 줄 활동을 확인하고 체계화한 후 발전시키는 것, (2) 현재 존재하는 스트레스에 대한 반응에 도움이 되는 지지체계를 개발하고, 상담·약물 투여 등을 통해 증상을 조절하며, 현재 삶에서 더 긍정적인 순간과 짧은 기간 내에 성취 가능한 성공을 성취하려는 의도적 노력을 하는 것, (3) 높은 스트레스 상태를 유발하는 심리사회적 요소들(정신적 외상, 가까운 이의 죽음, 성격적 특징, 정신병 등)을 확인하고 이 요소들을 상담 치료, 종교 상담, 혹은 자조 활동 등을 통해 해결하는 것이다(그림 3-2). 사회환경적 요소들과 관련된 반응, 회복, 정신과적 질환의 영향에 대한 더 많은 내용은 제6장과 제7장을 참조하라.

높은 스트레스 수준을 야기하는 삶의 방식은 인식되거나 조절되지 않는다면 운동선수의 일반적인 건강 유지와 복지를 위협할 수 있다. 지속된 스트레스는 건강 상태의 변화, 현존하는 병의 악화, 혹은 부상 회복에 악영향을 미칠 수 있다. 지난 50년이 넘는 시간 동안 의사들은 특정 만성질환들이 스트레스와 연관이 있다고 지적해 왔다. 1950년에 Franz Alexander는 다음과 같이 정신신체질환의 일곱 가지 종류에 대해 설명하였다. 본태성 고혈압, 신경피부염, 기관지 천식, 류머티

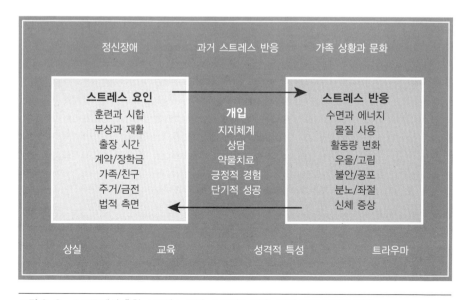

그림 3-2   스포츠에서 흔한 스트레스 요인, 스트레스 반응, 배경 요인 그리고 개입

스관절염, 갑상선 기능항진, 궤양성 대장염, 소화성 궤양. 오늘날 이 질환들은 다음과 같이 변화하였지만(심장질환, 편두통, 과민성대장증후군, 과호흡 증후군, 만성 피로, 섬유근육통, 발진, 저혈당증, 어지럼증), 기본적인 기전은 유사하다 (Hackett and Cassem, 1987; Strain, 1978). 아래 12개의 스트레스 조절 방법과 사례 연구들은 빠르고 간단하게 스트레스를 낮추고 최적의 활동과 경기력을 복구시키는 대안을 제시하고 있다(Asmundson and Taylor, 2005; Childre, 1998; Loehr and Schwartz, 2003; Rollnick 등, 2000; Weil, 1999).

•• 방법 1 : 스트레스에 대한 진상 파악이 우선이다

스트레스는 인간의 생존과 성장 및 발달에 필요하다. 스트레스는 대부분 특이한 상황에 대한 일상적인 반응일 경우가 많다. 스트레스에 대한 반응은 처음에는 긍정적이지만 만약 스트레스가 꾸준히 지속된다면 건강에 악영향을 미칠 수도 있다. 스트레스가 인생의 한 부분에 있다면 인생의 다른 부분의 스트레스도 증가하게 된다.

사례연구

신생아와 수면

한 프로미식축구 선수가 팀 모임 중에 졸고 있고 영상 분석이나 팀의 공수 포메이션을 기록한 책을 집에서 공부해 오는 데에 어려움을 겪고 있었다. 그는 3살짜리 딸과 6개월짜리 아들이 있는 기혼자였다. 그는 아들이 태어나고 나서부터 확실히 수면 패턴의 변화를 겪었다. 태어날 때부터 아들을 그들 침대의 아내 쪽 요람에서 키워 왔다. 운동선수는 잠귀가 밝았기 때문에 잠자는 데 어려움을 겪었고 아들이 무엇인가 필요로 할 때마다 그는 잠을 깨게 되었다. 거기에다가 그의 딸은 동생을 질투해서 자기도 부모님 방에서 자고 싶어 하게 되었다. 그들은 몇 번쯤은 그들의 침대에서 딸을 재워 주기로 했지만 6개월 후에도 딸은 한밤중에 그들의 방에 찾아왔다. 딸은 잠투정이 심한 아이였고 그녀의 끊임없는 움직임은 운동선수의 수면장애를 심화시켰다. 부모로서의 의무와 두 아이가 침실에 들어와 있는 것 두 가지가 가장 큰 스트레스를 야기하는 요소로 발견되었다. 수면 부족은 운동선수의 에너지와 집중력에 영향을 끼치고 있었고 그의 경기력에도 부정적 영향을 끼치고 있었다.

　개입 : 두 아이 모두 부모의 방에서 내보내라는 계획이 세워졌다. 우선 딸에게 그녀는 이제 아기가 아니므로 자신의 방에서 자기 시작해야 한다고 교육하였다. 운동선수는 딸을 그녀의 방에서 재우기 위해서 매일 밤 침대에서 이야기책을 읽어 주었고 야간 등을 켜 놓기도 하였다. 딸이 부모의 침실로 들어오려고 할 때마다 운동선수는 딸을 방으로 데려가 잠이 들 때까지 옆에 있어 주었다. 3일 밤에 걸쳐서 딸은 본인의 방에서 자는 것에 익숙해졌고 밤새도록 깨지 않고 자게 되었다. 또한 운동선수 부부의 방은 꽤 크고 침대 쪽 외에 앉을 수 있는 공간이 있었기 때문에 아기의 요람은 그쪽으로 옮겨졌다. 요람에서의 거리가 멀어지자 더 긴 수면시간을 가질 수 있었고 도중에 깨는 횟수도 줄어들었다. 운동선수는 매일 밤 5~6시간씩 잘 수 있게 되었고 그의 에너지와 기술 습득의 속도를 확실히 향상시킬 수 있었다.

•• 방법 2 : 스트레스 증상을 조기에 발견한다

운동선수들은 자신들의 삶에서 스트레스를 야기하는 요소들에 대해서 알고, 심각한 스트레스 반응은 여러 개의 사소한 스트레스가 합쳐지거나 한두 개의 큰 스트레스 요인이 있을 때 생긴다는 것을 기억해야 한다. 비록 대부분의 사람들이 주로 보이는 스트레스 반응 패턴 ― 불안, 우울, 분노, 또는 신체적 반응 ― 이 있지만 여러 증상이 섞일 수도 있다. 수면이나 에너지의 변화(지나치게 많아지거나 적어질 경우), 바뀐 활동량, 그리고 약물이나 물질(카페인, 니코틴, 알코올, 마리화나)의 사용 증가는 네 가지 스트레스 반응 유형에서 공통적으로 나타난다.

사례연구　　해결되지 않는 슬픔

　　프로야구 선수가 트레이너 중 1명에게 깊은 잠을 자지 못하는 것과 아내의 기분에 대해서 걱정이 된다고 보고해 왔다. 부부는 첫아이를 갖는 것에 대해서 6개월간 이야기해 왔는데, 시간이 흐름에 따라 그의 아내는 점점 더 불안해지고 우울

해겼다. 그녀는 일상생활에 필요한 여러 일들(쇼핑, 청소, 빨래 등)을 하지 않기 시작했고 부부는 더 많이 다투게 되었다.

개입 : 스포츠 정신의학자가 운동선수와 그다음 날 대기실에서 만났다. 운동선수는 아내의 어머니가 2년 전 유방암으로 사망하고 이듬해 아버지 또한 갑작스러운 심장마비로 사망한 사건들이 아내를 슬프게 하게 된 것은 아닌가에 대해 이야기하였다. 정신건강의학과 의사는 운동선수의 아내와 이틀 후에 약속을 잡았다. 이틀 후 시행된 평가에서 아내는 심한 불안, 해결되지 않은 슬픔, 그 외 여러 우울 증상이 있다는 것이 밝혀졌다. 아내는 불안과 우울 증상을 개선시키는 약물 처방과 매주 심리상담을 가졌다. 그 후 3개월이 지나고 그동안 그녀의 증상은 많이 좋아졌다. 그러고 나서 부부는 한 달에 한 번씩 부부 관계와 아이를 갖는 것에 대한 이야기를 하기 위해 부부 상담을 받았다. 몇 번의 상담 끝에 그들은 남편의 부모로부터 필요하다면 도움을 받을 수 있을 것이라는 것에 동의하며 임신을 시도해 볼 만한 때가 왔다고 결심하였다. 몇 달 후, 그의 아내는 임신을 했고 건강한 아들을 낳았다. 아내가 임신 중 약물의 영향에 대해 걱정했기 때문에 그녀의 약물 복용을 중단하고 정신건강의학과 의사와 한 달에 두 번씩 만나 상담을 받았다. 그녀는 임신 기간 동안 긍정적이고 자신감 있는 태도를 유지했으며 아이가 태어나고선 행복하고 모성애 넘치는 어머니가 되었다. 그녀는 다시 약물을 복용하기로 계획했고 정신건강의학과 의사는 그녀를 1년간 더 지켜보며 그녀가 평안한 기분, 낮은 불안, 그리고 잘 생활하는지를 관찰하였다.

•• 방법 3 : 신체이완을 유도한다

심혈관계 운동은 쌓여 있던 근육의 긴장을 줄이고 장기적으로 안정에 도움이 되는 특정 뇌 화학물질의 분비를 유도한다는 점에서 신체 이완을 위한 믿을 만한 방법이다. 파트너와 함께 1주일에 서너 번씩 활기차게 걷는 것은 심혈관계 운동을 시작하는 좋은 방법이 될 수 있다. 사람들은 운동 중 호흡에도 주의를 기울여야 한다. 스트레스성 호흡은 얕고 빠르고 고르지 못한 데 비해 신체를 이완시키는 호흡은 깊고 부드러우며 느리다. 다양한 호흡 방법들(예 : 패턴 이완 호흡, 코를 이용한 과호흡, 정화 호흡)은 제2장의 '정신적 준비 전략' 부분에 설명되어 있다. 마사지, 음악, 영화, 명상, 근육 스트레칭, 낮잠 자기, 그리고 식사 등도 이완을 유도할 수 있는 좋은 방법이다.

사례연구 │ 체력검사 공포증

대학교 1학년 축구 선수가 프리시즌 첫 주 연습 후에 있는 체력검사를 통과하는 것에 대해 걱정이 많았다. 그녀는 팀의 코치가 준 체력 증진 계획표를 여름 내내 따랐고 장거리 달리기와 단거리 달리기 모두에서 잘해 왔음에도 불구하고 그녀는 여전히 불안하였다. 그녀는 팀의 감독이 체력검사에서의 결과를 보고 실제 경기에서 각 선수의 출장시간을 정한다는 이야기를 들었었기 때문에 더욱 불안하였다. 그녀는 장거리 달리기에 대해서는 그나마 덜 불안해했지만 '빕 테스트(beep test)'라고 불리는 20미터 왕복 달리기 테스트에서는 본인이 불안해하고 굳을 것이라고 느끼고 있었다.

개입 : 스포츠 정신의학자가 해당 선수를 위해 검사 전 연습 일정을 짜 주었다. 연습 일정에서 선수는 긴 호흡 뱉기와 팔을 떨어트려 긴장을 완화시키는 연습을 하였다. 추가적으로 만약 운동선수의 긴장감이 상승한다면 그녀는 세 번의 정화 호흡 패턴으로 4를 세며 코로 들이마시고 6을 세며 입으로 뱉고, 그다음 4를 세며 들이마시고 8을 세며 뱉고, 4를 세며 들이마시고 12를 세며 내뱉는 연습을 하였다. 검사 중에 그녀는 길고, 부드럽고 강한 날숨을 팔 동작과 걸음과 동시에 이루어지게 하도록 교육받았다. 길어진 날숨은 수동적이고 쉬운 들숨을 목이나 가슴 근육의 사용 없이 할 수 있도록 도와주었다. 이 접근 방법은 에너지를 아끼고 왕복 달리기가 빨라지더라도 몸속에 이산화탄소가 쌓이지 않도록 도와준다. 그녀는 이 호흡 방법들을 1주일 동안 매일 연습했고 밤에는 검사 당일의 가볍고 쉬운 달리기를 상상하도록 교육받았다. 추가적으로 그녀는 이 연습 일정을 사용하며 파트너와 함께 체력검사 내용을 3~4번 연습하였다. 그녀는 좋은 결과를 보였고 점차적으로 자신감이 붙었다. 그녀는 검사를 팀 내 25%의 성적으로 통과하였다.

•• 방법 4 : 긍정적으로 생각하고 안정적이고 조절된 모습을 보인다

사람의 몸과 마음은 스트레스 조절과 삶의 균형과 연관된 반복적 패턴의 사고, 감정, 표정, 동작을 가지고 있다. 또한 사고에 따라 행동하고, 특정 표정, 예를 들면 가벼운 미소 등은 더 좋은 감정적 조절과 연관을 가진다. 안정되고 자신감 있는 외모를 유지하는 것은 스트레스 반응에서 더 빠르게 벗어날 수 있게 해 준다.

사례연구 **선발시험에서의 긴장**

고등학교 1학년 선수가 1부 리그 라크로스 팀에 지원하고자 했지만 선발시험에서 작년처럼 지나치게 긴장을 할까 걱정하였다. 그녀는 자신이 압박이 심한 상황들에서 긴장을 하게 되고 실수를 하게 된다는 것을 인지하였다. 실수를 한두 개 하게 되면 그녀는 자기 자신에게 실망하고 곧 자신감을 잃게 된다.

개입 : 스포츠 정신의학자는 운동선수에게 자신의 라크로스 선수로서의 주요 강점들을 나열하도록 하였다. 그녀는 자신이 좋은 패스 기술과 스틱 기술을 가지고 있는 미드필더이며 경기를 파악하는 능력이 뛰어나고 평균 이상의 속도와 운동능력을 가지고 있다고 대답하였다. 본인이 자신감 있고 편안할 때의 라크로스 실력에 대해서 어떻게 표현할 수 있는지 물어보자, 그녀는 '편안하고 일관되게' 보일 것이고 본인이 그저 '흐름에 맞길 것'이라고 표현하였다. 그 후 의사는 그녀에게 긴장한 표정을 짓도록 요구하였고, 이어 긴장한 표정에서 자신감 있는 표정으로 즉시 바꾸도록 요구하였다. 그녀는 긴장한 표정은 지을 수 있었지만 자신감 있는 표정을 짓는 데에는 어려움을 느꼈다. 자신감 있는 표정에 대한 이해를 높이기 위해 운동선수와 의사는 컴퓨터를 이용해서 '자신감 있는 라크로스 선수'의 사진을 찾아보았다. 많은 이미지들 가운데 그녀는 자신과 강하게 연관시킬 수 있는 하나의 사진을 골라 인쇄하였다. 그녀는 그 표정을 매일 연습하였다. 처음에는 평범한 표정에서 자신감 있는 가벼운 표정으로 전환시키는 연습을 하였다. 추가적으로 그녀는 모든 기술과 몸싸움을 안정되고 자신감 있는 상태에서 하는 모습을 상상하는 훈련을 지원 시험 1주 전부터 밤 시간에 3~5분 동안 하였다. 그녀는 첫 두 번의 선발시험에 참가했을 때

그녀가 편안한 상태를 유지하였다고 느꼈고 실수를 별로 하지 않았다고 생각하였다. 며칠 후 그녀는 팀의 일원으로 선발되었다.

•• 방법 5 : 지지 체계를 만든다

대부분의 사람들은 좋은 충고를 해 줄 수 있는 믿을 만한 사람 몇몇으로 구성된 지지 그룹이 필요하다. 지지 그룹의 중요한 목적 중 하나는 사람들이 스트레스를 가지게 되는 요인에 대해서 이야기하고 이 요인들을 객관적 관점에서 바라보도록 도움을 받는 것이다. 지지 체계는 가족, 친구, 동료들을 종합적으로 포함할 수 있다. 사람들은 자신의 지지 그룹에 속해 있는 사람들, 특히 스트레스를 잘 조절하는 사람들의 조언으로부터 많은 것을 배울 수 있다. 만약 지지 체계를 만드는 것 자체가 불가능하거나 효과적이지 못하다면 사람들은 영적 지도자, 의사, 혹은 상담가에게 도움을 받을 수 있다.

사례연구　중간에 끼이다

고등학교 3학년 라크로스 선수가 1년 전 경기에서 입은 다리 부상으로부터 완벽하게 회복되지 못하였다는 것을 이유로 스포츠 정신의학자에게 도움을 청하였다. 해당 선수는 지속되는 고통과 다리의 뻣뻣한 감각이 달리기에 악영향을 미치고 있다고 불평하였다. 그는 원래 가진 달리기 속도를 낼 수 없었기 때문에 아무 경기에도 참여하지 못하였다. 첫 상담 시간 전 선수의 어머니와 전화로 대화하던 중에 정신건강의학과 의사는 세 가지 다른 주요한 스트레스 요인들을 발견하였다. (1) 외도에 따른 부모의 이혼과 갈등, (2) 뇌성 마비로 많은 의료 문제와 반복적인 수술을 겪고 있는 선수의 형, (3) 수학과 과학 과목에서 선수가 겪고 있는 어려움. 이 스트레스 분야에 대한 선수와의 대화는 분노, 실망, 슬픔, 그리고 부모님의 갈등 사이에 갇힌 느낌을 가지고 있다는 것을 알게 해 주었다. 이 문제를 해결하는 데 의지할 수 있는 사람이 있는지에 대해서 물었을 때 선수는 그런 사람이 없다고 대답하였다.

개입 : 선수는 본인이 가지고 있는 문제가 복잡하기 때문에 지지 그룹이 필요하다

는 사실에 대해서 긍정적인 반응을 보였다. 그의 학업적 문제 해결을 위해서 그는 과외선생님과 수학과 과학에 능숙한 이웃에게 도움을 받기로 하였다. 부모님과의 갈등에 대해서는 그는 부모님 각자와 따로 만나는 것이 부모님께 자신이 한쪽 편을 드는 것이 얼마나 힘든지에 대해 더 잘 이해시킬 수 있을 것이라는 것에 동의하였다. 그의 형과 시간을 보내는 것에 대해서 운동선수는 본인이 사실은 자신의 친구들과 더 많은 시간을 보내고 싶어 하는 것에 대해서 죄책감을 느낀다고 고백하였고 자신의 어머니가 너무 스트레스 받는 것 같기 때문에 그렇게 할 수가 없다고 말하였다. 선수의 어머니께 그의 감정들에 대해서 말을 해 주자 선수의 어머니는 도움을 다른 사람들에게 청하고 지역사회 자원을 통해 자신의 첫째 아들을 도울 수 있는 방법을 더 찾아보는 것에 동의하였다. 마지막으로, 감독과의 대화를 통해서 감독 또한 선수의 부정적인 가족사가 선수의 경기력에 영향을 끼치는 것을 인지하고 있다는 것을 알 수 있었다. 감독과 선수는 좋은 관계를 6년간 유지해 왔기 때문에 그는 선수를 경기에 데리고 다니며 이야기해 보는 것에 동의하였다. 몇 달 후, 선수는 자신의 회복 프로그램에 더 많이 참여하게 되었다. 발전된 스트레칭 훈련법이 유연성 증가와 고통 및 뻣뻣한 느낌을 줄이는 데 도움을 주었다. 몇 개월이 지나면서 그는 원래 가지고 있었던 속도와 경기력을 되찾을 수 있었다.

•• 방법 6 : 정기적으로 휴식 시간을 가진다

몸과 마음은 스트레스가 심할 때 뇌, 근육, 간, 그리고 특정 내분비기관들에 내장된 에너지를 활용한다. 매일, 매달, 매년과 같이 회복을 위한 휴식 기간이 전략적으로 주어지지 않는 이상 이러한 에너지는 고갈될 수밖에 없다. 6~8시간마다 있는 짧은 휴식(20~30분)은 많은 경우에 에너지 재충전에 충분하다. 일에서 완벽하게 떨어져 있는 더 긴 휴식(며칠에서 몇 주)은 장기적인 노력 후에 많은 경우에 도움이 될 수 있다. 휴식은 훈련과 시합과는 다른 패턴을 가지고 있어야 하며 즐거움, 재미, 웃음, 그리고 편안함을 주어야 한다.

사례연구   낮잠 자기

4년 차 프로미식축구 디펜시브 라인맨이 훈련실에서 허벅지 부상을 치료 받는 와중에 스포츠 정신의학자와 만남을 가졌다. 어떻게 지내는지 물었을 때 그는 그가 언제나 지쳐 있고 그의 아내와 두 살 배기 딸에게 점점 더 성미 급하게 굴고 있다고 밝혔다. 9~10시간의 긴 연습, 미팅, 동영상 시청 후에 그는 지치고 휴식이 필요하다고 말하였다. 하지만 그가 집에 가면 그의 아내는 하루 종일 그를 보지 못한 딸과 그가 놀아 주기를 바란다. 그는 이 요구들에 대해서 짜증을 내고 많은 경우 화가 난 상태로 그의 지하실로 가 버린다. 그 방법에서의 문제점은 그의 아내와의 긴장상태가 몇 시간 동안 지속되고 그가 저녁을 건너뛰면서까지 지하실에 머물게 된다는 것이었다.

개입 : 운동선수는 그의 아내와 자신의 일하는 날 중의 요구사항들과 자신이 해야 하는 일들이 얼마나 많은 양의 에너지를 요구하고 어떤 때는 지루한지에 대해서 설명하도록 격려되었다. 그는 그녀에게 30~45분 정도의 짧은 회복 낮잠을 그가 집에 돌아오는 즉시 할 수 있도록 부탁했고 대신 그 후에는 가족과 함께 저녁을 먹고 딸과 시간을 보내기로 하였다. 그녀는 이것을 시도해 보는 것에 동의했고 1주일 후 그들은 모두 그 운동선수가 딸과 시간을 보내는 중에 얼마나 힘이 넘치고 그가 가족과의 저녁시간을 즐기는지에 대해서 놀라게 되었다.

•• 방법 7 : 시간 관리 능력을 키운다

시간 관리 능력은 하루를 시간대별로 나누어서 각 시간대마다 주어진 일을 완수하는 방법으로 향상될 수 있다. 각 시간대마다 하나의 작은 일을 완수하는 것은 (아니면 시간이 걸리는 큰 일의 작은 일부분을 완수하는 것은) 하루 종일 큰 일 전체를 하는 데 실패하는 것보다 낫다.

사례연구   학업 미루기

대학교 3학년 축구선수가 학업적 스트레스와 자격규정 충족을 못할 것에 대한 걱정으로 그의 감독에 의해 스포츠 정신의학자에게 의뢰되었다. 그 운동선수는 자신을 일반 학생들처럼 대부분의 과목에 별 관심이 없고 수업시간에 앉아 있거나, 교과서를 읽거나, 필기를 하는 것을 좋아하지 않는다고 말하였다. 그는 특히 연구를 하는 것이나 과제물을 작성하는 것을 좋아하지 않았지만 그가 현재 듣고 있는 4개의 수업 중 3개의 수업에는 과제물 작성이 필요하였다. 대부분의 수업을 좋아하지 않는 것으로도 모자라 그는 고등학생 시절 때부터 시험 공부를 하거나 프로젝트를 끝내거나 과제물을 작성하는 것을 마지막까지 미루는 패턴을 보였다. 그는 운동선수들을 위한 학업보조센터의 무료 과외 서비스도 받지 않고 있었다. 사실 그는 학업보조센터에서의 1주일에 10시간 동안 요구된 의무 공부시간에도 거의 아무것도 하지 않았다. 그는 특정 학습장애 혹은 집중력 장애의 병력은 없으며 현재 약물을 사용하고 있지도 않았다. 그는 꽤 늦은 시간까지 자지 않았고(새벽 2~3시) 그 시간 동안 게임을 하거나 TV를 보거나 인터넷을 하였다. 그는 운동 연습 후의 대부분의 시간을 그의 팀원들이나 여자 축구팀 팀원들과 노는 데 보냈다.

개입 : 그의 대부분의 수업들이 아침에 있었고(아침 9~12시) 연습은 3시까지 시작하지 않았기 때문에 운동선수는 수업 후 2시간을 학업에 쓰기로 하였다. 그는 그 시간에 곧장 학업보조센터로 가서 1주일에 두 번씩 영어와 역사 과외를 하며 보내기로 하였다. 이 연습 전 시간 외에도 그는 저녁 7시부터 10시까지를 1주일에 네 번씩 자신의 과제를 위해 쓰기로 동의하였다. 또한 그는 잠자리에 드는 시간을 12시 이전으로 옮겨 최소 7~8시간의 잠을 잘 수 있도록 하겠다고 하였다. 이렇게 잘 짜인 스케줄에 힘입어 그는 학업량을 따라잡기 시작했고 놓친 과제 몇 개를 제출할 수 있었다. 더 나아가 그는 학업에서 뒤처지지 않고 자신감 있게 지낼 수 있었다. 학기말에 그는 자신이 과외시간에 얼마나 많이 배우고 즐기는지에 대해서 깜짝 놀랐다. 추가적으로 그는 이 새로운 잘 짜인 시간 관리법이 축구를 하는 데도 적용이 됐다는 것을 깨달았다. 그는 보조감독과의 추가적인 연습시간을 통해서 몇몇 운동기술들이 발전한 것을 느꼈다.

◆◆ 방법 8 : 정보와 사실은 모으되, 소문은 무시한다

정확하지 않은 정보는 잘못된 인식이나 의견을 갖게 하고 불필요한 생각이나 격한 감정을 통해 에너지를 뺏는다. 소문의 근원지를 찾거나 아무리 작은 변화가 일어났어도 상황에 대해서 꾸준히 업데이트를 받는 것은 유리하다. 작은 정보들이 모이면 새로운 해결방법을 찾을 수 있다.

사례연구   감독의 의견을 존중해야 한다

대학교 1학년 소프트볼 선수가 겨울 방학 후에 새로운 감독이 자신에 대한 부정적인 의견들을 가지고 있는 것에 대해서 스포츠 정신의학자에게 상담을 요청하였다. 그녀는 가을 동안 그 감독이 선수가 운동에서의 재능이 적고 속도가 느리다고 생각해서 그녀에게 관심이 없었다고 느꼈다. 하지만 그녀는 옛 감독이 그녀의 수비 기술과 힘을 보고 자신을 선발한 것이기 때문에 이 평가가 말이 안 된다고 생각하였다. 그녀는 실망했고 화가 났으며 포기하기 시작했고 다른 학교로 편입을 하는 것을 고려해 보기 시작하였다. 그녀는 이 생각을 팀원이나 다른 코칭 스태프들에게 언급하지 않았다.

개입 : 선수는 전임 감독 시절부터 계속 남아 있고, 그녀가 친숙하게 여기는 보조코치를 찾아내도록 조언받았다. 그녀는 그 코치에게 그녀가 잘하고 있는 부분과 그녀가 더 발전할 만한 부분들에 대해서 충고를 해 달라고 하였다. 그 보조코치는 선수에게 많은 도움과 힘을 북돋아 주며, 코칭 스태프 전원이 그녀가 꾸준히 수비 기술과 주루를 연습한다면 새로운 시즌에 선발 멤버로서 팀에 기여할 것이라고 기대한다고 말하였다. 그녀는 미팅이 끝나고 자신의 상황에 대해서 완전히 다른 관점을 가지게 되었고 그 코치와 더 일찍 만났으면 좋겠다고 느꼈다.

•• 방법 9 : 영적 혹은 종교적 해결책을 고려한다

영적 관점은 개인이 문제를 다른 방법으로 접근하고 타고난 창의성을 증대시키는 데 도움을 준다. 당사자가 시간적 여유와 긍정적인 태도를 가지면 많은 경우 스트레스의 해결책들은 가까이에 있다.

사례연구 성경 공부 스터디 그룹

시즌 첫 주에 발목을 삔 것에 대한 치료를 받으면서 1년 차 자유계약 프로미식축구 선수가 연습실에서 스포츠 정신의학자의 방문을 받았다. 그 선수는 자신이 시즌 예비 명단에 포함된 것에 대해서 놀라워했지만 그의 동료들에게 존중을 받거나 환영받는다는 느낌이 없다고 밝혔다. 그는 자신을 조용하고 강한 정신적 기초가 있는 사람이라고 설명했지만 이 특별한 팀에 낄 수 있을지에 대해서는 걱정된다고 밝혔다.

개입 : 그 선수는 팀 내 베테랑 선수의 집에서 매주 지도목사가 이끄는 성경 공부 스터디 그룹이 있다는 사실에 대해서 모르고 있었다. 그날 오후, 선수는 지도목사를 찾아가 다음 미팅에 참여하기로 하였다. 추가적으로 그는 지도목사와 많은 팀원들과 코치들의 영적 헌신에 대해서 좋은 대화를 나누었다. 몇 개의 성경 공부 스터디 그룹에 참여한 후 그는 팀과 더 많이 연결됨을 느꼈고 예비 명단에서의 자신의 역할에 대해 편하게 느끼기 시작하였다.

•• 방법 10 : 지나친 진정제와 각성제 사용을 피한다

알코올, 마리화나, 니코틴, 카페인 등의 사용은 많은 경우 스트레스를 심하게 받는 시기와 관련된다. 대개 진정제와 각성제는 동시에 같이 사용하고 짧은 시간에 위험한 양을 복용할 수 있다. 순간적으로는 안정을 줄지 몰라도 많은 경우에 불면증과 반동성 불안을 유발할 수 있다. 스트레스를 받는 경우 알코올 섭취량을 하루에 3잔 이하로 줄이고 각성제 섭취량도 체크해 보아야 한다. 500mg 정도의 카페인(4~5잔의 커피)이나 10~15mg의 니코틴(담배 10개비, 1 1/2캔의 코담배)을 하루에 섭취하는 것은 수면의 지속력과 질을 떨어트려 스트레스를 키울 수 있다.

사례연구 각성제 음료, 지나친 알코올, 그리고 경기 후 불면증

3년 차 프로미식축구 수비선수가 시즌 중 경기 후에 수면제를 찾았던 일로 인해 팀 내 트레이너에 의해서 스포츠 정신의학자에게 의뢰되어 불면증 여부를

검사받게 되었다. 그는 오랫동안 경기 후에 긴장이 풀리지 않아 새벽 2~3시 전에 잠들지 못하는 패턴이 있었다고 밝혔다. 이 패턴은 그의 대학교 2학년 시절부터 지속되었는데 최근 그가 동틀 녘까지 잠들지 못한다는 점으로 미루어 봐서 더 심해지고 있다는 것을 관찰할 수 있었다. 그는 한밤중에 영화를 자주 봤다. 알코올이나 각성제 사용에 대해서 물어보자 그는 경기 전에 두 가지 종류의 각성제 음료를 마셔서 본인의 치열함을 높이고 경기가 끝나면 팀원들과 클럽에 가서 4잔 이상의 알코올을 섭취함으로써 긴장을 이완시켜야 한다고 밝혔다. 그가 2잔째 에너지음료를 마시게 되면서 선발 선수로 뽑히게 되었기 때문에 선수는 에너지음료를 줄이고 싶어 하지 않았다. 그는 지난 경기 후에 수면유도제를 처방받았고 그것이 도움이 되었다고 밝혔다.

개입 : 정신건강의학과 의사는 많은 양의 각성제와 알코올 섭취가 잠과 에너지 수준에 영향을 끼치는 것에 대하여 설명하였다. 운동선수와 정신건강의학과 의사는 운동선수의 치열함의 정도가 원래 높은 편이고 그가 카페인의 흥분성 영향이나 알코올에서 깨어나면서 발생하는 수면 방해성 영향에 민감하다고 결론지었다. 그는 각성제 음료 중 하나를 그만 섭취하는 것에 동의했고 몇 주간 알코올 섭취량도 줄이기로 결정하였다. 그는 수면제를 먹는 것이 위험하고 만약 본인이 알코올과 각성제 섭취로 수면장애를 심화시키고 있는 것이라면 수면제를 먹는 것이 옳지 않다는 것에 동의하였다. 몇 주 후, 그는 더 일찍 잠들 수 있게 되었다고 밝혔다. 또한 경기 다음 날 12시 전까지 출근을 하지 않아도 되었기 때문에 그는 더 많은 잠을 잘 수 있었다. 다른 긴장을 푸는 방법들이 제안되었고 밤에 집으로 돌아가서는 영화 대신 가벼운 음악을 듣게 되었다.

•• 방법 11 : 학교, 연습, 시합을 즐기고 즐거운 취미활동을 찾는다

사람들은 일과 노는 것 모두에서 즐거움을 느낄 필요가 있다. 사람들은 웃음과 유머를 하루 동안 경험하면서 많은 이점을 얻는다. 만약 학업과 운동이 재미있지 않다면 그 사람은 자신의 사회적 집단 안에서 만나는 사람들을 바꿔야 한다(예 : 차분하고 기분을 가볍게 해 줄 사람을 더하는 등의 방법을 통해서). 연습 후나 시간이 남을 때에 운동선수들은 비교적 결과에 덜 연연하고 압박이 덜하고 다른 종류의 기술을 요구하는 취미를 갖는 것에서 많은 이득을 볼 수 있다. 활동은 다른 사람들과 함께할 때 더 즐겁다.

사례연구 더 이상 재미가 없을 경우

이미 대학에 장학금을 받고 합격한 고등학교 졸업반 테니스 선수가 스포츠 정신의학자를 찾아와 그가 더 이상 연습을 즐기지 않게 되었고 경기에 참가하는 것을 두려워하고 있다고 밝혔다. 2년에 걸쳐서 그는 대학을 찾는 중에 경기 중의 압박 증가와 추가 연습을 할 때 즐거움이 감소하고 테니스가 자신의 친구나 다른 열정들, 글쓰기 등에서의 시간을 빼앗아 갔다고 느낀다고 밝혔다.

개입 : 경기와 연습을 즐겼던 마지막이 언제인지 물어봤을 때 그는 몇 년 전이라고 했지만 그보다 더 오래전이었을지도 모른다고 밝히며 자신의 주니어 테니스 순위를 유지하고 많은 유명대회에 참가하기 위해서 여행을 다니며 집, 학교, 그리고 자신의 지인들과의 시간을 많이 빼앗겼다고 느꼈다고 말하였다. 정신건강의학과 의사는 선수에게 그의 경기 내용이 담긴 비디오테이프가 있는지 물어봤고 그는 그의 부모님이 언제나 그의 경기들을 녹화했지만 그는 한 번도 그 테이프들을 본 적이 없다고 말하였다. 그는 그 자신이 경기에 흥미를 잃은 때가 언제인지 정하기 위해 몇 개의 비디오를 보기로 동의하였다. 놀랍게도 그는 자기 자신이 경기를 즐기는 모습을 보기 위해서 10살 때의 테이프까지로 돌아가야 하였다. 그는 그 자신이 자연스럽게 즐기는 모습에 너무 감명을 받아서 자신의 어렸을 적을 다음 몇몇 연습에서 흉내내어 보기로 결정하였다. 그다음 회기에서 그의 태도는 완전히 바뀌었고 그는 더 편안하고 기뻐 보였다. 그 변화에 대해서 물어보자 그는 비디오를 언급하며 그 비디오를 보고 관점과 태도의 변화가 생겼다고 보고하였다. 그는 대학생활에는 테니스 외에도 많은 일이 있을 것이라고 말하며 그 자신이 대학에서 더 나은 사람과 작가가 될 것이라고 믿는다고 말하였다. 그는 이미 가까운 시일 내에 있는 큰 경기에 참여하기로 되어 있던 일정을 취소했고 몇 달간 만나지 못했던 그의 가까운 친구와 만날 약속을 잡았다고 말하였다. 마침내 그는 테니스처럼 재능을 가지고 있지만 강한 압박 없이 할 수 있는 글쓰기를 다시 시작하였다.

•• 방법 12 : 효과적인 루틴을 만들고 긍정적 순간들을 기록하고 성공을 상상한다

사람들은 매일을 반복적이지만 효과적인 루틴을 하루를 시작할 때와 끝낼 때 15~ 30분 정도 실행함으로써 이점을 얻을 수 있다. 하루를 시작하며 에너지를 올리고 하루의 일과를 준비시킬 수 있는 루틴은 운동, 스트레칭, 독서, 밖에 나가기, 신나는 음악 듣기, 뉴스 보기, 건강한 아침 먹기 등이 있다. 일과 중의 루틴(예 : 식사, 지인과의 대화, 산책 등)은 잃어버린 에너지를 다시 복구하고 집중력을 유지하기 위해 사용될 수 있다. 일과 후 루틴은 행동적인 상태에서 차분한 상태로 들어가고 잠을 자기 위해 준비하는 것에 필요하다. 이 루틴은 차분한 음악 듣기, 책 읽기, 지지 체계의 일원에게 전화하기, 명상하기 등이 있다. 일과가 끝날 때 긍정적인 순간들에대해서 제대로 짚고 넘어가는 것이 좋다. 긍정적 순간들을 세세하게 기억해 내는 것은 시각적, 청각적으로 긍정적 감정을 날인시키는 것에 도움이 된다. 다른 좋은 방법은 그다음 날이나 더 먼 미래의 중요한 프로젝트나 삶의 사건들의 성공을 상상하는 데 일정 시간을 쓰는 것이다. 이 이미지들은 강하고 명료할수록 도움이 된다.

사례연구   **일어나는 루틴**

전도유망한 3년 차 마이너리그 프로야구 내야수가 봄 훈련 중 클럽하우스에서 시행된 에너지 창출과 유지에 대한 강의 후에 스포츠 정신의학자에게 질문을 하기 시작하였다. 그는 이른 아침의 나태함이 일어난 지 한두 시간 지나 이미 연습이 시작된 다음까지도 없어지지 않는다고 말하였다. 그는 자신이 하고 있는 실수들에 대한 걱정을 드러내며 이 패턴을 고치지 못하는 이상 40명 선수 명단에서의 자신의 자리를 잃을 것이라고 우려하였다. 그는 언제나 저녁형 인간이었다고 밝히며 대부분의 밤에 새벽 두세 시까지 TV를 보거나 친구들과 대화하며 깨어 있다고 말하였다. 잠들기는 어렵지 않고 최소 5~6시간의 잠을 자고 있었지만 그는 쉽게 일어나지 못하였다. 그는 그의 아침 일과를 시계의 알람 버튼을 최소 세 번은 누르며 버티다가

급하게 침대에서 벗어나서 아침 연습으로 뛰어가는 것이라고 말하였다. 그는 언제나 급하고 그날 일과에 대한 준비가 부족하다고 느꼈다. 그는 연습 경기장에서 깨어나는 것도 지긋지긋하다고 말하였다. 그는 담배나 다른 종류의 흥분제를 쓰지 않았고 많은 양의 알코올을 섭취하지도 않았다.

개입 : 선수는 자신이 최소 8시간 이상의 잠이 필요하다는 것을 인정했고 잠자리에 드는 시간을 저녁 11시로 바꾸기로 동의하였다. 그는 또한 자신의 호텔에서 연습장으로 가기 전에 자기 자신을 깨우기 위해서 무엇인가 해야 한다는 것에 동의하였다. 그는 아침을 먹는 사람이 아니었기 때문에 일어나자마자 에너지 바와 차가운 물을 먹겠다고 하였다. 그리고 심장박동수를 올리는 세 세트의 60초짜리 운동(팔 굽혀 펴기, 팔 벌려 뛰기, 가벼운 역기 들기)을 1분의 회복 시간을 두고 연달아 하기로 하였다. 또한 그는 호텔을 떠나기 전에 차가운 샤워를 하기로 하였다. 연습장에 다다르면 그는 시리얼과 요거트를 과일과 함께 먹고 실내자전거를 5~7분 정도 타고 제대로 운동복을 입은 후 연습 10~15분 전에 나가기로 하였다. 1주일간 이 루틴을 시도한 후에 그는 천천히 자신의 잠자리에 드는 시간을 11시로 옮길 수 있었다. 그는 연습에 더 준비된 상태로 나갔고 그의 실수는 줄었다.

•• 결론

모든 운동선수는 많은 것이 요구되는 시기에 생기는 특징적 스트레스 반응들을 보인다. 이 반응은 보통 불안, 우울, 분노, 신체적 고통, 혹은 신체적 장애 또는 이것들의 복합으로 나타난다. 〈그림 3-1〉을 선수에게 보여 주며 자신이 어떤 패턴에 속하고 자신의 경험이 어디에 더 가까운지에 대하여 물어보고 그 반응을 0에서 10까지로 측정하도록 하면 선수가 가지는 특정 패턴을 쉽게 찾아낼 수 있다. 스트레스는 에너지 저하를 가져오고 수면을 방해한다. 만약 적절한 중재를 받지 못한다면 신경쇠약이나 병에 걸릴 수 있다. 다행히 스트레스에서 회복되는 시기와 신체 내 이완 기능은 스트레스의 해로운 영향들을 효과적으로 상쇄해 줄 수 있다. 상담이나 어떤 종류의 약물 처방, 성과를 증진시키는 훈련 기술을 제공할 수 있는 스포츠 정신의학자와의 상담은 많은 경우 스트레스와 긴장 완화에 도움이 될 수 있다. 기능 수준이나 성취를 증진시키기 위해 개개인에 맞춘 스트레스 조절 계획을 세우는 것은 그리 어렵지 않다. 대인관계에서 오는 스트레스는 운동선수와 감독들에게 흔하게 있는 문제이기 때문에 대화와 신뢰를 발전시키고 함께하는 시간을 늘리는 것이 중요하다.

임상적 핵심 요점

- 운동선수에게 흔한 스트레스 요인(매일 있는 연습, 부상, 여행, 반복, 경기력에 대한 기대감, 사생활 부족, 세간의 관심, 가족과의 이별)은 선수의 경기력과 삶의 질에 악영향을 가져올 수 있다.

- 네 가지 흔한 스트레스 반응 패턴은 불안, 우울, 분노, 그리고 신체적 반응이다. 이것 각각은 전형적으로 수면, 에너지 수준, 식사, 그리고 약물 사용의 변화와 함께 일어난다. 어떤 선수들은 하나의 특징적인 패턴이 있지만 다른 선수들은 복합적 증상이 나타나기도 한다.

- 우리 신체의 이완 기능은 스트레스 반응을 상쇄시키는 역할을 한다. 호흡법, 휴식, 명상, 기도, 음악, 독서, 마사지, 짧은 낮잠, 운동, 스트레칭 등은 신체이완 기능을 자극하고 스트레스 반응을 줄이는 좋은 방법들이다. 이 활동들은 매일 아침저녁으로 꾸준히 하는 것이 좋다.

- 효과적인 스트레스 관리는 세 가지 기본 전략을 가지고 있다. (1) 기존의 스트레스 요인들과 관련 사항을 분별하여 중요도순으로 나누고 그리고 해결해 나가는 것, (2) 사회적 지지, 상담, 약물 처방, 그리고 긍정적인 순간과 성공들을 증가시키는 것을 통해 지금 현재 존재하는 스트레스 반응을 줄이는 것, (3) 외상, 가까운 이의 죽음, 성격적 특성, 그리고 정신과적 질환 등 심한 스트레스를 야기하는 요인들을 알아차리고 해결하는 것.

- 운동선수의 장기적인 행복과 삶의 만족은 긍정적인 감정들을 촉진하고 경기에 대한 열정을 불러일으키며, 지지받을 수 있는 관계를 형성하고, 자신이 하는 일에서 의미를 찾고, 각각의 성취를 위해 열심히 일하는 것에 달려 있다.

참고문헌

Asmundson GJG, Taylor S: It's Not All in Your Head: How Worrying About Your Health Could Be Making You Sick and What You Can Do About It. New York, Guilford, 2005

Childre D: Freeze Frame: One Minute Stress Management: A Scientifically Proven Technique for Clear Decision Making and Improved Health. Boulder Creek, CA, Planetary Publications, 1998

Hackett TP, Cassem NH (eds): Massachusetts General Hospital Handbook of General Hospital Psychiatry, 2nd Edition. Littleton, MA, PSG Publishing, 1987

Loehr J, Schwartz T: The Power of Full Engagement. New York, Free Press, 2003

Rollnick S, Mason P, Butler C: Health Behavior Change: A Guide for Practitioners. London, UK, Harcourt, 2000

Strain JJ: Psychological Interventions in Medical Practice. New York, Appleton-Century-Crofts, 1978

Weil A: Breathing: The Master Key to Self Healing (Audio Disc). Boulder, CO, Sounds True, 1999

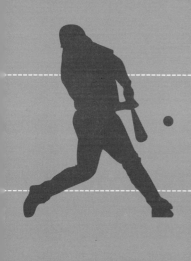
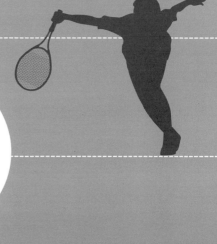

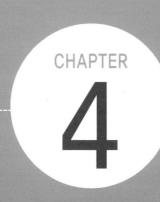

에너지 조절

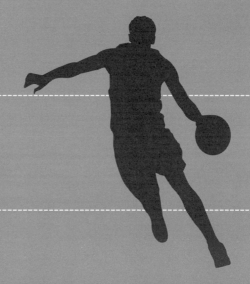

SPORTS PSYCHIATRY

모든 시합에서 운동선수는 에너지, 각성, 동기, 정신운동 경계(vigilance)가 필요하다. 빠르고 지속적인 근육 운동과 집중을 위해 뇌와 근육은 에너지를 곧장 사용할 수 있어야 한다.

우리 몸에는 세 가지 주요 에너지 체계가 있으며, 이용 가능한 산소, 음식, 저장되어 있는 영양의 정도에 따라 다른 체계와 통합적으로 운용할 수 있다. 첫 번째 인산염 체계(phosphate system)는 산소나 음식을 이용하지 않고 10~15초 사이에 근육에 에너지를 즉각 공급하여 폭발적인 에너지를 만들어 낸다. (예 : 육상 단거리 선수, 축구에서 긴 패스를 하거나 야구에서 도루를 할 때) 이 체계의 에너지는 근육 세포에 아데노신 3인산(adenosine triphosphate, ATP)으로 저장되어 있으며 짧은 기간 동안 크레아틴인산(creatine phosphate)과 빠르게 결합하여 보충된다.

두 번째 에너지 체계는 무산소 해당작용(anaerobic glycolysis)으로 인산염 체계의 에너지가 고갈되면 작동한다. 이때 근육과 뇌는 산소 없이 포도당 분해에만 의존한다. 포도당이 산소 없이 분해될 때 ATP가 생겨나지만 젖산이 쌓이면서 결국 근육은 탈진하고 피곤해진다. 이는 1~2분간의 고강도 운동에 적합하다 (예 : 트랙에서의 800m 달리기, 농구 코트에서의 공수 전환, 수영에서 200미터 자유형).

세 번째 체계는 산소 공급하에 단순 당류, 지방, 또는 단백질을 분해하는 산소성 대사 체계(aerobic metabolic system)이다. 이 체계는 젖산 생성 없이 ATP를 생산하고 단백질보다는 순환하는 단순당을 우선 분해하며 그리고 지방을 두 번째로, 그다음에 단백질을 분해한다. 포도당, 과당, 유당과 같은 단순 당류는 섭취한 음식 또는 근육과 간에 저장되어 있는 당원으로부터 유래한다. 지방은 최근에 섭취한 지방산이나 피하 조직과 내장 기관에 저장된 지방 분자로부터 공급되어 β-옥시다아제에 의해 분해되어 ATP로 저장된다. 산소성 대사 체계는 재공급 없이 중등도에서 고강도의 운동을 할 수 있도록 몇 시간 동안 에너지를 공급하기 때문에 하프 마라톤이나 축구 경기 90분 전체를 뛸 수 있도록 한다.

운동선수는 그들 각자의 종목이 요구하는 다양한 요구에 알맞게 장기간의 시즌 전과 시즌 동안에 연습, 실제 경기에 필요한 적절한 에너지를 어떻게 생성하고 유지하는지를 배운다. 이러한 에너지 관리는 다음 네 가지를 통해 학습한다. (1) 영양과 수분 공급, (2) 에너지, 각성, 급성 피로와 수면, (3) 만성 피로와 소진 예방, (4) 자극제와 자극성 활동. 이 장에서는 에너지 관리의 네 가지 영역이 장거리 달리기, 사이클링, 철인3종, 크로스컨트리스키와 같은 지구력을 요하는 스포츠 (endurance sports), 단거리 육상 경기, 필드 경기, 역도와 같은 폭발력을 요하는 스포츠(burst sorts), 축구, 라크로스, 미식축구와 같이 지구력과 폭발력을 요하는 스포츠에 어떤 중요성을 갖는지 살펴볼 것이다. 또한 신체의 일간 리듬, 휴식과 수면 시기, 만성적인 피로와 탈진 예방에 대하여 살펴볼 것이다.

●● 영양과 수분 공급

신체의 에너지 공급의 토대와 방출은 음식, 수분, 전해질 균형으로부터 유래한다. 스포츠 종류에 따라 에너지를 얻는 방식은 다르다. 지구력을 요하는 스포츠는 장기간 동안 중등도의 에너지를 요구하며 이로 인하여 혈중에 순환하거나 또는 저장된 당질과 지방을 모두 이용한다. 저장된 당질은 단 몇 시간 내에 고갈되기 때문에 지방 분해 체계의 활성화를 막기 위해 당질의 재공급이 필요하다. 마라톤 선수들은 장시간 훈련이나 시합 전에 빵, 곡물, 파스타, 전곡(whole grain)과 같은 복합 당질을 보충하고 훈련이나 시합 중에는 당질과 수분을 계속 공급한다. 다른 종목의 달리기 선수들은 다른 것이 필요하다. 어떤 선수들은 다른 선수보다 더 많은 열량이 필요하다. 산소성 당질 체계가 소진되기 전에라도 지방 분해 체계가 활성화되어 운동이 계속되는 24시간까지도 에너지를 공급할 수 있다. 이와는 상반되게 폭발력을 요구하는 스프린트 스포츠는 인산염 체계와 무산소성 해당작용에만 의존한다. 트랙과 필드, 다이빙, 수영 등 같은 날에 여러 종목의 시합에 참가하지 않는다면 시합 전의 당질 보충은 중요하지 않다. 지구력과 스프린트가 복합된 종목은 스프린트 종목에 필요한 당질, 수분, 전해질뿐만 아니라 지속적인 움직임을 위한 에너지 대사를 필요로 한다. 예를 들어, 미드필더는 90분 축구 경기 동안 지구력 운동 체계로 8~11.2km를 뛰게 되며 공격 수비 전환 시에 20~30회의 스프린트 달리기를 할 것이다. 따라서 경기 중의 짧은 휴식을 통한 에너지 절약과 부상으로 인한 휴식 시간이나 하프타임 시에 에너지 또는 전해질 음료를 통한 재공급이 필수적으로 중요하다.

어떤 스포츠의 선수든 간에 당질과 전해질 재공급은 중요하며 다음 훈련 전에 즉각 공급되어야 한다. 운동 후 2시간 내에 4:1의 비율로 당질과 단백질을 공급하면 인슐린 분비가 증가될 것이고 이로 인하여 당질 저장도 증가된다. 운동 후 2시간 이후에 공급하면 약 50%까지 저장이 감소한다. 운동 후 수분 공급은 특히 더운 날 체중 감소 1kg당 1,300~1,500g의 수분을 30분 이내에 공급해야 한다. 따라서 연습 전후의 체중 측정은 수분 관리에 중요하므로 정기적으로 이루어져야 한다. 단백질 공급은 에너지 관리에 필수적이지 않지만 근육의 형성과 고강도나 운동 중에 부상된 조직 회복에 중요하다. 고형 음식으로 영양분을 공급할 수 있지만 많은 운동선수들은 빠른 흡수와 먹기 편한 유동식을 선호한다.

사례연구

에너지를 소진해 버렸어요

최근 고교를 졸업하였으며 주니어 테니스 선수 랭킹에서도 높은 순위를 차지한 한 선수가 대학 장학금을 받겠다는 희망과 더불어 프로로의 전향을 기대하면서 1년간의 엘리트 테니스 아카데미에 참가하였다. 고등학교 재학 당시 그녀는 수업 이후에 연습과 시합에 임하였으며 집에서 싸 온 도시락을 보통 점심식사로 먹었다. 아침식사는 전혀 하지 않았다. 테니스 아카데미에 들어간 후 그녀는 평소와는 달리 오전과 오후 훈련마다 신체 단련, 연습, 시합에 많은 시간을 보내야 했기 때문에 놀랐다. 아침 시간의 연습이 가장 강도가 높았으며 2시간 동안 지속되었다. 연습을 시작한 지 바로 1시간 이후에 자신의 에너지 수준이 심각하게 저하되었다는 것을 알게 되었다. 곧 좌절하였고 훈련 진도를 따라갈 수 없어서 평상시보다 더 많은 실수를 범하게 되었다. 일찍 일어나서 연습 전에 간단한 아침식사를 하도록 권유받았지만 그녀는 차라리 잠을 더 자곤 하였다. 그녀의 에너지가 저하되었다는 것을 안 코치는 스포츠 영양사의 도움을 받아 과일, 요구르트, 에너지 바 등의 간단한 아침식사를 하도록 제안하였다. 1주일간의 아침식사 시도가 실패한 이후 평가를 위하여 스포츠 정신의학자에게 의뢰되었다.

개입: 그녀는 비록 잠을 잘 자고 일어났다 하더라도, 코트에서 움직이기 전까지는 완전히 잠을 깨지 못하였다. 정신건강의학과 의사는 장시간 야간 수면 이후 부족한 수분과 당질 보충의 중요성에 대해서 설명하였다. 연습 1시간 전에 알람을 맞추어 일어난 즉시 반 병의 냉수와 과일 한 조각, 약간의 요구르트를 섭취하기로 동의하였다. 잠에서 더 빨리 깨기 위하여 심혈관계의 활성을 높일 수 있는 60초간의 점핑잭(jumping jack, 두 발을 벌리고 점프하면서 두 손을 머리 위로 박수를 치는 동작)과 5분간의 휴식을 반복하였다. 첫 주 이후에 그녀는 연습 때 조금 더 명료한 상태였으며 아침 시간 내내 전반적으로 기분이 좋아진 것을 느낄 수 있었으나, 아침 훈련의 마지막 30분에 여전히 에너지 감소가 일어났다. 곡물, 씨앗, 섬유질, 견과류와 말린 과일의 혼합물로 소화에 문제가 되지 않으면서 충분한 에너지를 공급하였다. 시간이 지나면서 꾸준히 아침식사를 하게 되었고 더 다양한 음식을 시도하였다.

사례연구 50km에서 소진되었어요

여러 차례 마라톤을 성공적으로 완주한 장거리 선수가 지구력을 평가받기 위하여 80km 시합에 참가하기로 결정하였다. 높은 고도에 적응하기 위하여 울트라마라톤이 열리는 지역에서 휴가를 보냈으며 6개월 이상의 기간 동안 훈련하였다. 에너지를 유지하기 위하여 더 먼 거리에서 수분과 음식을 재공급하도록 훈련하였다. 불행하게도, 대회는 비정상적으로 더운 날에 열렸고, 50km 근처에서 메스꺼움과 무기력함을 경험하였다. 정해진 휴식시간에 473ml의 에너지음료와 작은 스낵을 섭취했지만 거의 변화가 없었다. 지나가던 경험 많은 선수가 그의 상태를 보고는 소금이 필요하다고 이야기했고 짭짤한 크래커를 섭취하도록 추천하였다. 10여 개의 짭짤한 크래커를 먹고 나서야 걷기 시작하였고 상태가 호전되었다. 5분 후 시합을 재개하여 대회를 마칠 수 있었다.

개입: 몇 주 후 리뷰를 통해, 선수가 상당히 많은 땀을 흘려서 수분을 적절하게

공급할지라도 염분은 적절히 보충되지 못한다는 것이 밝혀졌다. 50km를 달리면서 그는 물과 약간의 당질 스낵만 섭취하였다. 비록 적절하게 전해질 음료를 마실 수 있다 하여도 과거의 경험으로 보아 이 음료를 마시는 것은 위에 부담되어 달리기할 때 불편하다는 것을 알았다. 이듬해 같은 대회에 참여하면서 희석된 전해질 용액과 함께 물을 마시도록 음료를 준비하였다. 거기다가 중간 휴식 시간마다 탄수화물과 염분을 섭취하였다.

[사례연구] 하루 두 번 연습하기에는 너무 더운 날씨

스포츠 정신의학자가 신인 프로미식축구 선수 1명을 훈련 캠프의 첫 주 막바지에 훈련장에서 만났다. 정신건강의학과 의사는 그의 경기력에 대하여 물었다. 아침 훈련은 괜찮은데 오후에는 에너지 수준이 지나치게 낮아지는 것을 느낀다고 대답하였다. 훈련 이후의 그의 일상생활을 검토한 결과 체중 감소량을 기준으로 전해질 음료를 마신다고 하였다. 이에 더하여, 식당에서 점심 도시락을 포장해서 45분의 낮잠 후에 먹는다고 하였다.

개입 : 훈련담당 수석 코치는 그가 당분을 섭취하기까지 너무 긴 시간이 걸리며 이와 함께 수분 재공급의 감소로 인하여 에너지가 감소한다고 생각하였다. 다음 날 아침 훈련에서 그 선수는 당분과 단백질 재공급을 위하여 영양 음료를 즉시 섭취하도록 하였다. 추가적으로, 적절한 수분이나 전해질을 체중 감소량만큼 섭취하도록 하였다. 그러자마자 훈련 상태가 더 좋아졌음을 느꼈고, 낮잠을 자기 위해 그의 방으로 가는 대신에 식당으로 가서 먼저 점심식사를 하였다. 이러한 영양공급의 변경으로 오후 훈련에서의 저하된 에너지를 완전히 바로잡을 수 있었다.

•• 에너지, 각성, 급성 피로, 수면

운동선수의 훈련과 시합을 위한 이상적인 수준의 에너지, 각성도와 집중력은 서로 협력하는 2개의 복잡한 뇌 회로에서 유래한다. 첫 번째 회로는 깸(wakefulness)과 각성에 관여하는 것으로, 뇌간에서 시작하여 중뇌를 경유하여 대뇌 피질에까지 가는 회로로 구성되어 있다. 두 번째 회로는 졸림과 수면에 관여하는 회로로서, 중뇌의 앞부분에서 시작하여 대뇌 피질과 하부 뇌를 연결하는 회로들로 구성된다(Hans 등, 2005; Postolach and Oren, 2005; Stiller and Postolache, 2005). 수면 체계는 반복되는 일간 리듬에서 시각계를 통한 빛의 양상 변화와 밀접한 연관이 있다. 이상적인 환경에서 두 체계는 서로 반대 작용을 한다. 각성 체계는 수면/수면 체계가 억제되는 동안인 아침부터 밤까지 최대로 활성화된다. 마찬가지로 각성 체계가 하루 동안의 활성 형태로부터 비활성화되기 시작할 때인 어둠이 찾아오면 수면 체계가 활성화되며, 에너지를 보충하고 정신 운동 경계를 새롭게 하며 학습한 내용을 장기 기억으로 통합하기 위하여 적당하고 지속적인 수면을 촉진하기 위해 멜라토닌 수준이 상승한다.

불행하게도, 두 체계는 계속해서 협력하지 않으며, 또한 각 체계가 항상 효과적이거나 능률적으로 활성화하지도 않는다. 이러한 협력이 파괴되면 에너지와 각성 수준이 저하되며 정신적/신체적 피로도가 증가한다. 피로는 (1) 각성도, (2) 주의 집중의 유지, (3) 논리적인 추론, (4) 정신적 민첩함, (5) 운동 협조, (6) 반응시간 등의 장애 또는 저하가 동반된 낮은 에너지 상태로 정의할 수 있다. 운동선수들의 급성 피로의 원인은 다양하다. 지속적으로 신체/정신적인 압력을 가하는 과제가 요구되는 경우, 따분하거나 단조로운 훈련, 비정기적이면서 장시간의 업무, 수면 방해와 부적절한 수면, 여행과 시차증(jet lag), 경쟁 또는 삶의 스트레스, 부상과 통증, 성적 부진과 패배, 누적된 수면 부족 등이다. 다행스럽게도 피로는 하루의 각성, 회복, 이완과 수면을 촉진하는 루틴을 통해 예방할 수 있다. 이 전략의 일부는 이미 앞의 다른 부분에 기술되어 있지만 수면 유지, 아침 활성, 주간의 에너지 재충전, 회복을 위한 짧은 휴식, 고용량의 자극제와 음주 제한, 누적된 수면 부족의 관찰과 해소, 현재 받고 있는 스트레스의 조절 등이 장기적 성공에 필요한 필수 전략들이다(표 4-1).

어떤 스포츠는 시합 시간과 빈도, 원정 여행, 하루 경기의 기간, 부상의 빈도와 강도 때문에 각성과 수면 체계의 협력을 방해한다. 예를 들어, 야구 경기는 늘 각성 주기가 자연스럽게 끝날 무렵이나 각성 주기의 중간에 진행이 되며, 거의 매일

표 4-1	급성 피로의 원인, 특징, 해결	
원인	**특징**	**해결**
신체적으로 요구되는 일들	각성도 저하	깨는 시간의 일정한 유지
따분하거나 단조로운 일상	주의집중 유지의 감소	정기적 긴장 완화
비정기적이거나 장시간의 일	논리적인 추론의 결여	각성 유지
방해받거나 부적절한 수면	정신적 민첩성의 감소	주간 에너지 충전
장거리 원정과 시차증	운동 협응의 감소	회복을 위한 짧은 휴식
경쟁이나 삶에서 오는 스트레스	느린 반응시간	과다 음주와 자극제 제한
부상과 통증		수면 부채(debt)의 제거
성적 저하와 패배		스트레스 조절의 지속
누적된 수면 부족		

경기를 치르게 되고, 그 사이에 원정에 오르게 된다. 어떤 야구 경기에서는 종종 하루 시합 시간이 14시간까지 소요되어 한밤중에 경기가 끝날 정도로 하루 경기가 길다. 경기가 길면서 동시에 낮은 에너지 수준에서 시작할 때에는 에너지를 생성하고 유지하는 것이 어려울 수 있다. 이러한 양상의 스포츠 선수들은 때로는 에너지 증대를 위해 자극제를 사용하고, 적절한 각성-수면 균형을 유지하기 위하여 알코올이나 수면제, 진통제와 같은 진정제를 사용한다. 만약 장거리 원정이 3 표준 시간대를 넘어 진행된다면 다음 날의 경기력은 저하될 것이다. 야구, 축구, 농구를 포함한 스포츠 연구에서 장거리 원정으로 인한 시차증은 불이익으로 작용하였다(Reilly 등, 2005).

수면의 일간 리듬은 생물학적 특성이 강하기 때문에 쉽게 고장 나지 않는다. 그러나 스포츠 훈련과 시합은 여러 가지 측면에서 수면 주기와 유지를 방해할 수 있다. 늦은 밤의 원정 여행, 부상과 통증에 대한 인식, 경기를 준비하는 동안의 과도한 자극, 승리와 패배로부터 오는 강한 감정 활성, 긴장이 풀린 채 침대에 누워 TV를 시청하는 행동, 자극제의 사용, 과도한 음주 또는 흡연 등이 예이다. 수면은 비급속 안구운동(NREM)과 급속 안구운동(REM)의 90분 주기로 반복되는 구조로 이루어져 있다. 각성 상태와 비교할 때 NREM 수면은 근육 긴장도의 저하와 안구 운동의 저하, 뇌파 검사(EEG)에서의 저주파와 고전압활성을 특징으로 한다. 정상 성인에서 총수면시간의 75~80%가 NREM 수면이다. REM 수면은 근육 긴장의 소실, 호흡과 혈압 및 심장박동수의 상승과 감소, 꿈 꾸기, 급속 및 저전압의 뇌파 파형으로 특징지어진다. 수면 시작 시기에 90분의 대부분은 NREM 수면으로 채워진다. 수면이 지속되면서 점차 REM 수면이 길어진다. 만약 운동선수들이 정상적인 양(예 : 8~9시간)의 수면을 취한다면 그는 보통 REM 수면 중에 깨어날 것이다. 만약 운동선수들이 90분 주기로 3, 4회 정도로 계속 수면을 취한다면 보통 80~90%의 회복을 이룰 것이다. 그러나 이상적인 수면량보다 적게 자면 수면 부채(sleep debt)가 늘어나게 되고, 하루에서 1주일 이상 축적된다면 깨어 있기 어려움[수면무력증(sleep inertia)]과 일시적이거나 지속적인 피로감을 경험할 것이다. 다행스럽게도, 수면 부채는 하루나 이틀의 장시간 수면(10~12시간)을 통해 해결할 수 있다.

스포츠와 스포츠 관련 루틴 행동들은 일상적으로 수면을 방해한다. 미식축구 선수들의 경우 가장 흔하게 수면을 방해하는 것은 부상과 통증, 경기 이후의 각성, 과도한 음주, 잠들기 전에 경기에 관하여 지나치게 많은 생각과 걱정을 하는 경우 등이다. 놀랍게도, 폐쇄성 수면무호흡증은 일반 인구에 비하여 체격이 큰 프로미식축구 선수들에게 더 흔하지 않다(Rice 등, 2010). 사실 신체 지방량은 수면을 방해하는 호흡과 관련이 없다. 야구 선수들에게 불면증의 원인은 다양하다. 가장 흔한 방해 요인은 경기 이후의 각성(예 : 게임의 격렬함, 식사, 운동, TV나 비디오 시청)이며 일간 주기(circadian phase)의 위상 변화로 인한 피로, 걱정, 시차증, 자극제의 사용 등이다. 야구와 다른 종목 모두에서 불면증은 불안, 기분장애, 주의력결핍과다행동장애 환자들에게 흔히 나타난다.

운동선수들의 불면증의 해결방안은 수면 위생 유지, 스트레스 조절, 당일 수면에 도움이 되지만 다음 날에는 졸리지 않을 정도의 약, 정신적 민첩성, 운동 협응력 등이다(Loehr and Schwartz, 2003). 기본적인 수면 위생 전략은 환경 조절(실내 온도, 소음 조절, 매트리스의 크기와 편안함)이며, 잠들기 전 2시간은 각성 활동을 피하는 것(먹기, 마시기, 운동, 밝은 빛의 노출), 그리고 이완 활동(독서, 오디오 북 듣기, 어두운 조명, 음악 듣기, 따뜻한 샤워와 목욕, 이완 호흡)과 기계음(예 : 선풍기, 음악, 녹음한 백색 소음) 등이다. 수면 형태를 바로잡기 위해 사용한 약은 곧 중단하거나 필요한 만큼 사용한다. 가장 흔히 쓰이는 약물은 졸피뎀(zolpidem) 5mg 또는 10mg을 취침 직전에 투약하며 5~7일간 사용한다. 그 이후에는 이후 1주일에 2~3회 사용한다. 경기 스트레스 또는 정신과 질환의 결과로 인해 만성 불면을 경험하기도 한다. 이들이 수면 때문에 정기적으로 음주하지 않는다면, 졸피뎀을 거의 부작용 없이 매일 사용할 수 있다. 다른 약제로 트라조돈(trazodone)이 있는데(25~100mg) 수면 90분 전에 단일 투약하거나 라멜테온(ramelteon) 8mg과 병용투여할 수 있다. 트라조돈의 주의사항으로 다음 날 주간의 졸림이 있기 때문에 복용 후에 약효가 사라지기에 충분한 시간(보통 9시간)을 할애할 수 있어야 한다. 다행히 트라조돈은 운동선수들이 규칙적으로 기상하는 수면 습관이 있다면 보통 깨어난 후 1시간 안에 약효가 사라질 것이다. 밤에 잡생각이나 걱정이 많은 사람들에게 트라조돈이 유용하지만 작용시간이 짧은 알프라졸람(alprazolam) 0.25mg이나 로라제팜(lorazepam) 0.5mg과 같은 벤조다이아제팜(benzodiazepam)을 1주일에 며칠간 사용하는 것도 도움이 될 것이다.

지금까지의 약물에 호전되지 않는 경우에는 쿠에타핀(quetiapine) 25~75mg을 취침 시에 사용해 볼 수 있다. 심한 수면 문제가 있는 경우에 이 약제를 사용한 다음 이후에는 필요할 때만 사용할 수도 있다.

사례연구

잠드는 약 좀 주실래요?

선수 경력이 오래된 프로야구 구원투수는 시즌 전에 팀 닥터에게 수면을 위해 졸피뎀 처방을 부탁하였다. 그는 지난 두 번의 시즌 동안 주간 경기를 앞두고 있거나 팀이 밤늦게 도시에 도착하여 다음 날 경기를 해야 될 경우에 간헐적으로 졸피뎀을 사용하였다. 그는 뚜렷한 스트레스도 없었고 이전에 불면을 경험하지도 않았으며, 음주와 흡연 또는 다른 약물을 사용하지 않았다. 그의 수면에 대한 평가를 위해 스포츠 정신의학자에게 의뢰되었다.

개입 : 그 투수는 13년간 메이저리그에서 활약하였고 기혼자였으며, 중학교에 다니는 2명의 쌍둥이 딸이 있었다. 그의 가족은 장인 장모와 함께 그의 고향에서 살고 있었다. 비시즌 동안 그는 낚시와 사냥을 즐겼고 느지막이 일어나 그가 새롭게 마련한 호숫가의 오두막집에 가서 오후 늦게까지 있곤 하였다. 해가 지고 1시간이 지나서까지 거기에 있다가 집으로 갔다. 아내와 아이들이 잠들면 새벽 2~3시까지 TV와 영화를 보았다. 중학생 딸들이 요즈음 반항적이며 남자에게 관심을 보인다는 약간의 걱정 외에는 어떠한 두드러진 스트레스 요인은 없다고 하였다. 자신이 너무 늦게 잠잔다는 것을 알고 있었으며 활력을 얻기 위한 충분한 수면을 취하기 위해서 졸피뎀을 사용한다고 하였다. 그는 자신의 수면-각성 주기가 3~4시간 앞당겨져 있다는 것과 정상적인 리듬을 되찾으려면 5~7일이 걸릴 거라는 것을 알고 있었다. 그는 멜라토닌 작용제인 라멜테온의 1주일 사용에 동의하였고, 잠자기 2시간 전의 TV 시청을 중지하였으며, 스포츠 잡지와 신문을 읽으며 긴장을 감소시켰다. 1주일 후 수면이 호전되어 더 이상 졸피뎀을 필요로 하지 않았다. 라멜테온을 스프링 캠프의 대부분 기간 동안 복용하였고 잠을 청하기 어려울 때 사용할 멜라토닌(melatonin)을 구입하였다. 시즌 동안 원정길에 오르거나 주간 경기에 앞서 졸피뎀을 처방해 주도록 가끔씩 요청하였다. 그는 구원투수로서 좋은 투구를 보여 주었고 수면 문제도 없었다. 시즌 막바지에는 그의 수면-각성 스케줄을 시즌 때와 같이 유지하기로 하였다.

•• 만성 피로와 소진의 예방

연습과 시합이 계속된다면, 특히 짧은 휴식시간, 변화가 거의 없는 반복적인 스케줄, 장거리 원정과 이로 인한 시차증이 계속되는 경우에는 만성피로와 함께 소진 (burnout)될 것이다(Loehr and Schwartz, 2003). 훈련학교를 옮기거나 연중 계속되는 훈련과 경쟁을 통해 좀 더 나은 훈련과 경쟁을 추구하는 엘리트 선수들의 연령이 빠르게 낮아지고 있다. 게다가 어린 나이에 주 종목을 결정하게 되면 강도 높은 스트레스를 매일 받게 되고 때로는 아무런 재미를 느끼지 못하게 될 수 있다. 대학선수와 프로선수는 선발 출전의 기회를 얻거나 더 나은 레벨로 진출하기 위해 휴식 동안에도 훈련에 매달린다. 이렇게 운동에만 집중을 한다면 사회화나 다른 취미, 기술을 연마할 시간이 부족해진다. 지나치게 애만 쓰다 보면 활력 에너지가 소모되고 창조성, 탐구력, 웃음, 즐거움 등을 느끼지 못하는 만성 에너지 고갈 상태가 될 것이다. 적절한 에너지를 갖지 못하면 흥미와 새로운 경험을 추구할 수 없게 되며 긍정적 감정 반응도 약해진다.

운동선수의 기량을 향상시키면서 새로운 훈련과 높은 열정을 유지하기 위해 충분한 휴식과 변화를 동반한 충분한 강도의 훈련 프로그램을 설계하는 것은 어려운 과제이다. 능숙한 코치는 선수의 훈련시간을 다양하게 하고, 예상치 못한 휴가를 주고, 훈련시간 사이사이에 흥미를 유발하는 활동을 적용한다. 많은 코치들은 팀을 소그룹으로 나누어 겨루게 하여 경기에 필요한 기술을 강화시킨다. 예를 들어, 축구 팀은 축구배구(soccer volleyball)를 한다. 네트를 중심으로 공을 머리로 주고받는 게임이다. 야구에서 타자가 20피트 거리에 원모양으로 둘러선 선수들 쪽으로 공을 치게 한다. 공을 못 치거나 수비 에러를 하게 되면 공수 전환이 된다. 이처럼 전략적으로, 간단하며 쉽고 재미있는 게임을 하게 하면 활기차게 훈련할 수 있고 선수들 또한 각성할 수 있다.

만성 피로는 연중 지속되는 훈련과 시합, 훈련의 지루함, 수면 부족, 승리를 맛보지 못해서 나타날 수 있다. 대부분 선수들은 만성 피로의 위협을 깨닫고 예방을 위해 노력한다. 경기 시즌이 끝나면 대부분 선수들은 30~45일 정도 회복을 위해 휴식을 취한다. 선수들은 보통 신체 단련 작업은 유지하면서 대개 다른 취미생활이나 흥미활동을 찾는다. 에너지를 회복하면 주 종목에 특성화된 훈련으로 되돌아간다. 훈련의 지루함을 방지하기 위해 운동선수들은 그들의 일상을 변화시키고 싶어 하고 날마다 다른 활동을 하고 팀 동료, 경쟁팀 선수, 또는 다른 종목 선수들과 비시즌에 함께 운동을 하면서 서로를 격려하고 사회적 친목을 도모한다. 충분한 수면을 위해 많은 선수들은 수면을 돕는 일반적인 방법을 찾고 수면을 방해하는 활동은 피한다. 만약 도움이 된다면, 선수들은 기존의 수면 문제를 예방하기 위해 가끔 약을 사용한다. 부족한 수면 보충을 위해 적어도 1주일에 하루씩 쉬는 것이 유용하다. 마지막으로, 개인 또는 팀이 승리하지 못하면 에너지 수준은 저하될 것이다. 각 선수들은 목표를 설정하고 추구할 수 있다. 경기력을 높이고 현재 갖고 있는 역량을 최대한 발휘하기 위하여 외부로부터 다른 코치나 정신 기법 트레이너를 초빙할 수 있다. 좋은 조직은 지도력, 코칭 능력, 팀의 조직력과 헌신, 팀 문화 등 전반적인 면의 개선을 위하여 적어도 1년에 한 번은 이를 철저히 검토한다.

사례연구

5분 후 너무나 피곤해서 훈련을 계속할 수 없었어요

신예 대학교 2학년 농구 선수가 달리기와 신체 단련을 위한 3년의 노력 이후에 발생한 만성 피로와 불안 때문에 여름이 지나서 스포츠 정신의학자에게 스스로 상담을 신청하였다. 고등학교 2학년이 되면서 선수는 성인 키와 몸무게에 도달하게 된 후에 매 훈련과 경기 때마다 호흡 곤란이나 피로감 없이 연습이나 경기 중에 달릴 수가 없었다. 주전 선수였기 때문에 고교 코치는 그에게 자주 휴식하게 하여 마지막 두 시즌을 잘 보내면서 결국 1부 학교의 명단에 올라갈 수 있게 되었다. 대학교 1학년이 되기 전 여름에 입학을 준비하며 좀 더 엄격한 운동을 시작하였을 때, 이전보다 훨씬 더 빨리 피곤해졌고 다리의 피로를 느끼며 힘겹게 지냈다.

대학 코치 스태프는 고교 코치처럼 관대하지 않았기 때문에 신체단련을 추가로 하도록 지시하였다. 그러나 결과는 좋지 않았고 코트에서 달리기할 때 전신 피로감과 숨 참을 호소하였다. 훈련 중 너무 달려서 어지러움과 숨이 차고 가슴 답답함을 느꼈다. 모든 훈련을 중단하고 진료를 받게 하였다. 심장전문의와 호흡기전문의에 의한 정밀 검사 후에 경도의 운동 유발성 천식으로 진단받았지만 이것은 그의 극심한 증상을 설명할 만큼 충분하지 않았다. 검사가 매우 자세하고 시간이 소요되는 검사였기 때문에 전체 시즌 경기를 포기해야 하였다. 선수는 예방적 흡입기를 사용하기 시작했고 트레이너와 개별 훈련을 하였지만 다음 학기 경기에 출전할 만큼 신체 단련을 할 수 없었다. 결국 스트레스를 받아서 신체 능력 향상에 한계가 있었는지에 대해 평가를 받기 위해 스포츠 정신의학자에게 의뢰되었다.

개입 : 첫 상담에서 선수의 휴식기와 서 있을 때의 기본 심박동수를 손목시계와 심장 모니터링을 사용하여 측정하였다. 흥미롭게도 앉았다가 일어설 때 심박동수가 분당 40회 상승하였다(70회에서 110회로 증가). 심박동수가 정상으로 돌아온 후에 입으로 45초 동안 과호흡을 하게 하였다. 심박동수가 분당 70회에서 105회로 급격히 증가하였다. 정상 심박동수로 회복된 후 평지, 내리막길, 오르막길로 이루어진 800미터를 달리게 하였다. 그는 처음 400미터에서는 괜찮았지만, 언덕에서 달리기를 시작하자 호흡이 힘들어졌고 다리에 피로를 호소하여 결국 달리기를 중단하였다. 그 시점에서의 심박동수는 분당 185회까지 상승하였다. 그의 회복은 느려서 심박동수가 100회 이하가 되기까지 거의 5분이 걸렸다.

만성 알레르기성 비염 때문에 어릴 때부터 입으로만 숨을 쉬어 왔고 코를 통한 많은 공기의 이동은 할 수 없는 병력을 갖고 있었다. 알레르기전문의는 코를 통해 흡입하는 스테로이드를 처방하였고, 실내 운동 중 실내 공기가 나쁘다고 느껴지면 식염수 비스프레이를 사용하도록 추천하였다. 달리는 동안 대사량이 증가하자마자 선수는 과호흡하게 되었다. 들숨보다 날숨이 더 편하다는 것에 집중하는 것을 학습하고 나서부터 그의 들숨 동안의 마찰과 호흡 잡음은 매우 감소하였다. 선수는 트레이너와 함께 다른 호흡법을 하려고 노력하였고 점진적으로 다시 농구 코트로 돌아갈 수 있을 만큼 경기에서 그의 운동 강도를 증가시킬 수 있었다. 그는 자신감이 증가함에 따라 다시 운동을 할 수 있었다. 그는 스프레이로 그의 기도를 깨끗하게 할 수 있다는 생각을 유지하였고, 달리기 중에 숨을 몸 밖으로 밀어내느라 소모되는 에너지를 줄일 수 있었고, 들숨 동안에 좀 더 자연스럽게 들이쉬도록 하였다. 또한 매우 심하게 땀을 흘리는 체질이기 때문에 적절하게 수분을 공급하여 염분 소실이 안 되게 노력하였다. 그는 좀 더 경쟁이 약한 학교로 전학을 가서 팀에 지원하였다. 달라진 호흡 계획을 가지고 달리기를 하면서 좋은 결과를 얻게 되었고, 첫 번째 방문 때보다 더 적은 심박동수 증가를 보였다.

내가 할 수 있는 것은 테니스뿐 — 휴식이 필요하다

상위에 랭크되어 있는 고교 테니스 선수는 최고의 디비전 I 프로그램의 테니스 장학금을 타기 위하여 중학교 3학년이 시작될 때 다른 주에 있는 테니스 학교로 전학을 결정하였다. 가족과 떨어져 학교 기숙사에서 지내며 이전보다 더 혹독한 훈련을 시작하였다. 게다가 그는 하루 종일 테니스와 신체 단련을 한 후에 저녁에는 온라인 고교 수업을 들었다. 2년 동안의 계속된 테니스 훈련과 시합으로 기량이 좋아졌으며 좋은 대학으로부터 주목을 받았다. 겨울 휴식을 위해 집에 와 있는 동안 부모님에게 어떤 것도 즐겁지 않고 에너지가 고갈되어 우울한 것 같다고 말하였다. 사실상 집에 오기 한 달 전에 수업을 듣는 시간이 줄어들고 결국 하루에 10시간 이상을 자게 되었다.

개입 : 스포츠 정신의학자를 통한 초기 평가로 지속된 압박과 장기간의 이동에 싫증이 나며 심지어 대학에서 테니스를 계속하는 것에 확신이 없다는 것을 알게 되었다. 몇 명의 친구가 있었지만 경쟁심을 느꼈기 때문에 친해질 수 없었다. 가끔은 코치가 흥미와 동기부여를 위하여 배려해 주는 것도 알았다고 한다. 재미와 휴식을 위해 하는 것이 무엇인지 물었을 때 음악을 듣거나 산책하는 것 외에는 별다른 것이 떠오르지 않았다. 질문에 대한 답을 곰곰이 생각해 보고 나서야 1년 내내 웃는 일이 거의 없었다고 하였다.

부모님도 같이 참석한 정신건강의학과 의사와의 두 번째 만남 후에 선수는 집 근처에서 훈련받기로 하였다. 또한 정신건강의학과 의사는 테니스 후에 정신적, 신체적 회복을 위해서 공식적인 휴식의 중요성에 대해 상담하였다. 선수는 매주 하루 전체는 운동을 쉬고 기타 레슨을 받기로 하였다. 그리고 주 4일 밤에 30~60분의 기타 연습을 하였다. 곧 예전 친구들과 다시 연락을 하였고 운전면허학원에 등록하였다. 몇 달 후에 그의 에너지와 동기는 상승하였고 그의 사고방식도 바뀌었다. 재충전된 기분을 느꼈고 가을에는 대학 방문을 계획하고 있다.

•• 자극제와 자극이 되는 활동

일부 선수는 손쉽게 에너지를 증진시키기 위한 방법으로 자극제를 사용한다. 불행하게도 이 방법은 에너지 시스템을 소모시킬 수 있고 비축된 에너지는 장기간의 생산과 유지 전략 없이는 고갈되기 때문에 근시안적인 방법이다. 에너지 수준은 종종 체온과 관련이 있다(Krauchi 등, 2005). 체온이 저하되면 각성과 자발성 수준도 함께 저하된다. 체온 저하는 수면 중에 발생하지만 TV를 보기 위해 침상에 앉아 있거나 책상에서 인터넷을 하거나 침대에서 책을 읽는 것같이 활달하지 않은 활동을 할 때에도 발생한다. 낮은 체온-낮은 에너지 시기는 줄넘기나 팔굽혀펴기, 차갑거나 뜨거운 음료를 마시는 것과 같은 심혈관 활동을 함으로써 해결할 수 있다. 놀랍게도 5분 정도의 자전거 운동이나 트레이드 밀 운동을 하면 에너지 시스템이 활성화되고 에너지 생성이 증가하면서 각성이 촉진되고 몇 시간 동안 에너지를 유지하게 된다(Youngstead, 2005). 대조적으로, 비록 입담배(oral tobacco)나 흡연을 통한 니코틴 사용이 일시적으로 각성을 증가시키고 에너지를 발생시키더라도, 이러한 발생은 보통 매우 짧은 시간 동안 유지되며 추가적인 흡연이 필요하다. 에너지 생성을 촉진하는 활동이 없으면 시간이 지남에 따라 에너지 수준은 점차로 저하된다. 밖에서 일광욕을 하거나 신선한 공기를 마시는 것도 에너지 활성에 도움이 된다. 만약 빠르게 큰 숨을 쉬면 체온이 변하고 이는 중심 체온을 변하게 한다. 또한 햇빛 신호가 에너지 시스템을 활성화시킨다. 겨울처럼 외출이 어려우면 광치료가 도움이 될 수 있다. 고강도 빛(1만 lx)에 20~30분간의 노출은 에너지 시스템을 활성화시킨다. 끝으로 휴식도 에너지 회복과 발산에 중요하다. 안락의자나 침상에서 15~30분 정도의 낮잠은 에너지 시스템의 재충전에 충분하다(Monk, 2005).

자극적 활동을 하기가 간단하더라도 선수들 사이에서 자극제는 과도하게 사용된다. 가장 흔한 것은 니코틴, 카페인, 처방전이 없거나 처방된 자극제이다. 더 강하고 빠른 효과를 위해 여러 종류의 자극제를 함께 사용한다. 자극제의 문제는 아드레날린 분비를 증가시키고 도파민과 노르에피네프린에서 사용되는 신경 네트워크의 자극을 통하여 그 효과가 나타난다는 사실이다. 장기간의 반복 사용은 아드레날린과 도파민의 고갈을 유발하여 부작용을 일으킬 수 있다. 대부분 흔한 부작용에는 근육 긴장 증가, 속 쓰림, 초조, 열 조절 장애와 불면증이다. 각 부작용은 에너지를 사용하게 하여 결국 쉽게 에너지 고갈을 유발한다. 에페드린(ephedrine), 아토목세틴(atomoxetine), 메틸페니데이트(methylphenidate), 모다피닐(modafinil), 암페타민(amphetamine)과 같은 더 강한 자극제는 피로감이 있더라도 지속적인 각성이나 에너지 충전 효과를 유발할 수 있다. 만약 강한 자극제와 니코틴, 카페인과 병합하여 사용한다면 부작용이 더 흔할 수 있다. 요약하면 자극적 활동은 신경전달물질의 생성을 촉진시키고, 자극제는 신경전달물질 분비를 활성화하기 때문에 저용량의 자극제와 자극적 활동을 조화시키는 것이 최선의 방법이다. 이와는 대조적으로 에너지 수준의 상승을 유지하는 일상적인 활동 없이 다량의 자극제는 결국 에너지 공급을 고갈시키거나 부작용을 유발하거나 또는 둘 다 초래할 수도 있다.

필드에서 정신을 차리는 15분 동안 너무 많은 실수를 하였어요

공격 포지션을 두고 경쟁하던 3년 차 프로미식축구 선수는 아침 연습 전에 훈련장에서 스포츠 정신의학자를 만났다. 훈련이 어떠한지 물었더니 연습 초반에 저지른 많은 실수 때문에 코치가 실망했을 것이라고 말하였다. 그의 훈련 전 일상을 간략히 살펴보자 아침을 거르고 옷과 테이핑을 위해 곧장 필드로 가는 것을 알게 되었다. 항상 아침에 일어나기 위해 30~45분이 걸린다는 것을 인정하였고, 특히 오전 7시 전에 일어날 경우에는 더 오래 걸린다고 하였다.

개입 : 연습이 시작되면 바로 경기를 할 수 있도록 평소보다 15분 일찍 방에서 나오기로 하였다. 곧장 카페테리아로 가서 단당 또는 복합 탄수화물 식단의 아침식사를 먹었다. 훈련 룸에 도착한 후 옷을 입고 분당 심박동수를 100~110으로 올리기 위해 5~7분 동안 실내 자전거를 탔다. 몸에 테이핑을 한 후에 필드에 나가서 간단한 달리기나 스트레칭을 하였다. 훈련이 시작되었을 때 완전히 깨어 있었다. 이러한 변화로 선수의 자신감은 향상되었다.

각성과 집중 향상을 위해 암페타민을 구할 수 있을까요?

중간경력의 프로야구 선수가 집중력 저하를 평가하기 위해 스포츠 정신의학자를 찾아왔다.

집중력 향상을 위해 동료 선수로부터 진한 커피를 마시라는 조언을 들었지만 커피 향을 좋아하지 않으며 예민해지기 때문에 커피를 마시지 않는다고 하였다. 치료 목적으로 암페타민의 합법 사용을 하는 선수에 대해 들은 적이 있었고, 대학 시절 각성 유지와 집중력 향상에 암페타민이 유용했었다는 사실을 기억해 내었다. 매일 외야수에서 후보가 되거나 경기 후반에 교체가 되면서 이번 시즌에 더 집중하기 어려웠다. 그는 저용량의 단기작용 암페타민이 그의 에너지와 집중력을 도와줄 수 있다고 확신하였다.

개입 : 주의력결핍, 기분, 불안 또는 수면장애의 병력은 없었다. 건강하였고 부상도 없었으며 약은 물론 음주나 흡연도 하지 않았다. 그는 경기가 없는 날에도 에너지가 저하되어 있었고, 경기가 있는 날에도 역시 에너지를 끌어올리기가 어려웠다. 수비나 공격 시에도 집중하기 어려웠다. 정신건강의학과 의사는 선수에게 그의 경기 전 루틴을 검토하도록 권하였다. 독신이었기 때문에 거의 아침 11시경에 일어나는 편이었고 클럽하우스로 가기 전까지는 아파트에서 영화나 TV를 보거나 비디오 게임을 하였다. 전년도보다 늦은 타격 훈련 1시간 전쯤에 클럽하우스에 도착하였다. 타격 훈련 후에는 보통 팀 동료 몇몇과 카드 게임을 하였다. 그의 경기 중 타격 루틴은 선수대기석에서 투수의 던지는 타이밍을 알아내고 다음 타석을 기다리는 중에는 무거운 배트로 스윙을 하는 것이었다. 경기를 하지 않을 때는 지루함을 견디기 위해 껌을 씹거나 해바라기 씨를 뱉는 편이다. 시즌 중에는 경기가 끝난 후에 역도를 한다.

스포츠 정신의학자는 그의 전반적인 에너지 수준은 매우 낮은 편이고 그의 게임 전 루틴의 개선이 필요하다는 것을 알려 주었다. 아침에 일찍 일어나 오전 9시 전까지 아침 식사를 하기로 하였다. 식사 후에 산책을 하거나 항구 근처에서 자전거를 탔다. 늦어도 오후 2시 30분까지 야구장에 도착하기로 결심하였고 경기에 선발이 되든 안 되든 간에 30분 정도를 자전거나 트레드 밀을 하면서 게임 준비를 시작하였다. 그 후, 밖에서 10~20분 정도 달리기를 하였다. 타격 연습에 앞서 하는, 팀 전체 스트레칭 전에 밖으로 나와서 심박동수를 높이기 위해 단거리 경주를 하였다. 타격 연습 후에는 카드 게임 대신에 월풀 욕조를 이용하였다. 시합에 나가지 않은 날에는 경기 후반부에 클럽하우스로 가서 수비 교체를 대비하여 5분 정도 실내 자전거를 탔다. 선발 출전하는 날에는 에너지 증대를 위해 클럽하우스에서 정기적으로 자전거를 타기로 결심하였다. 몇 주가 지나고 에너지와 자신감의 지속적인 향상을 알려 왔다. 그는 치료 목적의 자극제 사용이 자신에게 적절하지 않다는 것을 이해하였다.

•• 결론

스포츠 정신의학자와 다른 전문가(예 : 팀 주치의, 트레이너, 스트레칭과 상태를 조절해 주는 스태프)는 선수들이 최고 기량을 내도록 에너지 수준을 향상시키고 유지하도록 도울 수 있다. 선수는 식이 요법, 수분 보충, 각성, 에너지, 수면, 그리고 자극적인 루틴과 소진 예방 기법 등을 학습할 수 있다. 아마도 이 가운데 가장 중요한 것은 강한 자각과 원기 회복, 긴장 이완에 꼭 필요한 건강한 수면 위생이다. 많은 선수들이 아침 식사와 간식을 거르고 적절한 수분과 탄수화물 공급에 실패하고 수면 부족으로 고생하여 쉽게 자극제에 손을 댄다. 그러나 동기 강화를 통하여 선수들이 자신만의 루틴을 수정하려는 열린 마음가짐을 갖도록 해야 한다.

임상적 핵심 요점

- 3개의 주요 에너지 시스템 — 인산염 체계, 무산소 해당 반응, 산소성 대사 시스템 — 은 자극하는 활동, 인내, 각성, 정신적 순발력을 돕는 작용을 한다. 이것은 건강한 식사 전략과 회복을 위한 휴식을 필요로 한다.

- 음식, 수액, 전해질 재공급은 최적의 경기력을 위해 경기 종목과 선수에 따라 맞춤식으로 이루어져야 한다. 즉각적인 재공급은 에너지의 소비와 수액과 전해질의 손실에 맞추어 하는 것이 중요하다.

■ 신체 각성과 수면 시스템은 각성을 유지하고 에너지 시스템 회복을 위해 협력하여 작용한다. 최소 6시간 이상의 지속적인 수면과 개운하게 깨어남, 이완을 위한 루틴이 중요하다.

■ 수면 부채와 만성 피로는 장기간, 일상적인 훈련 또는 경기, 이동, 밤 경기를 요구하는 스포츠에서 흔하지만 휴가와 보충 수면으로 해소할 수 있다.

■ 수면이 방해받거나 만성 피로가 시작될 때 자극제(카페인, 니코틴, 인삼, 처방받은 자극제) 병합 사용은 에너지 생성을 위한 손쉬운 방법으로 스포츠 선수들이 종종 사용한다. 약간의 자극제 사용은 에너지 생성과 유지를 도울 수 있지만, 자극제를 자극적 활동(기상 루틴, 에너지 식사, 휴식, 낮잠 등)과 함께 할 때 가장 좋은 효과를 볼 수 있다.

■ 수면 또는 항불안제는 균형이 깨진 수면 패턴을 교정하기 위해 매일 사용할 수 있다. 흔한 문제로 시차증, 늦은 밤 경기, 불량한 수면 위생(식사, TV, 인터넷 서핑)과 너무 늦게까지 안 자는 것이다. 평소보다 이르게 자는 시간을 정한 후에 약물 사용 빈도를 줄일 수 있다.

참고문헌

Hans PA, Dongen, V, Dinges DF: Sleep, circadian rhythms, and psychomotor vigilance. Clin Sports Med 24:237–249, 2005

Krauchi K, Cajochen C, Wirz-Justice A: Thermophysiologic aspects of the three-process model of sleepiness regulation. Clin Sports Med 24:287–300, 2005

Loehr J, Schwartz T: The Power of Full Engagement. New York, Free Press, 2003

Monk TH: The post-lunch dip in performance. Clin Sports Med 24:237–249, 2005

Postolache TT, Oren DA: Circadian phase shifting, alerting, and antidepressant effects of bright light treatment. Clin Sports Med 24:381–413, 2005

Reilly T, Waterhouse J, Edwards B: Jet lag and air travel: implications for performance. Clin Sports Med 24:367–380, 2005

Rice TB, Dunn RE, Lincoln AE, et al: Sleep-disordered breathing in the National Football League. Sleep 33:819–824, 2010

Stiller JW, Postolache T: Sleep-wake and other biological rhythms: functional neuroanatomy. Clin Sports Med 24:205–235, 2005

Youngstedt SD: Effects of exercise on sleep. Clin Sports Med 24:355–365, 2005

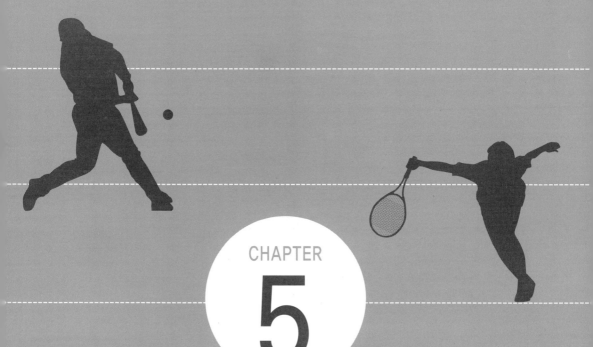

물질 사용과 남용

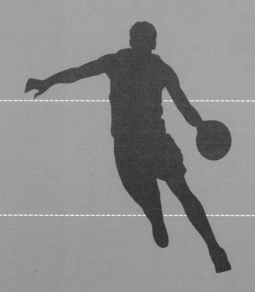

SPORTS PSYCHIATRY

운동선수의 알코올, 불법 약물, 의료용 약물 오남용 또는 의존 양상은 일반인과 다르다. 흥분제, 아나볼릭－안드로제닉 스테로이드(AAS), 펩타이드호르몬, 호르몬 방출 인자, 항에스트로겐 제제와 같은 경기력 향상 약물(perfor- mance enhancers)이 헤로인, 코카인, 환각제, 펜사이클리딘(phencyclidine, PCP)과 같은 불법 약물보다 더 흔히 오남용된다(mcDuff and Baron, 2005). 일반인이 흔히 사용하는 술, 카페인, 담배와 대마초 역시 선수들이 흔히 사용한다. 또한 이러한 물질들로 인해 소변검사에서 대부분 양성 반응을 보이고, 약물 관련 부작용이 발생하거나 건강이나 전반적인 생활, 경기력의 저하와 관련되어 있다. 흥미롭게도 심각한 음주, 불법 마약, 경기력 향상을 위한 약물의 남용과 의존은 현역선수에서는 드물다. 남자 대학생 운동선수에서는 폭음과 씹는 담배 의존이 흔하며 고참 또는 은퇴한 남자 프로 운동선수는 술, 씹는 담배, 마약성 진통제 의존이 흔하다.

운동선수에게서 물질 사용의 패턴이 다른 실질적인 이유는 다음과 같다. 첫째, 일반인에 비하여 엘리트 선수는 젊고 건강하며 고도의 훈련과 매우 높은 선발기준에 의해 철저하게 선별된 선수들이다. 둘째, 트레이너, 코치, 정기적으로 방문하는 팀 닥터 또는 불시에 시행하는 소변검사를 통하여 물질 오용의 초기 증거를 감시하고 있다. 이러한 이유로 운동선수의 심각한 물질 남용이나 의존은 낮게 나타난다. 그러나 이들 이외의 다른 물질의 오남용 비율이 높은 이유는 일반인들과는 다른 추가적인 이유가 있기 때문이다. 운동선수와 일반인 모두 파티를 즐기거나 신체를 이완하기 위하여 물질을 사용하지만 운동선수는 부상 회복이나 통증 조절, 경기력 향상이라는 추가적인 목적이 있기 때문이다(표 5-1).

현역선수나 은퇴선수에게 부상, 급성 통증 및 만성 통증은 아편제와 진정제의 오남용이나 의존에 대한 고위험 요인이 된다. 예를 들어 북아메리카프로미식축구리그(National Football League, NFL)에서 한 시즌 중에 60%의 선수들이 부상을 당하고, 그들 중 37%는 한 경기 이상 출전할 수 없었으며 전체의 10% 이상의 선수들이 부상자 명단에 등재되어 시즌을 마감한다(National Football Leagues

표 5-1	물질과 스포츠 : 사용 또는 남용의 이유
부상으로부터의 회복과 통증 조절	**파티참여와 이완**
상처 치유 촉진	쾌락과 일탈
빠른 재활 프로그램 진행	어울림과 자신감 증대
부종과 뻣뻣함의 감소	스트레스 감소와 이완
제한된 관절 운동 범위의 향상	에너지 증진과 알코올 내성 촉진
수면과 회복의 개선	성적 파트너를 구함
통증 경감	친교와 지루함의 해소
좌절감과 자극 감수정 경감	부정적 감성의 해소
물질 남용과 중독	**경기력 향상**
숙취 해소	집중력 향상
독성 효과 부정	탈진과 피로감의 감소
갈망 해소	근육 강도과 질량의 증대
금단 증상 해소	지구력과 산소화 향상
물질에 대한 욕구 해소	강도와 공격성 증대
부정적 감정의 해소	각성과 집중력 증대
대인관계 갈등의 회피	체중과 체지방 감량
동료에게 받는 스트레스 해소	

Player Association, 2011). 또한 은퇴한 NFL 선수 644명(평균 나이 48세, 평균 선수경력 7.8년)을 대상으로 한 NFL과 국립약물중독연구소(National Institute on Drug Abuse, NIDA)의 최근 합동 연구 결과를 보면 선수 중 52%가 경기 중에 진통제를 사용한 것으로 나타났다(Barr, 2012). 이들 중 63%는 병원이 아닌 다른 곳에서 약물을 구했으며 71%는 경기 중에 진통제를 오남용을 보였으며 15%는 지난 한 달 동안 진통제를 오남용했음을 인정했다. 이때 오남용의 정의는 처방 이상으로 많은 용량을 복용하거나 친구나 동료 운동선수, 인터넷 등 정식경로를 통하지 않고 약물을 구한 경우로 정의하였다.

경기력 향상 약물은 프로경기와 국제시합에서 오랫동안 사용되어 왔고 모든 선수에게 정기적으로 혹은 불시에 소변검사를 시행해도 경기력 향상을 위해 약물을 사용하고 구금, 벌금, 출전금지의 위험성을 기꺼이 감수하려 한다. 그러므로 정신자극제나 스테로이드 오남용은 스포츠 정신과 분야에서 흔히 만나게 된다. 가장 흔하게 오남용하는 자극제는 치료적 목적이 아니거나 처방 없이 사용되는 메틸페니데이트(methylphenidate)나 암페타민(amphetamine)이다. 이 약물들의 적발 가능성이 낮은 이유는 반감기가 짧으며 미국의 프로 스포츠 경기 후에 소변검사가 없기 때문이다. 1980년대와 1990년대에는 미국 프로 스포츠 경기에서 아나볼릭 스테로이드 사용이 더욱 빈번하였지만 현재의 검사와 규정에 따르면 식이 보조제로 인한 스테로이드 양성 반응이 가장 흔하기 때문에 대부분의 프로리그에서는 안전한 식이성분 또는 제조업체의 리스트를 선수들에게 제공하고 있다 (McDuff and Baron, 2005).

운동선수들의 경기력 향상 약물의 사용은 여러 차례의 정부 청문회나 수사 대상이 되었다. 스테로이드 파문이 올림픽이나 투르 드 프랑스, 미 프로야구와 미식축구 선수들에서 발생하고 있으며, 때때로 스테로이드를 사용하는 어린 운동선수에게서 자살 사고가 발생하고 있다. 엘리트 운동선수들의 경기력 향상 약물의 복용은 후배 운동선수들뿐만 아니라 일반인들에게도 술, 불법 약물, 약물 남용과 관련해 영향을 깊게 미칠 수 있기 때문에 이러한 사건들은 대중매체와 정부로부터 높은 관심을 받고 있다. 이러한 비판에 부응하여 2000년 초반부터 많은 스포츠 협회가 명확한 대안을 제정하고 있다.

모든 미국 대학 스포츠와 대부분의 미국 프로 스포츠, 그리고 올림픽에서 신뢰할 만한 소변검사를 시행하고 있다. 이 검사는 주로 경기력 향상 약물 검출을 목적으로 하며 알코올과 약물 남용을 다양한 방법으로 검사한다. (표 5-2에 경기에서 금지된 약물과 방법이 열거되어 있다.) 예를 들어 미국 프로 스포츠 중의 하나인 NFL은 경기력 향상 약물, 알코올에 의한 사고, 문제 음주에 대하여 매우 강력한 정책을 가지고 있다. 반면에 MLB는 술과 약물 남용에 대하여 마이너리그(40인의 선수 명단에서 제외된 선수들)보다 메이저리그(40인 선수 명단에 속한 선수들)에서 덜 강력한 정책을 펴고 있다. 올림픽이나 다른 국제 스포츠 경기의 약물은 세계반도핑기구(World Anti-Doping Agency, WADA)가 감독하지만, 대부분의 약물 검사 프로그램은 각 프로 스포츠 구단의 책임하에 있다. 유소년을 위한

표 5-2	종목별 금지 약물 및 방법 목록					
약물 혹은 방법	NCAA	WADA	NFL	MLB	NBA	NHL
베타 2 - 아드레날린성 제제	금지	금지	NS	NS	NS	다양한 약물 금지 (WADA 목록)
알코올	금지	금지	치료와 제제	치료와 제제	NS	NS
스테로이드	다양한 약물 금지	다양한 약물 금지	다양한 약물 금지	다양한 약물 금지	다양한 약물 금지	다양한 약물 금지
항에스트로젠 제제	금지	금지	금지	금지	NS	다양한 약물 금지
베타 길항제	금지	금지	허가	허가	허가	허가
혈액 도핑, 산소 전달	금지	금지	NS	금지	NS	NS
남용 약물	헤로인, 마리화나	진정제, 경기 중 스테로이드	암페타민, 코카인, MDMA, 아편양 제제, PCP	코카인, LSD, 마리화나, MDMA	암페타민, 코카인, LSD, 아편양 제제, CP, MDMA	다양한 약물 금지
유전자 도핑	NS	금지	NS	금지	NS	NS
호르몬, 성장 요소 등	금지	다양한 제제 금지	다양한 제제 금지	다양한 제제 금지	NS	NS
간통	금지	금지	금지	금지	금지	금지
차폐 약물	금지	금지	금지	금지	다양한 약물 금지	다양한 약물 금지
식이 첨가제	금지	금지	금지	금지	NS	NS
자극제	다양한 약물 금지	다양한 약물 금지	다양한 약물 금지	경기력 향상	다양한 약물 금지	허가
치료 목적 약물 사용	허가	허가	허가	허가	허가	허가

주 : LSD=lysergic acid diethylamide, MDMA=3,4-methyendioxymethamphetamine, 또는 Ecstacy, MLB =Majot League Baseball, NBA=National Basketball Association, NCAA=National Collegiate Athletic Association, NFL=National Football League, PCP=phencyclindine, WADA=World Anti-Doping Agencys, NS=Not specified

약물 사용금지 캠페인은 지역 내 뛰어난 운동선수를 홍보대사로 임명하면서 발전하였다. 게다가 WADA(2009)는 운동선수뿐만 아니라 모든 아이들을 대상으로 하는 Teacher's Tool Kit를 만들었다. 이렇게 검사 대상을 모든 아이들로 넓힌 근거는 다음과 같다. (1) 불법 약물 사용 금지와 페어플레이 정신을 심어 주는 것이 약물 검사를 줄일 수 있다. (2) 경기력 향상 약물 사용이 신체의 치료나 체형 변화를 목적으로 사용하는 의학적 목적의 약물이나 식이 보조제의 효과를 감소시킬 수 있다. (3) 정직, 건강, 최대의 경기력 발휘, 재미와 기쁨, 팀워크, 규칙, 나와 타인의 존중, 용기, 지역사회, 결속과 같은 약물 사용 금지의 가치가 삶의 모든 분야에 적용될 수 있다.

스포츠에서의 물질 사용은 이론적으로 다음 세 가지로 분류할 수 있다. (1) **합법 물질** ― 술, 담배, 처방된 약물, (2) **불법 약물** ― 마리화나, 아편계 약물, 코카인, 암페타민 계열, LSD, 펜사이클리딘(PCP), (3) **경기력 향상 약물** ― 자극제, 스테로이드, 각종 호르몬. 이렇게 물질을 분류할 수 있지만 특정 물질의 정기적 사용은 같은 분류(내의 다른 약물) 또는 다른 종류의 약물의 남용으로 이어진다는 임상적 근거들이 많이 제시되고 있다. 예를 들어 술, 담배, 마리화나는 동시에 사용하는 경향이 있으며, 스테로이드는 성장호르몬이나 인슐린분비인자와 함께 사용하는 경향이 있고, 진정제, 자극제, 마약성 진통제를 함께 사용하는 경향이 있다. 남자 대학생 운동선수를 대상으로 한 연구에서 합법적인 식이 첨가제를 포함한 경기력 향상 약물 사용자들은 사용하지 않는 사람들보다 더 많은 술 문제를 일으키고 불법 약물을 사용하였으며 감각 추구 성향이 높은 것으로 나타났다(Buckman 등, 2009). 남녀 대학생 운동선수를 일반 대학생과 비교한 다른 연구에서는 남자 선수들이 일반 남자 대학생에 비하여 과거의 폭음(39.5%), 경기력 향상 약물 사용(55.8%), 불법 약물(9.7%), 식이 첨가제(45.7%), 씹는 담배(32.2%)를 더 하는 것으로 나타났다(Yusko 등, 2008). 흥미롭게도 남녀 모두에서 운동선수들의 지난 1년간의 약물 사용이 일반 남자 대학생에 비하여 유의하게 낮게 나타났다. 그러나 이러한 결과는 남자 운동선수의 약물 남용 비율이 시즌(15.5%)에 비해 비시즌의 경우(30.9%) 두 배 증가한다는 사실을 고려하여 해석하여야 한다. 남자 운동 선수와는 반대로 여자 대학생 운동선수는 일반 여자 대학생에 비해 과음과 남용 약물, 체중감량제의 사용이 유의하게 낮았다. 그러나 남자 운동선수와 마찬가지로 여자 운동선수의 비시즌 동안의 약물 사용(21.5%)이 시즌 동안의 약물 사용(5.1%)보다 높았음을 고려해야 한다.

이 장에서는 스포츠 정신의학 분야에서 흔히 접하는 술, 마리화나, 합법적인 자극제(카페인, 니코틴, 비전문 의약품)뿐만 아니라 흔치 않지만 엘리트 선수가 사용하는 경기력 향상 약물(불법 자극제, 스테로이드, 각종 호르몬 등)의 사용과 남용에 대한 사례를 제시하고 검토할 것이다. 각 물질은 분류와 사용 양상, 사용 이유, 위험성, 경기력에 미치는 효과와 약물 사용 중단 또는 감소 전략의 순으로 기술될 것이다.

●● 알코올

스포츠 정신건강의학에 따르면 운동선수들이 가장 많이 섭취하는 물질은 술이다(Martens 등, 2006). 스포츠 임상가는 다양한 경로를 통해 선수들의 음주 행위를 확인하게 된다. 이러한 경로는 다음과 같다. (1) 미팅 또는 치료 중에 선수의 입에서 나는 술 냄새를 맡은 코칭 스태프로부터, (2) 약물 남용 검사를 위해 임의로 실시된 소변검사로부터, (3) 폭력, 미성년자 음주, 구속 등 음주와 관련된 사건에 연루됨에 따라, (4) 가족 또는 부부 상담 중에 표현된 선수의 음주에 대한 우려로부터, (5) 숙취에 대한 언급 또는 직접 관찰에 의해, (6) 팀 미팅, 훈련, 이동 중의 대화에서 기절, 필름 끊김(black-out), 말다툼, 부적절한 행동 등과 같은 심한 급성 중독에 관련된 내용을 확인함으로써, (7) 운동 능력 저하, 동료와의 갈등, 불면, 불안, 스트레스 등에 대한 평가 과정 중 확인.

음주, 폭음은 고등학생, 대학생, 프로선수와 코칭 스태프에서도 흔히 볼 수 있기 때문에 고위험 음주 또는 폭음에 대한 지속적인 관찰이 필수적이다. 위험 양상의 조기 발견은 예방적 중재로 이어지기 때문에 중요하다. 스포츠 임상가는 트레이너, 코칭 스태프와 신뢰관계를 구축하여 운동선수의 관찰결과와 우려할 만한 일을 편안하게 공유하는 환경을 조성시키는 것이 중요하다. 또한 경기가 있었던 날 밤처럼 과음이 예상되는 날의 다음 날 아침 일찍부터 선수와 시간을 보내야 한다.

종종 심각한 알코올 의존 선수들을 볼 수 있지만 현역 선수에서는 흔하지 않다. 그 이유는 선수들은 주로 젊고, 경기력에 대한 요구치가 매우 높고, 정기적으로 술을 마실 만큼 시간이 충분하지 않기 때문이다. 그러나 규칙적인 생활리듬이 약화되는 비시즌이 되면 음주 문제가 대두될 수 있지만 이 역시 드물다. 대신에 심한 폭음으로 인하여 선수 기량과 경기력에 부정적인 영향을 줄 수 있다.

스포츠 임상가가 팀 스태프로부터 또는 직접 관찰 등을 통해 규칙적인 과음을 확인하면 우선 해당 선수와의 비공식적인 면담을 진행해야 된다. 면담은 훈련장, 운동장 또는 일과 후에는 상담실에서 이루어지는 것이 좋다. 면담은 선수의 현재 자신감, 부상, 스트레스 등의 일반적인 사항에 대해서 먼저 진행한 후에 과음 등으로 인한 수면, 체력, 집중력 문제 등에 대하여 진행한다. 면담 중에 선수가 해당 내용에 대한 이야기를 꺼리면 의사는 선수의 음주 양상에 대해 직접적인 질문을 한다. 이때 선수가 면담 내용에 대해서 방어적인 태도를 취하지 않을 수 있도록 지속적으로 동기를 부여하면서 면담을 진행해야 한다(예 : 개방형 질문, 긍정해 주는 행동, 반향적 청취, 내용 요약). 이러한 과정을 통해 해당 선수의 신뢰를 얻게 되면 선수는 자신의 기량 향상을 위한 의사의 다양한 피드백을 받아들이고자 할 것이다.

음주와 관련된 공식 평가는 심각한 수준의 문제 발생 시에 이루어져야 한다. 이러한 평가는 대학 및 프로 운동선수들의 경우 훈련장 근처의 상담실에서 이루어지는 것이 적절하고, 고교 선수는 학교 밖의 외부 시설에서 이루어지는 것이 적절하다. 선수에게 음주운전 등과 같은 사건에 대한 구체적 경위에 대하여 질문한다. 그리고 답변을 보도자료, 경찰 조서 등과 비교해야 한다. 의사는 사건 당시의 자

표 5-3	표준 음주량^{a}과 성별, 체중에 따른 혈중 알코올 농도^b									
		체중(파운드)								
표준 음주량	성별	90	100	120	140	160	180	200	220	240
1	남	–	.04	.03	.03	.02	.02	.02	.02	.02
	여	.05	.05	.04	.03	.03	.03	.02	.02	.02
2	남	–	.08	.06	.05	.05	.04	.04	.03	.03
	여	.10	.09	.08	.07	.06	.05	.05	.04	.04
3	남	–	.11	.09	.08	.07	.06	.06	.05	.05
	여	.15	.14	.11	.10	.09	.08	.07	.06	.06
4	남	–	.15	.12	.11	.09	.08	.08	.07	.06
	여	.20	.18	.15	.13	.11	.10	.09	.08	.08
5	남	–	.19	.16	.13	.12	.11	.09	.09	.08
	여	.25	.23	.19	.16	.14	.13	.11	.10	.09
6	남	–	.23	.19	.16	.14	.13	.11	.10	.09
	여	.30	.27	.23	.19	.17	.15	.14	.12	.11
7	남		.26	.22	.19	.16	.15	.13	.12	.11
	여	.35	.32	.27	.23	.20	.18	.16	.14	.13
8	남		.30	.25	.21	.19	.17	.15	.14	.13
	여	.40	.36	.30	.26	.23	.20	.18	.17	.15

a 1표준 음주량=12온스(약 350ml)의 맥주, 5온스(약 148ml)의 와인, 1.5온스(약 44ml)의 증류주
b 음주 후 매 시간마다 .015 빼기

출처 : Modified from National Highway Traffic Safety Administration 2000.

세한 정보 — 음주를 시작한 시간, 장소, 함께한 사람, 어떤 종류이며, 알코올 도수는 몇이고, 얼마나 마셨는지 —를 수집하여 이를 통해 당시의 혈중 알코올 농도를 추정한다(표 5-3). 대부분의 운동선수들은 이러한 과정에서 인간의 신체가한 시간에 표준음주 한 잔의 알코올만 해독할 수 있다는 사실에 놀라게 된다. 뿐만 아니라 음주 중 음식을 섭취하지 않거나 체중이 적은 경우, 지방의 비중이 높은 경우, 여성인 경우, 증류주를 먹은 경우 혈중 알코올 농도가 더욱 높아진다는

사실에 대해서도 놀라게 된다(부록 5-1, 자료 1과 2).

이어서 의사는 선수의 알코올 병력 조사를 시작으로 현재와 과거의 물질 사용에 대해 조사한다. 일반적으로 대화는 일상적인 음주 패턴을 알아 가는 것으로 시작해야 하는데, 특히 하루에 얼마나 마시는지에 대한 질문보다는 1주일 동안의 음주 패턴을 확인하는 것이 가장 중요하다. 운동 종목에 따라서 선수들의 음주 패턴은 달라질 수 있다. 예를 들어 대부분의 대학 팀에서는 경기 전 48~72시간 동안의 금주 정책을 유지하기 때문에 이러한 사항은 선수들의 음주 패턴에 영향을 미치게 된다. 또한 선수들의 가족과 관련된 음주 환경에 대해 확인하는 것도 중요하다. 여기에는 숙취 여부, 싸움, 피임하지 않는 성관계, 급성 중독에 대한 선수의 선천적인 예민도 등이 있다. 알코올 급성 중독에 예민도가 낮다면 급성 알코올 중독에 대한 신체의 인식 시스템이 활동적이지 않음을 의미한다. 이러한 경우에 자신이 취했다는 것을 인지하기 이전에 빠른 속도록 4~6잔의 표준음주를 하게 된다. 이 시점에서 뇌 피질하의 쾌락 중추는 활성화되고 피질의 조절 중추는 활동이 저하되기 때문에 폭음과 문제 음주의 위험성이 높아진다. 반면에 알코올과 숙취에 대하여 높은 민감도를 보이는 경우에는 반복적인 폭음에 대한 보호 효과를 보인다.

폭음(건장한 남성에서 5 표준음주 이상, 건장한 여성에서 4 표준음주 이상)은 그것이 일회성이라 할지라도 단기간에 다양한 방법으로 경기력 저하를 일으킨다. 첫 번째로 알코올은 일부에서 강한 이뇨제로 작용하여 탈수를 일으키고 교정하는 데 24시간 이상이 걸릴 수 있다.

둘째, 알코올은 일시적으로 탄수화물과 에너지 대사 과정을 방해할 수 있기 때문에 운동선수의 유산소 운동기능을 약 10% 정도 약화시킬 수 있다. 셋째로 과량의 알코올은 숙취를 유발하고 그것이 심각할 경우 경기 전에 연습량이 감소하며 수분, 영양을 공급받아야 하고 반응 시간이 느려지며 주의력 감소와 학습능력 저하를 유발한다. 넷째, 알코올 급성 중독은 판단력을 흐리게 만들어 낙상, 폭력 사고, 구속 등의 사건을 유발할 수 있다. 운동선수들이 싸움이나 낙상으로 부상을 입거나, 심각한 멍이 들거나, 손가락, 손, 손목, 치아 등에 골절이 발생하는 경우가 흔히 발생한다. 운동선수가 구속되면 구금될 수 있고, 재판으로 인해 훈련에 참가하지 못하게 되고, 체육협회의 규칙에 위배될 경우 경기에 참가하지 못하게 될 수 있다. 다섯째, 선수들은 일반인과 마찬가지로 최소 6시간, 대개는 8~9시간의 연속적인 수면을 취해야 한다. 음주 후 알코올이 대사되는 과정에서 선수들은 뇌 활동의 정상적 활동을 방해받게 되고, 정상 수면리듬의 교란을 겪게 되며, 지나치게 일찍 잠에서 깨어나게 된다. 이 때문에 다음 날의 활력은 떨어지게 되고, 주의력은 감소하고, 반응 시간은 느려지며, 운동 협응 능력이 저하된다.

장기적으로 음주를 하면 체중이 지나치게 늘어나 건강 문제가 발생하고 경기력에 부정적인 영향을 끼친다. 특히 알코올은 영양소는 없는 반면 지방 다음으로 높은 그램당 7칼로리의 열량을 갖고 있다. 게다가 혼합 또는 강화된 알코올성 음료는 더욱 높은 열량을 갖고 있기 때문에 지나친 지방 축적과 경기력 감소를 유발할 수 있다. 이와 함께 운동선수는 피임을 하지 않은 성관계를 갖게 되면서 성병을 얻게 되거나 원치 않는 임신을 하게 될 수 있다. 이러한 경우 선수는 불필요한 스트레스를 받게 되거나 항생제를 복용하여 식욕 저하 또는 구역 등의 항생제 부작용을 경험할 수도 있다. 운동선수들은 대개 젊기 때문에 술로 인한 간기능 악화나 위출혈 등의 심각한 건강 이상은 흔치 않다.

사례연구 — 파티 제한

고등학교 팀에서 선발된 19세 미혼 남자 프로야구 선수가 정기 소변검사에서 알코올 양성반응을 보여서 스프링 캠프 입소 3주 만에 스포츠 정신건강의학 의사의 진료를 받게 되었다. 그는 이미 검사 전날 밤 몇 명의 동료 선수들과 함께 늦은 밤까지 어울리며 술을 마셨다고 밝힌 상태였다. 그는 대략 약 6시간 동안 12~14잔 표준음주를 하였지만 음주운전은 하지 않았다고 말하였다. 숙면을 취하지 못하였고, 가벼운 숙취를 경험했으며, 다음 날 몸이 느려진 느낌을 받았다고 하였다. 또한 몇명의 동료들과 한 코치로부터 상태가 나빠 보인다는 말을 들었다고 하였다. 그는 집을 떠나 팀 생활을 하면서부터 1주일에 두 번 정도 술집에서 밤늦게까지 만취할 정도로 술을 마시는 양상으로 생활하였다고 한다. 그러나 이러한 생활 양상이 특별히 잘 못된 것이라고 생각하지는 않았으며, 오히려 잘 지내고 있는 것이라고 생각하였다. 그리고 더 상위 수준의 팀으로 올라가서 선발 포수가 되는 희망을 갖고 있었다. 정신 건강의학과 의사는 그의 몸무게(90kg)를 고려할 때 검사 전날 밤 최고 혈중 알코올 농도는 대략 0.15~0.17 정도로 추산되는 음주 양상을 확인하였다.

개입 : 정신건강의학과 의사와 선수는 과음의 득실과 그것이 야기할 수 있는 기량 저하의 위험에 대하여 토론하였다. 그는 음주에 대한 단점을 잘 알지 못했고 또한 코치가 그를 '음주 파티를 좋아하는 사람'으로 여겨서 나쁜 평가를 내릴 수 있다는 것을 모르고 있었다. 그의 음주량을 1주일에 1회, 한 번에 표준음주 4잔으로 제한하 기로 하였다. 또한 규칙적으로 그의 기량 변화와 음주 패턴 변화에 대해 모니터링 하기로 동의하였다. 정신건강의학과 의사는 춘계 훈련 기간 동안 한 번 더 면담을 진행했고, 네 번의 비공식적인 면담을 진행하였다. 그는 음주를 줄이고 나서 수비 력 및 투수진과의 소통 능력, 타격 능력이 꾸준히 향상되었다고 보고하였다.

음주 관련 사고의 반복

사례연구

보조 트레이너가 정신건강의학과 의사에게 훈련장에서 시즌 첫 달 동안 계속해서 술 냄새를 풍기는 중간정도 경력의 구원 투수와의 비공식적 대화를 부탁하 였다. 의사는 해당 선수를 클럽하우스로 불러서 일상적인 대화를 나누었다. 그는 이 미 비시즌 시기에 음주운전으로 구속되어 언론에 보도되었기 때문에 구속과 관련된 사항들, 운전면허는 어떻게 되었는지, 앞으로 재판은 언제 열리는지에 대하여 우선 물어보았다. 그는 사건 당일 택시를 부르지 않을 정도로 판단력이 흐려 있었다고 말 하면서 술에 취하면 다른 사람들과 언쟁을 한다는 것도 이야기하고 일시적으로나마 금주를 해야겠다는 생각을 하였다고 말하였다. 그리고 그의 변호사가 최소한 재판 당일까지 금주하는 것이 좋겠다고 말했다는 말도 덧붙였다. 정신건강의학과 의사는 음주로 인하여 그의 경기력이 최고조에 이르지 못할 위험성에 대하여 간략하게 말 하였다. 그러자 그는 며칠 후에 다시 면담하기로 동의하였다.

그러나 그다음 경기 출장에서 또 다른 음주 관련 사고를 일으켰다. 그가 술집에서 밤늦게 호텔로 돌아와 잃어버린 방 열쇠 때문에 안전요원과 말다툼을 벌인 사건이 었다. 그는 매우 화가 나서 큰 소리를 질렀고 결국 보조 트레이너가 불려 오게 되었다. 며칠 뒤 집으로 돌아온 이 선수는 집 근처 술집에서 또 다른 문제를 일으켰다. 그가 주점에서 주문한 술을 기다리고 있을 때 그를 알아본 한 손님이 그에게 무엇을 보고 있느냐고 물었고, 그는 도발적인 말투로 대답하여 결국 그 손님이 시비를 걸었고 결국 이에 격분한 선수는 그 손님을 폭행하였다. 다음 날 정신건강의학과 의사는 훈련장에서 공 던지는 팔에 든 멍을 치료받고 있는 그 선수를 보았다. 의사를 보자마자 그는 맥주 한두 잔밖에 마시지 않았고 상대방은 취한 상태였다고 말하였다. 전날 밤 그 취객을 상대하지 말고 그저 밖으로 나왔어야 했다고 후회하였다.

3개월간 이어진 세 번의 음주 관련 사고로 인해 그는 자신의 음주 조절에 문제가 있다는 생각을 하게 되었고, 이것이 그의 경력에 치명적일 수 있다는 점을 인식하게 되었다. 그래서 문제 음주를 전문으로 하는 팀 담당 상담가의 평가를 받기로 하였다.

개입 : 정신건강의학과 의사는 그가 심각한 음주 문제가 있음을 평가하고 홈경기 기간에는 1주일에 3회 외래 상담을 하고, 원정경기 기간에는 1주일에 2회의 전화 상담을 권유하였다. 놀랍게도 이 선수는 외래 상담에 빠른 속도로 완벽하게 적응하였고 치료 프로그램에서 제공하는 익명의 알코올중독자 모임과 지역사회 모임에도 참여하기 시작하였다. 이를 통하여 결국 남은 경기 시즌 동안의 금주에 성공하였다. 1개월 후 그는 편안하고 힘이 넘쳤으며 자신감에 차 있었고, 그의 투수 코치가 더 많은 관심과 지지를 보이는 것을 알게 되었다고 하였다.

●● 마리화나와 기타 대마계 혼합물들

마리화나는 미국 청소년과 젊은 성인에서 가장 흔하게 사용되는 불법 물질이다. 한 연구에서 과거 1년 동안 고등학교 고학년의 35%와 대학생의 50%가 마리화나 경험이 있음을 보고하였다(Saugy 등, 2006). 다 자란 대마의 꽃, 잎, 줄기는 60가지 이상의 대마계 성분을 함유하고 있지만 이 중 가장 높은 효과를 나타내는 화합물은 델타나인 테트라하이드로카나비놀(delta-9-tetrahydrocannabinol, THC)이다. THC는 쾌락, 집중력, 생각, 계획, 운동, 협응력, 감각 양상, 시간 지각에 관여하는 신경망 표면에 위치한 카나비노이드 수용체에 부착하여 그 효과를 나타낸다(Campos 등, 2003).

앞서 언급했듯이 대학 및 프로 운동선수들은 일반인에 비해 낮은 대마초 사용과 남용률을 보인다. 이는 특히 경기 시즌 중에 두드러지는데 적극적인 약물 검사가 이루어지는 시기이기 때문이다. 비시즌 기간 중 남녀 대학 운동선수들에서 대마초 사용률이 급격히 증가하게 되는데(남성은 두 배, 여성은 네 배), 이를 근거로 의사들은 프로선수들 역시 비시즌 시기에 마찬가지일 거라는 예측을 한다.

THC는 반감기가 1주일 이상이기 때문에 코카인, 아편제, 암페타민 등의 약제에 비해서 검출이 더욱 용이하다. 그래서 최근 일부 약물 검사를 받은 선수들은 대마초를 대체할 물질을 사용하기 시작하였다. 대표적인 것이 K2와 Spice이다. 이들은 합성 대마로 마약상점, 주유소 또는 인터넷을 통해서 판매되고 있다. 이들은 식물을 말려서 가루로 만든 포푸리(potpourri)인데, 경도, 중등도, 중도의 세 가지로 판매된다. 실제 마리화나와 비슷한 효과를 나타낼 수 있도록 아마도 합성 대마초 제제가 첨가된 것으로 추정된다. 그러나 Spice는 또 다른 활성 원료를 포함할 수 있기 때문에 다양한 효과와 부작용을 나타낼 수 있다. 이러한 물질과 관련된 부작용과 건강에 위험한 요소들에 대해 심도 깊은 연구를 위해 FDA는 2011년 3월부터 1년간 이 약물들의 사용을 금지하였다(U.S. Drug Enforcement Administration, 2011).

선수들이 마리화나를 사용하는 가장 큰 이유는 긴장 완화, 숙면, 분노 조절, 통증 경감 때문이다(부록 5-1, 자료 3). 대부분의 선수들이 마리화나의 부작용을 특별히 호소하지 않지만 이런 부작용은 보통 오랜 기간 사용한 후에 나타난다. 임상적으로 문제가 되는 부작용은 동기부여와 흥미 감소, 분노와 우울감을 갖고 있는 선수에서는 이자극성 또한 운동 협응 능력의 변화, 반응 시간 지연, 복합적인 학습 능력의 저하 등이 있다(Gcrean 등, 2011). THC 성분이 많아질수록 공황발작, 편집증, 환각증 등의 심각한 부작용도 늘어난다. 급성 중독의 심각한 부작용으로는 구토, 어지러움, 두통, 시각 장애, 초조와 사고의 장애, 환각 등이 있다. 의학적 용도의 대마초 사용이 법적으로 허가된 미국 지역에서는 매우 강력한 효능의 대마가 사용되었다. 이는 적은 THC를 포함하는 대마 제제와는 다른 효과를 보일 수 있다. K2와 Spice와 같은 대마 대체물은 완성품이 다양할 수 있기 때문에 더 위험하다(U.S. Drug Enforcement Administration, 2011).

사례연구   생명을 위태롭게 하는 합성 대마 반응

선수 경력이 얼마 안 된 프로야구 선수가 911 신고 후 구급차에 실려 응급실에 왔다. 저녁 식사 이후 선수들이 호텔방에서 카드 게임을 하고 있는 동안 이 선수는 음식을 먹기 위해 잠시 방을 떠났다 돌아왔고, 약 1시간 후 이상 행동을 보이기 시작하였다. 매우 초조해하고 편집증적인 모습을 보이고, 밝은 빛에 대해서 무언가를 계속 말하는 지리멸렬한 모습을 보였다. 또한 심하게 땀을 흘리고 숨을 가쁘게 쉬며 구토와 함께 흉통을 호소하였다. 그가 응급실에 도착하였을 때 그는 어떠한 일이 있었는지에 대해 제대로 설명하지 못하였고 환각을 겪는 듯 보였다. 체온은 정상이었으나 심박동수와 혈압은 증가되어 있었다. 혈액 독성 선별 검사는 음성이었다. 일반 혈액검사, 소변검사 등의 다양한 검사 결과도 정상이었다. 안정을 위해 디아제팜(diazepam)을 정맥관을 통해 투여하였다. 4시간이 지나서 의식은 명료해지기 시작했으나 지난 밤 동안 무슨 일이 있었는지에 대해서는 기억하지 못하였다. 그를 다시 호텔방으로 돌려보낸 후 그의 룸메이트에게 저녁 동안 그를 관찰하도록 하였다.

개입 : 다음 날 이 선수는 팀의 정신건강의학과 의사에게 진료를 받았다. 의사는 사실대로 말하기를 두려워하는 그에게 그의 협조가 긍정적으로 작용할 것이라고 강조하였다. 그는 소변검사에 걸리지 않을 거라고 말했던 동료와 함께 대마 대체제를 피웠다고 시인하였다. 이 선수는 의사로부터 합성 대마의 폐해에 대한 설명을 듣고 고마워했으며, 앞으로 절대 피우지 않을 것을 약속하였다. 남은 시즌 동안 지속적으로 그를 관찰한 결과 관련된 증상은 재발하지 않았고, 다른 약물 복용 또는 정신과적 질환의 증후를 관찰할 수 없었다.

사례연구   대마초로 인해 지속되는 정신증

경력이 오래된 프로농구 선수가 오프시즌 동안 그의 부모님과 여자 친구에 의해 스포츠 정신의학자를 찾아와서 시즌 중에 보였던 초조, 이자극성, 사고의 장애, 종교적 몰입, 편집증적 망상, 불면, 음식 먹기를 거부하는 모습에 대한 평가를 원하였다. 이러한 행동들은 여자 친구와 그의 팀 동료 커플들과 함께 1주일 동안 자메이카 여행을 다녀온 다음 날부터 시작되었다. 성경책을 사러 가야 한다는 말을 되풀이하며 잠을 이루지 못하기 전까지는 괜찮았다고 한다. 여자 친구가 이유를 물었을 때 그의 인생에서 무엇인가 나쁜 일을 했기 때문에 성경을 읽고 기도해야 한다고 하였다. 집으로 오는 비행기 안에서 성경구절을 계속해서 중얼거리고 인용하며 말하였다. 부모님 집에 도착한 후 상태는 더욱 악화되어 마당을 배회하였다. 정신과 평가를 위해서 집에서 2시간 떨어진 곳까지 운전을 해서 갔다. 이러한 경험이 처음이며 담배나 마약도 하지 않았다. 또한 스트레스도 심하지 않았고 건강했으며 복용 중인 약도 없었다. 기분, 불안, 수면 또는 기타 정신병적 장애에 관한 어떠한 과거력과 가족력도 없었다.

개입 : 이 운동선수는 조리 있게 병력을 말할 수 없었고 대신 그의 모습을 보아 왔던 가족과 여자 친구가 상황을 기술하였다. 3일째 잠을 전혀 못 자서 수면 문제가 심각했기 때문이다. 마지못해 동의한 소변검사에서 마리화나 양성 반응이 나왔고 다른 약물은 모두 음성 결과를 얻었다. 휴가 중에 마리화나를 피웠냐고 물었을 때 그는 대답을 피하였다. 그의 여자 친구는 다른 동료 커플들이 마리화나를 한다는 것을 알았기 때문에 그럴 가능성이 있다고 느꼈다. 부모의 동의하게 근처 호텔에 투숙한 선수에게 안정과 수면을 목적으로 쿠에타핀(quetiapine) 25mg을 주었다. 의사는 호텔에 도착하자마자 한 정을, 취침 전에 한두 정을 복용하고 아침에 다시 오라고 지시하였다. 다음 날 아침 선수의 상태는 나아 보였지만, 여전히 뭔가를 골똘히 생각하며 무언가 나쁜 일이 생길 것이라는 확신을 보였다. 진료실에서 혼돈스러워 보여서 가족들이 의자에 앉으라고 할 정도였다. 첫날 밤을 같이 보낸 선수의 아버지는 그가 아침에 깰 때까지 6시간 정도 쭉 잤다고 말하였다. 운동(고등학교 운동장 트랙을 걷는 등의)과 규칙적인 식사, 그리고 충분한 수분 섭취를 하게 하였다. 그는 두려움과 불면증이 마리화나에 의해서 유발되었다는 것에 놀란 듯이 보였다. 둘째 날 쿠에타핀 25mg을 하루 두 번 그리고 50mg을 잠들기 전에 복용하고 다시 오라고 지시받았다. 세 번째 진료일에 그는 두려움도 줄어들었고 과거에 대한 죄책감과 부끄러움을 덜 느낀다고 말하였다. 또한 수면도 호전되었다고 말하였다. 그는 휴가 중 소량의 마리화나를 두 번 피웠음을 인정하면서 그러나 피웠던 마리화나가 워낙 강

해서 피우자마자 불안해지고 양심에 가책을 느끼게 되었다고 설명하였다. 다음 이틀이 지나면서 집에 돌아갈 만큼 호전되었다. 의사는 매일 운동을 할 것과 며칠 동안은 가족과 여자 친구 외에는 만나지 말 것을 지시하였다. 그와 그의 부모에게 매일 아침 전화로 체크하였다. 그가 일상생활로 돌아가는 데에는 꼬박 2주가 걸렸다. 하루 세 번 쿠에타핀을 복용하는 데 별 불편감이 없었으며 결국 하루 한 번으로 줄였다. 다음 1주간은 취침 전 약을 복용하였고 결국 필요할 때만 약을 먹게 되었다. 그의 증상들은 발병 4주 만에 완전히 소실되었다. 증상을 보인 후 6년 동안 다시 비슷한 상태를 보인 적이 없었으며 그 이후로 마리화나를 하지 않았다고 하였다.

사례연구 ### 마리화나, 동기, 그리고 이자극성

러닝백과 라인배커에서 두각을 나타내는 뛰어난 고교 3학년 미식축구 선수가 가을 학기가 시작하기 직전에 어머니에 의해 평가를 위해 스포츠 정신과에 왔다. 봄부터 미식축구와 학업 생활에 대한 동기가 줄어들었다고 하였다. 또한 집과 여름 훈련장에서 쉽게 화를 냈다고 하였다. 연습 중 다른 선수들끼리 싸움이 일어났을 때 싸움을 말리는 코치의 얼굴을 들이받는 사건을 계기로 병원에 오게 되었다. 선수는 미식축구에 대한 흥미가 줄었고 또한 몇 안 되는 흑인 선수 중 한 명이라는 것에 대한 좌절감을 털어놓았다. 그는 지난 2년간의 대표팀 경기에서 공격과 수비를 해 왔음에도 불구하고 코치와 주장이 항상 그를 괴롭힌다고 느꼈다.

운동을 그만둘 것을 심각하게 생각하고 있었다. 그는 술은 안 먹지만 지난 학기 중반부터 습관적으로 마리화나를 피워 왔다고 하였다. 그는 마리화나가 유일하게 자신에게 안정을 준다고 느꼈고, 엄마의 술 문제와 집 근처 놀이터에서 항상 백인들의 놀림감이 되는 2명의 어린 동생들을 돌보는 데 도움이 된다고 느꼈다. 그는 그가 마리화나를 하지 않는다면 다른 누군가를 다치게 할 것이라고 확신하였다. 소변검사에서 마리화나 양성 반응이 나왔고 다른 약물 반응은 음성이었다.

개입 : 그 선수는 스트레스와 분노 조절, 마리화나를 끊기 위해 매주 진료하는 것에 동의하였다. 그는 엄마가 음주와 무책임함에 대하여 같이 상담하도록 하겠다는 의사의 말에 관심을 보였지만 어머니가 상담에 동의하지 않을 것이라고 생각하였다. 3주 후에 소변검사는 음성이었지만 그다음 주에는 다시 양성이었다. 연습 때 화

가 나서 팀을 그만두었고 다시 마리화나를 피웠다. 3주 이상을 피우지 않으려고 매우 노력하였지만, 어머니에 대하여 더욱 화를 내게 되었고 잠을 이룰 수가 없었으며, 생생한 폭력적인 내용의 악몽으로 깨어나곤 하였다. 취침 전에 리스페리돈 (risperidone) 0.5mg 복용하기와 어머니와 상담 약속 잡기에 동의하였다. 가족 상담 시간에 그의 어머니는 자신이 음주 문제가 있어서 끊기 위해 도움이 필요하다고 하였다. 그녀는 다른 의사에게 소개되어 금주를 시작하였다. 이러한 변화와 리스페리돈 치료가 아들이 마리화나를 끊는 데 도움이 되었다. 다시 미식축구 팀으로 복귀하지 않았지만 봄에 트랙에서 달리기를 하기로 결정하였다. 이후 1년 동안 계속해서 치료를 받았으며 학교생활과 운동을 잘하고 있었다.

•• 합법적, 불법적 정신자극제

운동선수는 자극제 단독 혹은 다른 약물과의 복합제를 각성 및 에너지 증대, 공격성 강화, 집중력 향상, 체중 감량, 주간의 과도한 졸림이나 주의력결핍장애의 치료를 위해 흔히 사용한다(Avois 등, 2006; Docherty, 2008). 임상에서 가장 흔하게 접하는 자극제는 카페인, 니코틴, 인삼, 그리고 처방 없이 판매되는 암페타민 제제(에페드린, 시네프린, 페닐프로파놀라민)이다. 의사의 처방에 의한 약제(메틸페니데이트, 암페타민, 모다피닐, 아토모제틴)와 불법 약물(코카인, 암페타민) 등의 사용은 빈도는 적지만 부작용이 발생할 가능성이 높으며 처벌이나 출장정지를 받게 한다. 불면증, 불안, 피로, 집중력 저하, 초조 또는 치료 약물의 필요성 (예 : 금연을 위한 바레니클린, 집중력 향상을 위한 자극제 처방) 등을 평가할 때 각성제 사용을 물어보아야 한다. 대학선수나 프로선수들은 보통 두 가지 이상의 각성제를 고용량으로 사용하지만 이 약물들의 상승작용에 대해서는 인식하지 못한다(부록 5-1, 자료 4, 5). 의사는 비시즌 기간보다 시즌 기간에 선수들이 더 높은 수준으로 자극제를 사용한다는 것을 알아야 한다.

•• 카페인

천연 식물로부터 얻는 알칼로이드인 카페인은 1820년에 처음으로 커피에서 추출된 중추신경계에 작용하는 각성제이다. 이는 합법이며, 90%의 미국 성인들이 커피, 차, 탄산음료, 에너지 드링크 보충제, 비처방 또는 처방 약물 등의 형태로 사용한다. 카페인은 스포츠 정신의학에서 가장 흔하게 접하는 약물이다. 대다수의 선수들이 부작용이 없는 저용량을 사용하지만, 하루 500~750mg이나 그 이상을 복용하고 부작용을 갖게 되기도 한다. 특히 각성제에 예민한 개인의 경우 더욱 그러하다(Reissig 등, 2009). 카페인 섭취를 평가할 때 모든 카페인 제제에 대하여 물어야 하며, 하루 총섭취량을 계산하고, 의존이나 금단 발생 가능성을 염두에 두고 마지막 복용 시간을 기록한다.

사례연구 커피, 속 쓰림, 수면 문제

베테랑 야구 선수가 봄 훈련 때 각성제에 관한 이야기를 나눈 후에 스포츠 정신의학자를 찾았다. 대학 시절부터 규칙적으로 커피를 마셔 왔으며 최근 몇 년간 원정 경기를 갈 때 에너지 증대를 위해 커피에 대한 의존도가 높아졌다고 하였다. 매일 아침 식전에 두 잔의 진한 드립커피를 마셨고 오후 2시경 경기장에 도착하여 몇 잔을 더 마셨다. 만약 에너지 저하가 느껴지면 배팅 연습 전에 또 커피를 마셨으며 지난 두 시즌 동안 경기 시작 1시간 전에 에너지 드링크를 더 마셨다. 매일 800~1,000mg의 카페인을 마셨다. 그는 다른 자극제는 사용하지 않지만 경기 이후에 격앙된 느낌을 받는다고 말하였고 집에 와서는 긴장을 풀기 위해 한두 잔의 보드카 칵테일을 마신다고 하였다. 지난 한 해 동안 잠을 이루지 못했고 깰 때 속 쓰림을 경험하였다. 그의 주치의는 제산제 처방을 하였다.

개입 : 그 선수는 완전히 커피를 끊는 것에 관심을 보였으며 일상생활에 필요한 카페인 양을 줄이기를 원하였다. 아침에 복용할 100mg 카페인정을 구입하기로 하였다. 그동안 아침 식사를 전혀 하지 않았지만 15분 트레드 밀 운동과 가벼운 스트레칭 전에 약간의 과일과 식사를 하기로 정하였다. 몇 주 동안 지속한 결과 아침 운동 후에 배고픔 때문에 시리얼이나 오트밀을 추가해서 아침 식사를 하였다. 야구장

도착 후에 에너지 증대를 위해 조깅 전에 과일주스나 요거트를 먹기 시작하였다. 타격 훈련 전에 그는 10분간 실내 자전거를 탄 후에 밖으로 나가 스트레칭을 하였다. 경기 전에 계속 피곤하다면 동료가 알려 준 인삼차 한 잔을 마셨다. 커피를 완전히 끊고 카페인 섭취량을 대폭 줄였다. 속 쓰림도 없어지고 경기 후에도 술을 마시지 않고 긴장을 풀 수 있었으며 수면과 활력은 더욱 향상되었다.

** 니코틴

니코틴은 담배 잎에서 추출된 천연 알칼로이드이다. 운동선수들 사이에 흡연이 일반적이지는 않지만 씹는 담배는 로데오, 야구, 미식축구, 레슬링, 라크로스, 하키 등에서 시즌 동안 남자 운동선수들의 30~40% 정도로 매우 일반적이다(Evaes 등, 2009; Severson 등, 2005).

니코틴 의존성 흡연자를 구분하는 쉬운 방법은 아침에 깨어 30분 이내에 담배를 피우거나 잠들기 직전에 흡연을 하는지 알아보는 것이다. 또한 금연에 대한 관심을 불러일으키는 방법은 동료끼리 흡연의 장단점을 토론시키고, 금연 보조 약물을 소개하고, 치과의사에게 정기적으로 구강 검사를 받게 하는 것이다. 비록 니코틴 대체요법이 갈망과 금단증상을 줄여 주는 효과가 있지만 성공적인 금연을 위해서는 행동 변화가 필요하다. 두 가지 효과적인 전략 중 하나는 끊기를 원하는 선수와 이미 끊은 선수를 짝을 이루어 담배가 당길 때 할 수 있는 효과적인 대체 방법을 찾는 것이다. 다른 방법은 이쑤시개, 무설탕 껌, 씨앗, 사탕, 구강 청결제 등을 사용하는 것이다. 바레니클린이 원래 금연에 사용허가를 받았지만 씹는 담배 사용자에게도 유용하다. 하루 1mg 2회의 고용량보다는 하루 0.5mg 2회의 용량으로도 효과적이다. 금연의 가장 좋은 시기가 야구 선수는 비시즌이지만 미식축구 선수들은 어느 때라도 괜찮은 것으로 보인다. 게다가 아이들이 있는 나이 든 선수의 경우 가장 끊을 준비가 된 것으로 보인다.

사례연구 오랫동안 피워 온 담배를 끊기 위한 약물

학교에 다니는 두 아이를 둔 베테랑 프로야구 선수가 오래 사용하던 담배를 끊고 싶다며 시즌 마지막 달에 찾아왔다. 시즌 동안 아침에 깨자마자 담배를 피웠고 또한 잠들기 직전에도 피웠다. 고용량의 니코틴이 들어 있는 제품의 담배를 하루에 한 갑 피웠다. 에너지 증진과 이완 효과를 경험하였지만 그는 과거 몇 년간 안정하지 못하고 잇몸이 쑤시고, 습관으로 자던 낮잠을 이루지 못하였다. 니코틴 대체 요법에 실패하여 TV 광고에 나온 바레니클린을 사용하였다.

개입 : 시즌이 끝난 후에 바레니클린을 복용하도록 처방하였다. 아침에 0.5mg을 7~10일 동안 복용하고 그 후에 오후에 한 번 더 먹도록 하였다. 용량 증가를 원하는 경우를 대비하여 하루 1mg 2회 복용하도록 별도의 추가 처방을 하였다. 전화가 되는 곳에서 지냈으며, 첫 2주 동안 점차 담배양이 줄었고 셋째 주에는 담배를 끊었다. 넷째 주에 바레니클린 아침 용량을 1mg으로 늘렸고 오후 약은 0.5mg으로 유지하였다. 비시즌 기간 내내 금연했으며 심지어는 이전에 담배를 많이 피우던 사냥이나 낚시를 가서도 피우지 않았다. 두 달 이후에 금연을 하여 다음 해 봄 훈련 말까지 금연을 유지하였다. 그는 보통 껌이나 씨앗 같은 대체물을 이용하였으며 특히 호주산 차나무 이쑤시개를 애용하였다. 다음 시즌이 끝날 때 끊을 수 있다는 자신감을 표현하면서 바레니클린 추가 처방을 원하였다.

사례연구 행동 교정 전략으로 담배 끊기

베테랑 미식축구 선수가 훈련 캠프 동안 코담배를 끊기 위해 "나와 내 아내는 담배가 아주 지겨워!"라며 팀의 정신건강의학과 의사를 만나러 왔다. 비시즌 동안 스스로 금연을 시도했지만 결국 1, 2주 내에 다시 피우게 되었다. 그러나 2일에 한 통 피우던 담배가 4일에 한 통으로 늘어난 것을 다행으로 생각하였다. 니코틴 대체제나 바레니클린 등은 사용한 적이 없었으며 사용하고 싶은 생각도 없었다.

개입 : 금연을 위한 일반적인 행동 전략의 매뉴얼을 받았다. 아내와 동료들, 팀 의사, 트레이너들에게 금연을 선언하고 도움을 요청하였다. 갈망 조절을 위해 이완 훈련과 호흡법을 배웠다. 훈련장에서는 타르트 껌을 이용하기로 결정하였다. 시즌 동안 금연을 해서 현재까지 유지 중이다.

•• 처방 없이 구매하는 암페타민 제제들

운동선수들은 체중 감량, 운동 강화, 피로 회복, 경기력 향상을 위해서 건강보조
식품가게나 인터넷을 통해 처방 없이 암페타민을 구입한다. 가장 흔한 제제는 에
페드린, 시네프린, 페닐프로파놀라민, 슈도에페드린이다. 이것들은 보통 카페인,
인삼 혹은 흥분성 아미노산과 합쳐서 만든다. 미국 FDA가 에페드린과 에페드라
함유 보충제를 2005년 4월 미국에서 금지하기 전까지 많은 제품에 고용량의 에
페드린(10~80mg), 카페인(100~800mg) 또는 저용량이거나 상용량의 시네프린
이 함유되어 있었다. 게다가 이러한 제제를 사용하는 많은 선수들은 담배와 커피
이용자였다. 미국 FDA가 에페드린을 금지하면서 이들 약물에는 하루 10mg 이하
의 저용량의 에페드린과 카페인을 함유하지만 시네프린과 인삼은 고용량을 포함
하고 있다. 물론 저용량이라 할지라도 축적되어 쌓이면 강한 자극제에서 보이는
동일한 부작용이 나타난다. 일반적인 부작용은 심계항진, 초조, 불면증, 열손상,
부정맥, 흉통, 뇌졸중이다. 스포츠 정신의학자는 선수들이 어떤 제제를 가장 많이
이용하고 있는지 파악해야 하며 선수들에게 이러한 제제들의 최신 정보를 제공하
여야 한다. 특히 더운 날에 자극제로 인한 열손상이나 심혈관계 부작용에 대하여
선수들에게 반복적으로 경고해야 한다.

사례연구　**정신 자극제 부작용**

라인맨을 담당하는 과체중의 대학 미식축구 선수가 시즌 초 더운 날 연습
장에서 어지러움과 가슴 통증을 호소하며 경기복을 벗었다. 몸은 뜨거웠고 벌겋게
달아올랐으며 심박동수는 분당 130회였지만 땀을 흘리지 않았다. 즉시 트레이닝 룸
으로 옮겨졌다. 구강 체온은 39.7도였고 혈압은 150/94였다. 얼음 욕조에 눕히고 수
액공급을 시작하였다. 몇 시간이 지나서 호전이 되었고 그날 오후에 팀의 정신건강
의학과 의사가 찾아와 그 선수의 각성제 이용에 대하여 조사하였다. 그는 비처방 자
극제를 체중 감량과 운동력 강화를 위해 사용하였다는 것을 인정하였으나 어떤 성분
인지는 알지 못하였다. 여름 동안 하루 세 번 두 알의 약을 복용해 왔다.

개입 : 그 선수의 옷장에서 찾은 약통의 상표를 조사하였다. 의사는 그 약물에 고용량의 에페드린(10mg/캡슐, 하루 총 60mg까지)과 카페인(100mg/캡슐, 하루 총 600mg까지)이 들어 있다고 추정하였다. 또한 그는 중간정도로 커피(하루 200~300mg)를 섭취하였으며 땀을 내기 위한 긴팔 셔츠를 착용하고 있었다. 의사는 이 선수에게 체중 감량을 위한 자극제 사용의 위험성과 고용량 자극제의 독성 효과에 대해 교육하였다. 그 운동선수는 자극제 사용 중단에 동의하였고 팀의 영양사와 상담하기로 하였다.

•• 처방된 정신 자극제

최근 몇 년간 많은 선수들이 이미 성인 주의력결핍장애나 드물게 기면증이나 수면 무호흡 증후군으로 인한 주간의 과도한 졸림으로 진단받고 대학이나 프로 팀으로 오는 경우가 늘어나고 있다. 이들은 메틸페니데이트나 암페타민염, 모다피닐 혹은 아르모다피닐 등을 의사로부터 처방받은 상태다. 이 선수들은 연습이나 경기 전에 고용량의 약물을 복용하는 경향이 있으나 놀랍게도 수업이나 공부, 미팅 혹은 중요한 사회 활동에서는 그렇지 않다.

또한 많은 선수들이 집중하는 것, 집중력을 유지하거나 다른 곳으로 돌리는 법, 산만하거나 하루를 계획적으로 보내지 못하는 것에 대한 평가를 원한다. 많은 프로 팀들은 이러한 평가를 위해 평가자의 자격 요건과 평가 내용에 대한 것을 포함하는 기준들을 가지고 있다.

운동선수가 금지된 경기력 향상 제제 목록에 있는 자극제를 복용하기 위해서는 진단서와 사용 신청서를 제출해야 한다. 신청서는 보통 신규 신청과 지난 한 해 동안의 치료 결과를 종합하여 재신청하는 서류로 구성되어 있다. 가끔은 재신청을 위해 처방전과 병록지 복사본을 제출하도록 하며 보통 연 2~4회 정도의 최소한의 직접 면담을 하도록 요구한다. 일단 치료적 목적으로 자극제 사용이 허가되면 보통 1년간 유효하다.

운동선수에게 각성제 처방 시에 보이는 흔한 임상적 문제는 훈련과 경기력 강화를 위해 단시간 작용하는 자극제를 필요한 용량보다 고용량으로 처방받으려는 것이다.

이러한 상황에서 의사의 최선의 선택은 작용시간이 긴 자극제로 교체하는 것이다. 이때 간단한 혹은 아침 정식 이후에 약을 복용하게 하고, 4~8주에 걸쳐 선수의 충동성, 운동성 초조 증상, 건망증, 훈련, 경기, 미팅, 공부, 친구, 동료나 가족과의 모임 중의 집중력 유지 등을 관찰하면서 천천히 증량하는 것이 바람직하다.

만약 약물 효과가 경기가 끝나기 전에 사라지면, 추가 처방할 수 있지만 오후 12시에서 2시 사이에, 작용시간이 긴 자극제를 저용량으로 처방하는 것이 좋다. 자극제 복용 전에 아침과 점심 식사를 하도록 하는데, 자극제의 식욕 억제가 시즌 중에 선수들의 체중 감소를 일으킬 수 있기 때문이다. 덜 흔한 부작용으로는 두통, 운동틱, 불면, 불안 등이다. 일반 성인에게는 꾸준히 복용하도록 하지만 선수들에게는 비시즌 중에는 감량을 권한다.

사례연구 | 단시간 작용하는 암페타민염의 과자극 효과

다른 팀으로 이적한 마이너리그 야구 선수가 성인 주의력결핍장애로 3년간 치료를 받아 왔다. 오후 3시에 암페타민염 30mg을 복용하고 저녁 경기를 위해 오후 6시에 추가로 30mg을 복용해 왔다. 경기, 타격과 수비 연습 동안 향상된 집중력으로 만족스러웠지만 경기 후 불면 때문에 새벽 2, 3시까지 종종 TV를 보거나 비디오 게임을 하였다. 처음에는 효과에 만족했기 때문에 약물 교체를 꺼렸지만, 작용시간이 긴 암페타민염 20mg을 정오에 복용하고 단시간 작용하는 암페타민염 30mg을 오후 6시에 복용하는 조절에 동의하였다. 1주가 지나서 경기 후에 긴장도 쉽게 풀리고 누운 지 10~20분 만에 쉽게 잠들었다. 또한 그의 부인에 따르면 어린 아들과 개에게 자상하게 대하고 인내심이 더 많아졌다고 하였다. 시즌이 끝날 즈음 작용 시간이 긴 암페타민염 20mg을 하루에 2회 복용으로 교체하는 데 동의했고 이후 봄 훈련이 시작될 때 기상 후 장시간 작용하는 암페타민염 20mg과 오후 2~4시 사이에 10mg으로 조절하였다.

•• 아나볼릭-안드로제닉 스테로이드(AAS)와 기타 근육 형성 촉진제

대부분 아나볼릭-안드로제닉 스테로이드(anabolic androgenic steroids, AAS)와 그 전구물질은 근육 성장과 때로는 체지방 감소를 통해 경기력을 향상시키기 위하여 많은 스포츠들 선수들이 복용한다(Catlin 등, 2008; Horn 등, 2009; Parkinson and Evans, 2006). 이 약물들은 펩타이드 호르몬들과 유사물질들, 베타 2-아드레날린성 작용제들, 그리고 항에스트로겐 물질들과 함께 운동선수들에게 사용이 금지되어 왔다.

약물 금지 정책은 산소 전달의 증대, 화학적이고 물리적인 조작, 그리고 유전자 도핑과 같은 특별한 방법들뿐만 아니라 이뇨제, 국소 마취제와 같은 약물도 포함한다. 이런 각각의 물질들과 검출 방법을 찾아내기 위해서는 매우 정교한 과학 기술과 샘플 채취, 라벨링, 운송, 저장, 검사, 재검사를 위한 일련의 체계가 필요하다. 대부분의 물질들은 합성으로 만들어지고 다양한 유사체를 가지고 있기 때문에, 새로운 약물을 검출하기 위하여 새로운 기법이 개발되어야 하는 것이 당면 과제이다. 그러나 매우 적은 양이 존재하는 물질이거나, 매우 많은 활성의 혹은 비활성의 중간 대사물질들은 가지고 있는 물질을 법적인 범위를 유지하면서 과학적으로 적절하게 검사하는 것은 매우 어렵고 비용이 많이 든다.

가장 잘 알려진 근육 형성 물질은 AAS와 그 전구물질들(프로호르몬), 화학적인 유사체들, 또는 체내에서 남성호르몬과 같은 효과를 내는 테스토스테론과 다이하이드로테스토스테론 등을 포함한다(부록 5-1, 자료 6). AAS에 의한 경기력 향상은 근육세포에서의 단백질 합성 증가로 인한 전체 근육량 증가와 남성의 이차성징의 발달과 유지와 관련된 남성화 특성 때문이다. 이 약물들은 일차적으로 테스토스테론의 합성 유도체이다. 40~50가지의 AAS와 아직 검출법이 알려지지 않았지만 관련 유도체들이 금지 약물에 포함된다. 반복해서 한 가지의 AAS를 고용량 섭취하거나 여러 가지 약물을 고용량으로 섭취하면 정상적인 근육보다 양과 강도가 훨씬 늘어나게 된다.

대부분의 엘리트 선수들이 AAS를 사용하지만, 아마추어 보디빌더나 근육질을 원하는 일반인들이 더 많이 사용한다. 야구, 미식축구, 보디빌딩, 레슬링, 육상경기와 필드경기, 사이클링처럼 전문적이고 국제적인 스포츠 선수들의 AAS 사용이 대중매체에 알려지면서 강력한 약물 금지 프로그램이 엘리트 선수들과 유소년 선수를 위해 개발되었다. 유소년 선수에서 AAS 사용률이 1990년대 중반(1%)에서부터 2000년대 중반(2.5%) 사이에 증가하고 있으며 2009년에 고교 남자 선수(4.3%)와 여자 선수(2.2%)의 높은 평생 사용률과 부작용과 의존에 대하여 심각한 우려가 나오고 있다. AAS 사용자의 약 30%에서 의존이 발생하며 AAS 사용이 특히 알코올, 아편제, 그리고 진정제와 같은 다른 물질들에 대한 남용과 의존성과 연관이 깊다(Kanayama 등, 2009).

많은 운동선수들과 일반인들이 많은 해 동안 혹은 심지어 몇십 년 동안 주기적으로 AAS를 사용해 왔기 때문에 장기 사용자들의 지속적인 의학적 및 심리학적 부작용에 관한 연구와 증례 보고가 증가하고 있다.

현재의 혹은 과거의 AAS 사용자 대부분이 젊기 때문에 건강하다. 그러나 일부 연구 결과는 앞으로의 건강에 대하여 우려를 표하고 있다. 현재 가장 흔하고 지속적으로 보고되고 있는 AAS의 의학적 영향은 다음과 같다. (1) 심혈관계(고혈압, 심장비대, 심근허혈, 지질이상, 응고 이상, 뇌혈관 사고), (2) 신경내분비계(생식 기능 저하, 전립선암은 아닌 전립선 비대), (3) 간 시스템(담즙울체, 종양, 파열), (4) 조기 사망(Horn 등, 2009). 가장 흔한 장기적인 신경정신적인 영향들은 (1) 기분 장애(경조증 또는 조증), (2) 충동조절 장애(공격성과 폭력), (3) 일차적인 중독, (4) 다양한 물질 중독이 있다. 현재의 중증의 평생 사용자들이 50대나 60대가 되면 더욱 명확한 AAS의 장기 효과들을 알 수 있을 것이다(Kanayama 등, 2008, 2009).

AAS처럼 잘 알려지고 흔히 사용되지 않지만 다른 물질들도 비슷하거나 다른 기전을 통해 경기력을 향상시킬 수 있다. 인간 성장호르몬, 인간 융모성 성선 자극 호르몬, 그리고 인슐린 유사 성장 인자와 같은 펩타이드 호르몬이 근육의 경계, 크기, 힘을 증가시키고, 지방을 줄이고, 조직 회복을 돕고, 단백질 합성을 증가시켜 전신적인 성장을 자극한다. 그러나 적혈구 생성 인자는 적혈구 생성을 자극하여 근육의 지구력을 증가시키고 근육 회복을 돕는다. 아로마테이즈 억제제, 선택적인 에스트로겐 수용체 조절제, 기타 에스트로겐 물질들, 미오스타틴 변형 물질과 같은 호르몬 길항제들과 조절제들은 화학적, 생리학적으로 AAS와 다르지만 이 역시 근육의 크기와 강도를 증가시켜서 경기력을 향상시키는 공통점이 있다. 이들은 유방 확대와 같은 AAS의 부작용을 감소시키기 때문에 사용하기도 한다.

베타 2-아드레날린성 작용제들은 저용량에서는 기관지 이완으로 기류와 산소도를 증가시켜 경기력을 증진하는 데에 반해, 고용량에서는 직접으로 동화작용을 하여 근육 증가와 체지방 감소를 촉진한다. 운동 유발 천식이나 기관지 수축을 다루기 위한 흡입제는 경기 중 사용이 허용된다. AAS 검출 방법이 발전하고 이 펩타이드의 유용한 검출법이 없기 때문에 사용이 증가하는 것으로 보인다.

사례연구 AAS 끊기

30세이고 기혼인 재정 자문가이자 아마추어 보디빌더가 지역 우체국에서 스테로이드와 벤조디아제핀을 훔치려다 지방검사에 의해 체포되어 평가를 위해 정신건강의학과 의사에게 의뢰되었다. 그는 지난 10년 동안 매년 여름 보디빌더대회를 위해 스테로이드를 주기적으로 사용하였다. 정신건강의학과 의사를 만났을 때는 하루 두 번씩 운동을 하고, 여러 개의 다른 동화 작용제를 함께 사용하여 근육량과 체중 증가로 몸을 만드는 시기였다. 그러나 몸집이 매우 커지고 팽창되는 이 시기를 싫어한다고 했으며 오히려 체지방 감소를 위한 식이 요법을 하면서 약물을 중단하는 시기를 훨씬 좋아하였다. 자신의 몸집이 커졌다가 줄어드는 마치 롤러코스터와 같은 과정에 '중독'되었음을 알았다. 그러면서 점차 보디빌더대회에 출전하거나 해변을 걸을 때의 몸을 좋아한다는 것을 알게 되었다. 이미 이번 일과 같은 법적인 문제, 결혼 생활의 압박, 고환 위축, 여성형 유방, 적혈구 증가증(그의 적혈구 용적률은 58%였다)과 같은 AAS 사용의 단점에도 불구하고 몸집이 커지는 장점을 더 중요 시하였다.

개입: 그는 AAS 끊기를 원하지만 매우 어렵다고 생각하였다. 스테로이드를 줄여서 끊고 디아제팜을 사용하는 4주 프로그램이 시작되었다. 그는 매주 정신과에 왔고, 그의 부인은 초기 몇 회기의 상담에 찾아와 남편에 대한 걱정과 동시에 지지한다는 얘기를 하였다. 그는 물질 중독에서 회복 중인 2명의 오래된 친구와 지지 네트워크를 형성하였다. 세 사람은 정신과 진료실에서 중독 회복 과정에서의 서로의 역할에 대하여 토의하였다. 그 결과 3명은 모두 약물중독자 모임에 참여하기로 결심하였다. 검사실 비용이 너무 비쌌기 때문에 소변검사는 하지 않았다. 대신 적혈구 용적률 검사를 하여 호전되는 결과를 확인하였다. 단약 치료는 순조로웠고 불안감과 짜증도 매우 좋아졌다. 그는 새 체육관에서 심혈관 운동과 근력 운동의 균형 잡힌 계획을 세웠고, 그의 예전 운동 양상으로 되돌아가지 않게 되었다. 6개월이 지나서 자신의 변화를 편안하게 받아들이고, 한 달에 한 번씩 정신건강의학과 의사를 만나고 1주일에 두 번 약물중독자 모임을 나갔다. 재판에서 보호 관찰과 50시간의 지역사회 봉사명령을 받았다. 체포된 지 1년 후, 그는 스테로이드와 안정제를 끊고 정상적인 생활을 하면서 잘 지냈다.

스테로이드와 평범하지 않은 부상들

결혼을 앞둔 베테랑 프로테니스 선수가 시즌 중간에 불면과 짜증으로 인해 스포츠 정신의학자를 찾아왔다. 그는 지난 몇 달 동안 불면으로 힘들었으며 이로 인해 부상을 입어서 경기도 못하게 되고 골반 수술로 입원한 동생 병원에도 갈 수 없었다고 하소연하였다. 그의 짜증은 비시즌 기간에 시작되었고 결혼 스트레스와 합쳐졌다. 시즌 초반에 달리기를 하다가 대퇴사두근을 삐었는데 이 부상으로 몇 달 동안 고통스러웠다. 더군다나 지난 2주 동안 계속되는 손목 관절통도 골칫거리였는데 이로 인해 손목뼈에서 박리골절이 발생하였다. 부상들과 비시즌 운동에 대하여 상담하면서 체중과 근육질 증가에 대한 얘기를 나누게 되었다. 그는 새로운 연습으로 근육이 더 늘고 힘도 증가했지만, 이것 때문에 오히려 부상이 생기고 민첩함과 유연성을 잃었다고 하였다.

개입: 비시즌의 스테로이드 사용을 결코 인정하지 않았지만 정신건강의학과 의

사는 스테로이드 사용을 강하게 의심하였다. 스트레스 조절을 위해 시즌이 끝날 때까지 정기적으로 방문하였고, 정신건강의학과 의사는 수면을 위해 필요한 졸피뎀을 처방하였다. 운동선수는 정신건강의학과 의사와 부상에 대한 좌절감, 입원한 누이에 대한 걱정과 약혼녀와의 관계에 대하여 이야기하였다. 이전의 정상생활과 작년의 비정상적인 생활에 대하여 이야기하였다. 그의 골격보다 더 큰 근육을 감당하지 못한다는 것에 동의했으며, 그의 부상이 늘상 나타나는 것과는 다르다는 말도 코치로부터 들었다. 스테로이드에 대한 직접적인 의논 없이도, 그가 스테로이드 사용을 중단할 것이라는 것을 확신하였다. 다음 시즌이 되어 그는 예전 몸을 되찾기 위해 노력을 계속하여 이제는 잘 지내고 있다.

•• 결론

스포츠 정신의학자들은 알코올, 마리화나, 카페인, 니코틴과 같은 흔한 물질 남용과 그보다는 드물지만, 경기력 향상을 위한 자극제, 스테로이드, 그리고 기타 근육 형성 촉진제들에 대해 익숙해야 한다. 또한 선수들의 시즌과 비시즌일 때의 전형적인 변화뿐만 아니라 고등학교, 대학교, 프로선수마다 다양한 약물 사용 패턴과 사용률을 알 필요가 있다. 경기력 향상 약물의 소변검사법, 법적인 정책과 제재들, 단기간과 장기간 장단점도 잘 알아야 한다. 선수들은 팀이나 경기 관련자들에게 약물 사용이 노출되는 것을 꺼릴 수 있기 때문에, 정신건강의학과 의사는 선수들과 친밀한 신뢰 관계를 형성하고, 변화할 동기를 부여하고, 경기력을 향상시키고, 약물을 대체할 행동을 찾아야 한다. 스포츠에서의 물질 문제의 치료는 의사, 트레이너, 가족, 코치, 에이전트, 구단 관계자, 매니저나 운동 행정관계자들이 협력하는 팀 접근법으로 해결한다(McDuff 등, 2005). 또한 치료 결과에 법적 혹은 행정적 요인들도 영향을 미친다.

임상적 핵심 요점

■ 운동선수들은 네 가지 주요한 이유들로 물질을 오남용한다. (1) 파티와 휴식, (2) 경기력 향상, (3) 부상 회복과 통증 조절, (4) 남용 혹은 중독.

■ 스포츠에서 사용되는 물질은 이론적으로 세 범주로 나뉠 수 있다. (1) 법적(알코올, 담배, 처방 약물들), (2) 불법적(마리화나, 아편제제, 코카인, 암페타민 유도체, LSD, PCP), (3) 경기력 향상제(자극제, 스테로이드, 호르몬, 호르몬 방출 인자들).

■ 알코올 오용은 트레이너, 의사, 코치, 가족, 스포츠 정신의학자가 알코올 냄새나 숙취, 알코올 관련 사건, 대인관계 갈등, 수면 문제, 경기력 저하에 대한 정기적인 의사소통으로 확인하기 쉽다.

■ 알코올은 다음과 같은 방법으로 운동선수의 경기력을 방해한다. (1) 탈수, (2) 에너지 생산 변화, (3) 숙취, (4) 불면, (5) 체중 증가, (6) 싸움과 낙상으로 인한 부상, (7) 스트레스.

■ Spice와 K2 같은 마리화나 대체물(합성 카나비노이드들)의 사용이 증가한다. 일반 소변검사에서 발견되지 않기 때문이다. 그러나 이 약물들은 독성이 강하면서 심한 불안, 편집증, 감각 왜곡, 간단한 정신병적 삽화의 높은 위험이 있다.

■ 법적 또는 불법 자극제를 함께 사용하는 것은 스포츠 선수에서 흔하고, 열손상, 불안, 불면, 체중 감소, 심계항진과 같은 자극제 부작용의 위험성이 높다.

■ 담배 사용은 일반인보다 운동선수에서 훨씬 높지만, 행동 변화와 약물(니코틴 대체와 바레니클린)로 금연이 가능하다.

■ 주의력결핍장애, 기면증, 수면 무호흡, 과도한 낮잠에 대하여 처방된 자극제들의 사용이 증가하고 있다. 작용시간이 짧은 제제가 오남용과 부작용의 발생 가능성이 더 높다.

■ 미국 프로와 국제 스포츠 대회에서 아나볼릭-안드로제닉 스테로이드들의 사용은 적극적이고 발달된 소변검사로 인해 그 사용이 줄어들고 있다. 그러나 인간 성장 호르몬, 안드로겐 수용체 조절제, 펩타이드 호르몬, 인슐린, 호르몬 길항제들과 같은 대체 약물들은 그 발견이 어렵거나 불가능해서 사용이 증가하고 있다.

■ 만성 AAS 사용자들의 나이가 늘어나면서 장기간 사용으로 인한 신체 또는 정신건강에 미치는 영향이 점차 명확해지고 있다. AAS 중독은 정기적인 사용자의 30%에서 일어난다.

참고문헌

Avois L, Robinson N, Saudan C, et al: Central nervous system stimulants and sport practice. Br J Sports Med 40:16–20, 2006

Barr J: Painkiller misuse numbs NFL pain. Available at: http://sports.espn.go.com/espn/eticket/story?page=110128/PainkillersNews. Accessed January 12, 2012.

Buckman JF, Yusko DA, White HR, et al: Risk profile of male college athletes who use performance-enhancing substances. J Stud Alcohol Drugs 70:919–923, 2009

Campos DR, Yonamine M, de Moraes Moreau RL: Marijuana as doping in sports. Sports Med 33:395–399, 2003

Catlin DH, Fitch KD, Ljungqvist A: Medicine and science in the fight against doping in sport. J Intern Med 264:99–114, 2008

Crean RD, Crane NA, Mason BL: An evidence-based review of acute and long-term effects of cannabis use on executive cognitive functions. J Addict Med 5:1–8, 2011

Docherty JR: Pharmacology of stimulants prohibited by the World Anti-Doping Agency (WADA). Br J Pharm 154:606–622, 2008

Eaves T, Schmitz R, Siebel EJ: Prevalence of spit tobacco use and health effects awareness in baseball coaches. J Calif Dent Assoc 37:403–410, 2009

Horn S, Gregory P, Guskiewicz KM: Self-reported anabolic-androgenic steroid use and musculoskeletal injuries: findings from the Center for the Study of Retired Athletes health survey of retired NFL players. Am J Phys Med Rehabil 88:192–200, 2009

Kanayama G, Hudson JI, Pope HG: Long-term psychiatric and medical consequences of anabolic-androgenic steroid abuse. Drug Alcohol Depend 98:1–12, 2008

Kanayama G, Brower KJ, Wood RJ, et al: Anabolic-androgenic steroid dependence: an emerging disorder. Addiction 104:1966–1978, 2009

Martens MP, Dams-O'Connor K, Beck NC: A systematic review of college-student athlete drinking: prevalence rates, sports-related factors, and interventions. J Subst Abuse Treat 31:305–316, 2006

McDuff DR, Baron D: Substance use in athletics: a sports psychiatry perspective. Clin Sports Med 4:885–897, 2005

McDuff DR, Morse E, White R: Professional and collegiate team assistance programs: services and utilization patterns. Clin Sports Med 4:943–958, 2005

National Collegiate Athletic Association: NCAA Study of Substance Use Habits of College Student-Athletes. Indianapolis, IN, National Collegiate Athletic Association, January 2006

National Football League Players Association: NFLPA injury report finds increases during 2010 season. Posted January 28, 2011. Available at: https://www.nflplayers.com/Articles/player-news/nflpa-injury-report-finds-increases-during-2010-season. Accessed February 5, 2012.

National Highway Traffic Safety Administration: Addressing Alcohol-Impaired Driving: Training Physicians to Detect and Counsel Their Patients Who

Drink Heavily (Report No. DOT HS 809 076). Washington, DC, National Highway Traffic Safety Administration, July 2000. Available at: http://stnw.nhtsa.gov/people/injury/alcohol/impaired_driving. Accessed February 5, 2012.

Parkinson AB, Evans NA: Anabolic androgenic steroids: a survey of 500 users. Med Sci Sports Exerc 38:644–651, 2006

Reissig CJ, Strain E, Griffiths RR: Caffeinated energy drinks: a growing problem. Drug Alcohol Depend 99:1–10, 2009

Saugy M, Avois L, Saudan C, et al: Cannabis and sport. Br J Sports Med 40:13–15, 2006

Severson HH, Klein K, Lichtensein E, et al: Smokeless tobacco use among professional baseball players: survey results, 1998 to 2003. Tobacco Control 14:31–36, 2005

U.S. Drug Enforcement Administration, Office of Diversion Control:National Forensic Laboratory Information System Special Report: Synthetic Cannabinoids and Synthetic Cathinones Reported in NFLIS, 2009-2010. Springfield, VA, U.S. Drug Enforcement Administration,September 2011, p. 1. Available at: http://www.deadiversion.usdoj.gov/nflis/2010rx_synth.pdf. Accessed February 5, 2012.

World Anti-Doping Agency: Teacher's Tool Kit, Version 2.0, Teen Unit 2. April 2009. Available at: http://www.wada-ama.org/Documents/Education_Awareness/Toolkits/WADA_TTK_Teen_2009_EN.pdf. Accessed October 12, 2011.

Yusko DA, Buckman JF, White HR, et al: Alcohol, tobacco, illicit drugs, and performance enhancers: a comparison of use by college athletes and nonathletes. J Am Coll Health 57:281–290, 2008

물질 사용과 스포츠 자료표

자료 1. 알코올 사용과 스포츠

자료 2. 알코올 사용과 경기력

자료 3. 마리화나 사용과 경기력

자료 4. 자극제 사용과 경기력

자료 5. 스포츠에서 자극제 사용

자료 6. 근육량, 강도, 지구력 강화 약물의 분류

자료 1. 알코올 사용과 스포츠

사용 범위 (21~29세 남성)	한 달간 사회생활하면서 정도 음주(70%) 한 달간 폭음한 적 있음(45%) 한 달간 과음함(15%)
사용 이유 (대표적 이유들 %)	사회생활(75%) 기분 좋아서/이완 목적/피하기 위해(15%) 스트레스 받아서(3%) 경기력 향상을 위해(0%) 기타 이유(긴장 풀기, 잠자기 위해, 분노 조절)
음주를 줄이거나 금주 이유 (대표적 이유들 %)	건강을 위해(25%) 믿음과 상충되어(15%) 경기력이 저하되어(10%) 좋아하지 않아서(10%) 음주 효과가 기대되지 않아서(7.5%) 음주로 인한 안 좋은 경험으로 인해(5%)
혈중 알코올 농도에 영향을 미치는 요소	체중(체중이 많이 나가면 농도가 더 낮다) 체지방(지방이 많으면 농도가 더 높다) 시간(술 마시는 간격이 짧으면 농도가 더 높다. 인체는 한 시 　간에 표준 음주 1잔의 알코올만 해독한다) 음식(공복에 음주하면 농도가 더 높다) 음주 유형(한 잔에 같은 양의 알코올이 들어 있어도 증류주보 　다는 와인이, 와인보다는 맥주를 마실 때 농도가 더 낮다)
단기 효과 (몇 시간에서 다음 날까지)	조정능력과 판단력 저하 사회적, 성적 억제 감소 반응 속도가 느려짐 슬픔, 죄책감, 좌절이나 공격성 증가 수면의 질 저하 정신 나가거나 기절한 상태
경기력에 부정적인 요소	부상(싸움, 사고) 열량만 높은 음식의 칼로리(영양가 없이 체중 증가) 탈수(이뇨 효과-쉽게 교정되지 않는다) 숙취(반응속도 감소, 에너지 저하, 두통, 구토) 불면(집중력 감소, 낮은 동기부여와 에너지) 다른 약물 사용(음주를 하면 더 쉽게 다른 약물을 사용한다)

a 폭음 = 지난 한 달간 적어도 한 차례 한자리에서 표준음주 5잔 이상을 마신 경우
　과음 = 지난 한 달간 5번 이상 한자리에서 표준음주 5잔 이상을 마신 경우

출처 : National Collegiate Athletic Association, 2006.

자료 2. 알코올 사용과 경기력

효과	음주 시간표			
	0~12시간	12~24시간	24~48시간	규칙적인 과음
음주의 긍정적 효과(한 번에 4잔 이하)	이완 긴장 완화 스트레스 감소 사회화 일상에서 휴식	스트레스 조절	스트레스 조절	30일 이상 음주 시 긍정적 효과 거의 없음
알코올 중독의 부정적인 영향 (한 번에 5잔 이상)	탈억제 탈수 공격성 감정적인 강도 증가 반응속도 감소 부조화 수면 양상 변화 판단력 감소 스릴 추구 정신 나감 필름 끊김	숙취 탈수 반응시간 감소 부상 탄수화물 대사 변화 수면량 감소 학습 능률 감소	숙취 반응시간 감소 부상 이자극성 수면량 감소	24~48시간과 동일. 덧붙여 가족, 팀, 관계, 법적, 재정적 스트레스
경기력에 대한 부정적인 영향	싸움과 부상 음주 운전 음주 사고 동료에게 공격성 변덕스러움 불면	지각 결석 낮은 에너지 반응시간 느려짐 변덕스러움 부상위험 불면	지각 결석 낮은 에너지 반응시간 느려짐 부상 위험 불면	24~48시간과 동일. 덧붙여 부실한 영양 공급
건강에 대한 부정적인 영향	부상 스트레스	부상 스트레스	부상 스트레스 성병	고혈압 만성 불면 간 손상 체중 증가 성병 기분 변화 스트레스와 불안 화, 갈등

출처 : McDuff and Baron, 2005.

자료 3. 마리화나 사용과 경기력	
배경	연구들을 통해 마리화나를 마지막으로 피운 지 28일 후까지도 인지능력이 저하된다는 사실을 알았다. 마리화나를 끊기 전에 더 많이 피운 사람은 인지저하가 더 심하고 비록 약물보다 마리화나를 더 많이 했을지라도 동료들보다 낮은 IQ가 더욱 악화된다.
사용 범위 (18~25세 남성)	지난해 가끔씩 사용(20%) 지난달 간단히 사용(15%) 매일 사용(5%)
사용 이유 (대표적인 이유 %)	사회화(60%) 기분 좋아서/이완 목적/피하기 위해(30%) 스트레스 조절(5%) 경기력 향상(1%) 기타(수면 개선, 분노 감소, 통증 감소)
중단 이유	건강을 위해(35%) 효과가 기대되지 않아서(15%) 믿음과 상충(10%) 좋아하지 않아서(10%) 불법이라서(7.5%) 적발에 대한 염려(5%)
단기 효과 (감정, 행동)	불안 이자극성 화 불면 식욕 감소 동기 부여, 성취 감소 변덕스러움 대처 미숙 반응 속도 저하 중독
장기 효과 (건강)	심박수 증가 심박동 불규칙 심장마비 위험성 증가 상기도, 폐, 상부위장관 암 발생 위험성 증가

(계속)

자료 3. 마리화나 사용과 경기력(계속)

사용 인식	옷에서 냄새
	결석
	지각
	피로
	낮은 에너지
	낮은 노력과 동기
	낮은 기억력과 학습
	쉽게 좌절, 화
	동료와의 갈등

출처 : Grean 등, 2001; National Collegiate Athletic Association, 2006; Saugy 등, 2006.

자료 4. 자극제 사용과 경기력

흔히 쓰이는 자극제

카페인

카페인이 함유된 물질과 함량	미국 성인의 평균 소비량(200mg/일) 커피(50~100mg/1컵) 차(30~80mg/1컵) 카페인 포함된 음료(40~60mg/1캔) 비처방 카페인(100~200mg/1알) 진통제(32~100mg/1알)
긍정적 효과	피로를 푸는 각성효과, 근수축 증가, 지구력 증가
부정적 효과	두통, 불안, 떨림, 불면, 식욕 저하, 의존, 부정맥
추천	하루 200mg 이하로 제한하고 다른 자극제와 함께 사용은 피해라.

니코틴

니코틴이 함유된 물질과 함량	담배(0.5~2mg/1개비) 씹는 담배(0.5~5mg/1개) 코 담배(40~60mg/1캔) 파이프(0.5~3mg/1개) 시가(10~40mg/1개)
긍정적 효과	입증된 것은 없다. 그러나 주관적으로 에너지 증가, 이완을 보고한다.
부정적 효과	폐/구강 암, 의존, 불안, 떨림, 불면, 구역
추천	시작하지 마라 하루 10~20mg으로 제한하고, 그다음에는 중단해라.

비처방 자극제(에페드린, 시네프린, 페닐프로파놀라민)

비처방 자극제가 발견되는 곳	감기예방약 식사 보충제 인터넷
긍정적 효과	피로를 푸는 각성효과
부정적 효과	불안, 떨림, 불면, 구역, 구토, 식욕 저하, 의존
추천	절대로 하지 말고, 특히 카페인·니코틴을 사용하면 더 피해라.

(계속)

자료 4. 자극제 사용과 경기력(계속)

처방된 자극제 (메틸페니데이트, 암페타민, 모다피닐, 천식약)	
처방된 질환	주의력 결핍 장애, 기면증, 우울증, 천식
긍정적 효과	질환에 대한 치료 피로하다면 경기력 향상에 도움이 된다.
부정적 효과	불안, 떨림, 불면, 이자극성, 식욕저하, 의존
추천	의사 처방 시에만 복용해라. 팀 트레이너와 의사에게 알려라.
불법 약물 (코카인, 크랙, 메트암페타민, 처방된 자극제)	
투여 경로	경구, 흡연, 비강내, 주사, 씹는 제제
긍정적 효과	능력이 좋아졌다고 스스로 인지, 즐거움, 행복을 느낌
부정적 효과	불안, 떨림, 불면, 체중 감소, 편집증, 급사, 의존, 공격성, 감염, 우울증, 정신병, 경조증, 성기능 장애
추천	불법이니 사용하지 마라. 팀 정신건강의학과 의사에게 도움을 요청해라.

출처 : Avois 등, 2006; McDuff and Baron, 2005; Reissig 등, 2009.

자료 5. 스포츠에서의 자극제 사용

자극제	함유 물질(용량)	사용 이유	부정적 효과
니코틴	담배잎 : 담배(0.5~2mg/1개비), 코 담배(40~60mg/1캔), 씹는 담배(0.5~5mg/1개), 시가(10~40mg/1개비) 니코틴 의약품 : 껌(2~4mg/1개), 캔디(2mg/1개), 패치(7, 14, 21mg/1패치), 코 스프레이(10mg/mL), 흡입제(4mg/1개)	이완 각성 환기 차분 자극 집중 통증 완화	잇몸 질환 구강암 불면 속쓰림 이자극성 불안정 식욕 감소 생생한 꿈 중독 불안
카페인	커피(50~100mg/1컵), 차(30~80mg/1컵), 청량음료(40~60mg/1캔), 에너지 음료(80~500mg/1캔), 알코올 에너지 음료(100~200mg/1캔), 진통제(32~100mg/1개; 예 : 엑세드린 : 65mg/1개), 카페인 알약(100~200mg/1개), 초콜릿	에너지 얻기 위해 이완 식욕 감소	위통 불면 불안 두통 금단과 의존
인삼	차, 팅크처, 추출물, 알약	에너지 성기능 강화 집중	구역, 설사 두통 불면 이자극성 초조 고혈압
암페타민과 유사체 (메트암페타민, 에페드린, 시네프린)	암페타민 – 주의력결핍장애, 기면증, 체중 감소를 위해 처방 에페드린 – 뇌졸중, 심장 문제 때문에 미국에서 금지된 천연 식물 물질 시네프린 – 에페드린 대체물. 자주 커피, 아스피린과 결합 메트암페타민 – 심각한 중독을 유발할 수 있어 불법 약물로 규정됨	체중 감소 에너지 상승 집중 충혈 완화 행복감 최음제 각성	심박수 증가 고혈압 부정맥 체중 감소 불안 불면 초조 어지러움 소화 불량 두통 과열 편집증

(계속)

자료 5. 스포츠에서의 자극제 사용(계속)

자극제	함유 물질(용량)	사용 이유	부정적 효과
코카인	심각한 중독을 유발할 수 있어 불법 약물로 규정	행복감 에너지 성적 쾌감	불안 우울 탈진 중독 뇌졸중 심장마비
메틸페니데이트	주의력결핍장애의 치료를 위해 처방	집중력 충동성과 　과다행동 공부할 때 　산만함 감소	체중 감소 운동 틱 불면 두통 기분 변화 부정맥
모다피닐	기면증, 새벽 근무, 폐쇄성 수면 무호흡증의 질환에서 과도한 주간 졸리움 치료를 위해 처방	각성 에너지 증진 공부	불면 속쓰림 입마름, 　구갈 홍조 땀

출처 : Avois 등, 2006; Docherty, 2008; McDuff and Baron, 2005; Reissig 등, 2009.

자료 6. 근육량, 강도, 지구력 강화 약물의 분류

물질 분류	경기력에 미치는 영향	부정적 신체 효과
아나볼릭-안드로제닉 스테로이드		
외인성[a] 1-안드로스테네디온 볼데논 다나졸 게스트리논 메탄드로스테놀론 난드롤론 스타나조롤 테트라하이드로게스트리논 그 밖에 많은 물질 **내인성**[b] 안드로스테네디올 아드로스테네디온 디하이드로테스토스테론 디하이드로에피안드로스테론 테스토스테론 **대사물질과 이성질체** 4-안드로스테네디올 5-안드로스테네디온 에피-디하이드로테스토스테론 에피테스토스테론 19-노안드로스테론 그 밖의 물질 **기타 아나볼릭 물질** 클렌부테롤 선택적 안드로겐 수용체 조절 　인자 티볼론, 제라놀, 질파테롤	지구력 강화 지방 감소 근 회복력 증가 근육량, 강도 증가	여드름 공격성 대머리 (남성)유방 비대 (여성)클리토리스 비대 모발 성장(얼굴과 몸 — 여성) 고혈압 발기부전(남성) 간 기능 저하 조증 근 염좌/파열 전립선 비대 왜소 성장(청소년기) 건 파열, 고환 위축

(계속)

자료 6. 근육량, 강도, 지구력 강화 약물의 분류(계속)

물질 분류	경기력에 미치는 영향	부정적 신체 효과
펩티드 호르몬, 성장 요소, 관련 약물		
적혈구 조혈 자극제(예 : EPO) 융모성 생식선 자극 호르몬 황체형성 호르몬(남성) 인슐린과 부신피질 자극 호르몬 성장 호르몬 인슐린 양 성장 인자	운동 시 지구력 증가(EPO) 근 회복력 증가(EPO) 성장 촉진 근육 모양 강화 근육 크기와 강도 증가 체지방률 감소 근육조직 회복을 도움 단백합성 증가 단백질 파괴 감소 AASs를 감추고 효과 감소	말단비대증, 관절염 심근증과 열 손실 심부정맥 혈전증(EPO) 당뇨와 고콜레스테롤 혈증 안면신경 마비 심장마비와 뇌졸중(EPO) 근육병과 골다공증 폐색전증(EPO) 결합조직이 느슨해짐 위 염증과 궤양 손상된 근육과 뼈의 약화
베타 2-아드레날린성 작용제		

살부타몰을 제외한 모든 금지된
    약물(1,600μg/24hr)과 살메
    테롤
	유산소 운동 능력 증가
	지방 감소
	근 성장 강화
		불안, 어지러움과 두통
		부정맥과 근경련
		불면, 기분 불안정

호르몬 길항제와 조절제		
방향화 효소 억제제 선택적 에스트로겐 수용체 조절제 미오스타딘 기능 변경	동화작용 효과 유발 강도 증가 AAS 부작용 감소	복부 불편감 홍조 리비도 감소 발음 어눌
이뇨제와 가리움제		
푸로세마이드와 스피토놀락톤 싸이아자이드와 트리암테렌 프로베네씨드 에피테스토스테론 그리고 그 밖의 물질	금지된 물질 발견에 도움 체중 감소	경련과 두통 전해질 불균형 심부전 & 신부전 저혈압, 어지러움

주 : EPO=erythropoietin(적혈구 조혈)

a 자연 발생되지 않는다.

b 신체에서 생성된다.

출처 : Catlin 등, 2008; Kanayama 등, 2008, 2009; McDuff and Baron, 2005.

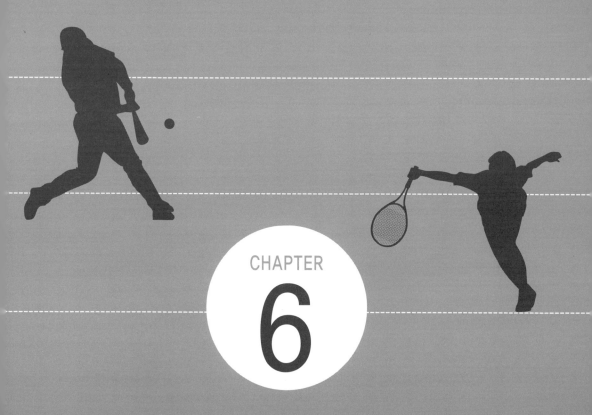

부상 회복과 통증 조절

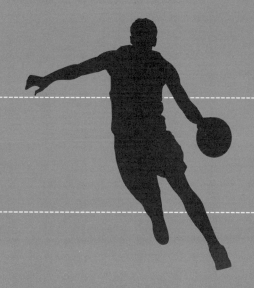

SPORTS PSYCHIATRY

人 포츠의 종류, 성별, 운동 수준, 경기 시즌 주기, 연습 강도와 경쟁 정도에 따라 부상의 형태, 위치, 빈도, 기전이 상당히 다양하지만, 일반적으로 접촉 혹은 비접촉 스포츠에서 흔히 발생한다. 스포츠 정신의학 전문가(sports psy-chiatrists)는 (1) 부상당한 선수들의 치료 과정을 돕고, (2) 부상의 회복과 운동으로의 복귀에 있어서 정서적, 동기적 장애요인을 확인하고, (3) 부상당한 선수들의 회복이 제대로 이루어지지 않을 때 그들을 적절한 의사나 팀에게 연결시켜 주기 위하여 흔하고 심각한 부상에 대한 폭넓은 지식을 갖출 필요가 있다. 일반적으로, 부상은 연습 때보다 시합 때 세 배 이상 흔히 일어나고, 시즌 중 연습 때보다 시즌 전 연습 때 두 배 이상 발생하며, 여성 스포츠보다 남성 스포츠에서 더 흔히 발생한다. 보고된 부상 중 80%는 기존의 부상이 재발된 것이나 합병증이 생긴 것이 아니라 새로 생긴 부상이다. 하지 부상이 전체 부상의 약 50%를 차지하는 반면, 상지 부상은 약 20%, 두부/목, 몸통/등의 부상이 각각 10~12%씩 차지한다. 발목 인대 염좌는 가장 흔한 부상으로서, 전체 부상의 약 15%를 차지한다. 다른 선수와의 접촉이 가장 흔한 부상의 기전으로서, 시합 도중 부상의 60%, 연습 도중 부상의 40%를 차지한다. 당연히 미식축구, 레슬링, 아이스하키, 남성 라크로스 등의 경우처럼 육체적 접촉이 연습과 경기의 중요한 부분인 스포츠 경기에서는 실제로 부상의 빈도가 더 높다. 이러한 경향의 예외는 여성 축구와 여성 체조인데, 이들 경기에서는 연습 때와 시합 때 모두 부상의 빈도가 전반적으로 높게 보고되고 있다. 흥미로운 점은, 비접촉 스포츠에서는 시합 때보다 연습 때 부상이 더 흔하다는 점이다(Hootman 등, 2007; Huffman 등, 2008; Rechel 등, 2008).

새로운 부상이나 재발성 부상을 매일 치료하는 데 있어 70%의 부상은 경도, 중등도의 심각도를 보이고, 시간 손실도 크지 않다. 나머지 부상들은 보다 심각하고, 부상으로 인한 시간 손실도 더 크며(일반적으로 21일 이상), 수술이나 긴 재활 치료를 요하기도 하고, 시즌을 도중에 그만두게 하기도 하며, 재발성 부상과 장기 합병증의 위험을 높이기도 한다. 이러한 보다 심각한 부상들, 가령 치명적인 뇌 혹은 척수 부상, 완전 인대 파열(complete ligament tears), 골절, 열사병, 뇌진탕 등은 스포츠의 종류와 성별, 경기 수준, 재발률에 따라 더 주의 깊게 관찰되어야 한다. 고등학교 시기에 가장 흔한 심각한 부상은 골절(36%), 완전 인대 파열(15%), 그리고 불완전 인대 파열(14%)이며, 가장 흔한 부상 부위는 무릎(29%), 발목(12%), 어깨(11%) 순이다(Darrow 등, 2009). 이러한 심각한 부상 가운데 약 60%는 시즌 참여에 있어서 의학적 실격 사유가 된다. 심각한 부상이 가장 흔한 스포츠는 미식축구, 레슬링, 청소년 여자 농구, 청소년 여자 축구이다. 심각한 부상의 비율은 청소년 여자 스포츠보다 청소년 남자 스포츠에서 더 높지만, 같은 스포츠 경기(축구, 농구, 야구/소프트볼) 내에서 비교해 보면 청소년 여자에서 비율이 남자보다 같거나 더 높다(표 6-1). 재발성 부상은 전체 부상의 10%밖에 차지하지 않지만 초회(first-time) 부상보다 세 배 더 높게 운동 경기 참여를 중단하게 만든다. 그러므로 재발성 혹은 초회 심각한 부상은 재활 과정을 보다 가변적이고 복잡하게 만들며, 운동으로의 복귀를 결정하는 데 중요하게 작용한다. 부상 회

표 6-1 성별에 따른 고등학교와 대학교에서의 부상 비율의 비교				
	소년/남자		소녀/여자	
스포츠 종류	훈련	시합	훈련	시합
대학교 야구/소프트볼	1.9	5.8	2.7	4.3
고등학교 야구/소프트볼	0.9	1.8	0.8	1.8
대학교 농구	4.3	9.9	4.0	7.7
고등학교 농구	0.9	1.8	1.4	3.6
대학교 축구	4.3	18.8	5.2	16.4
고등학교 축구	1.6	4.2	1.1	5.2
대학교 미식 축구	9.5	35.9		
고등학교 미식 축구	2.5	12.1		
대학교 레슬링	5.7	26.4		
고등학교 레슬링	2.0	3.9		
대학교 배구			4.1	4.6
고등학교 배구			1.5	1.9

주 : 부상 비율은 1,000회의 운동 노출에 대한 부상의 비율로 보고하였음(예 : 1회 훈련 혹은 시합에 대한 부상 비율)

출처 : Daroow 등, 2009; Hootman 등, 2007.

복의 네 단계에서 각 단계마다 운동선수들은 부정적인 감정과 의욕과 자신감의 변화를 경험한다(표 6-2)(Galambos 등, 2005; Gordon, 2010; Hamsom-Utley 등, 2008; Ivarsson, 2011; Kvist 등, 2005; Webster 등, 2007). 급성 부상 및 안정화 단계에서 선수들의 통증, 불면, 걱정, 그리고 불확실성을 관찰해야 한다. 재활과 회복의 단계에서는 선수들의 지속적인 통증, 불면, 스트레스, 좌절, 분노, 동기, 사회관계, 합병증, 그리고 낙관적 혹은 비관적인 정도에 대해서 관찰해야 한다. 운동으로 복귀하게 되면서 재부상 및 다른 사람을 부상당하게 할 것에 대한 두려움의 극복, 자신감 회복, 그리고 부상의 예방이 중요한 고려사항이다. 마지막

표 6-2	부상 회복의 단계 : 선수의 감정과 중요한 쟁점들			
초점 영역	부상 회복의 단계			
	급성 부상기	재활과 회복	운동으로의 복귀	스포츠를 그만둠
반응성 정서 (reactive emotions)	상처 불안 두려움 실망 슬픔 회의 짜증	좌절 분노 스트레스 회의 그만둠 긴장	불안 공포 조심스러워함 격렬함 회의	우울증 불확실성 억울함 상실/비통 기능 손실 경력의 변화 자기 회의
사색적 정서 (contemplative emotions)	우려 불확실성 당황 수치 압박감 혼란 걱정	낙관주의 비관주의 절망 확실성 불신 주의 산만 죄책감 무감각	공포 (재부상에 대한) 공포(남을 부상 입힐 것에 대한) 망설임 격렬함 자신감	억울함 회환 후회 질투 경멸
중요한 쟁점들	통증 조절 수면 기력 정보 지지	지속적인 통증 지루함 사회적 고립 합병증 동기 물질 사용	관절 운동 범위 속도/민첩성 지구력 자신감과 집중 비탄	만성 통증 기능 손실 경제적 부담 생활방식의 변화 경력과 정체성 물질 사용

으로, 선수들이 속히 운동에 복귀하지 못하거나 만약 영구적으로 스포츠를 그만두어야 한다면 그들은 우울감, 만성적인 고통, 분노, 그리고 애도 반응을 경험할 수 있다. 이 장에서는 스포츠 정신의학 전문가가 부상의 치료, 운동으로의 복귀, 운동을 그만두는 과정에서 갖게 될 역할에 대해서 살펴보고자 한다. 이 장에서는 트레이너, 의사, 다른 의료진과 함께 통합적인 치료를 제공하는 전략을 강조하고, 부상, 스포츠, 경쟁의 정도에 따른 차이점을 기술하며, 중요한 임상적 이슈들에 대해서 조명하는 증례들을 살펴보고자 한다. 고위험 선수들을 찾아내고, 회복과 운동으로의 복귀를 촉진하며, 재부상을 예방하고, 장기적으로 운동 참여를 못하는 것 혹은 은퇴에 대한 문제를 처리하는 데 있어서 실질적인 네 단계 모델을 사용하고자 한다.

•• 흔하고 덜 심각한 부상

부상은 젊은 연령, 고등학교, 대학교, 프로스포츠 경기에서 그 비율이 높다. 장비의 개선, 경기 규칙의 변화, 부상 예방 훈련의 증가, 트레이너 및 스포츠 의학 전공의사들의 증가에도 불구하고, 이러한 부상 발생의 증가는 선수들의 증가된 체격과 운동의 속도 및 강도의 증가로 설명되고 있다. 전미미식축구연맹(National Football League)에 따르면, 가령 가장 큰 체구의 선수들로 구성된 공격 라인 선수들의 경우 지난 20년간 약 18kg 이상 체중이 늘어서 20년 전 평균 체중인 약 127kg에서 현재 약 145kg이라고 한다. 프로하키에서는 한 장기간 연구에서 1920년대와 1930년대 선수들과 비교하여 현재 선수들이 평균적으로 17kg 정도 체중이 늘고, 10cm 정도 신장이 증가하였으며 체질량지수가 2.3kg/m²만큼 증가하고 상반신 강도가 증가하여 유산소 능력(최대산소소비량)의 증가를 시사한다고 보고하였다(Montgomery, 2006). 비슷한 신체 구조의 증가가 고등학교, 대학교, 프로 수준의 다른 남성 스포츠, 특히 미식축구, 농구, 라크로스 등에서 관찰된다. 다행스럽게도, 대부분의 부상은 경도 혹은 중등도 수준이어서 부상으로 인한

표 6-3	흔하고, 덜 심각한 부상

발목 염좌
정강이 통증
뒤넙다리근 염좌
무릎 염좌와 슬개건염/ 트래킹 문제
어깨와 팔꿈치 염좌와 건염

시간 손실이 없거나 혹은 겨우 며칠의 연습 시간 손실을 가져올 뿐이다. 이번 장에서는 경쟁 수준에 따라서 남성 및 여성 스포츠에서 가장 흔한 부상들의 일부를 살펴보고(표 6-3) 스포츠 정신의학과 심리학의 지지적이고 촉진적인 역할을 설명해 주는 증례들을 제시할 것이다.

발목 염좌

발목 인대 염좌는 가장 흔한 스포츠 관련 부상이다(Nelson 등, 2007). 발목 인대 염좌는 다른 선수들에게 둘러싸인 좁은 장소에서 빠른 회전이나 점프를 해야 할 때 경기 중에 발생한다. 발목 염좌는 고등학교 스포츠에서 부상의 20%를 차지하고, 대학교 스포츠에서 부상의 15%를 차지한다. 대부분(90%)은 발목이 접질리거나 바깥다리 쪽으로 구를 때 측면 인대가 압박을 받으면서 발생한다. 발목 부상은 남성 경기에서는 농구와 미식축구에서 가장 높은 빈도로 발생하고, 여성 경기에서는 농구와 배구에서 가장 높은 빈도로 발생한다. 남녀 비슷한 스포츠 종목에서는 남성의 경우 연습 때 더 높은 빈도로 부상이 발생하는 반면, 여성의 경우는 시합 때 더 높은 빈도로 부상이 발생한다.

경미한 발목 염좌의 치료는 보전적으로, 휴식, 얼음찜질, 압박, 다리 올리기로 구성된다(rest, ice, compression, elevation, RICE). 일단 부기(swelling)와 통증이 사라지면, 선수들은 일반적인 관절 운동 범위의 운동을 시작하고, 강화 훈련을 시작할 수 있다. 이에 더하여, 몇몇 선수들은 특히 그들의 부상이 재발성일 경우에 압축 소매(compression sleeve)나 다리 보조기를 착용함으로써 좀 더 자신감을 가지기도 한다. 저용량의 항염증 의약품이 때때로 통증 조절을 위해 사용되기도 한다. 발목 염좌는 특히 부츠나 목발이 필요하거나 연습에 빠져야 할 때 선수들에게 불편감과 좌절감을 주기도 한다. 스포츠 정신의학 전문가는 부상에 대하여 살펴보고, 선수들이 집에서 잘 안 움직이고, 다리를 잘 올려놓고, 얼음찜질을 잘할 수 있도록 격려함으로써 부상 회복에 도움을 줄 수 있다. 만약 인대가 끊어지지 않았다면 운동으로의 빠른 복귀가 가능하다. 부상 회복 이후 첫 일부 워크아웃에서나 훈련 중에 일시적으로 압축 소매를 착용하거나 테이프를 사용함으로써 재부상을 감소시킬 수 있다.

통증이 너무 심한 걸 보니 뭔가 부상당한 것이 틀림없어요

한 신입생 대표 팀 축구 선수가 평탄하지 않은 운동장에서 드리블을 하다가 주로 사용하는 쪽 발목을 접질렸다. 그녀는 땅에 쓰러졌고, 계속해서 울부짖었다. 그녀는 동료들에 의해 필드 밖으로 나왔다. 그녀는 과거에 부상당한 적이 없었고, 훈련을 열심히 했었기 때문에 주말에 있을 다음 경기를 위해 연습할 시간을 얼마간 갖고 싶어 하였다. 훈련이 끝날 무렵 트레이너가 상태를 확인하였을 때 약간의 부기가 관찰되었지만 압통은 없었고, 관절 운동 범위도 모두 정상 범위였고, 관절 이완도 없었다. 하지만 선수는 검사 도중 계속해서 심한 통증을 호소하였고, 집에 가는 버스를 타러 가는 것조차 힘들다고 느꼈다. 그녀는 목발을 받았고, 자기 전에 여러 차례 얼음찜질을 하도록 교육을 받았으며, 앉아 있을 때와 잘 때 다리를 올려놓아야 한다고 들었다. 그녀의 상급생이 그녀를 집까지 운전해서 바래다 주었다. 다음 날 그녀는 훈련 전에 연습실에 와서 그녀가 충분한 속도를 낼 수 없을 것 같다고 이야기하였다.

개입 : 팀의 화합과 의사소통을 향상시키기 위해 팀과 함께 협력하는 스포츠 정신의학자는 감독과 함께 서서 트레이너가 말한 내용에 근거하여 그녀에게 그녀의 부상에 대하여 질문하였다. 그 선수는 인대가 끊어지지 않은 것은 알지만 여전히 통증이 계속된다고 말하였다. 그녀는 다음 경기를 제대로 준비할 수 없을지도 모른다는 사실에 화가 난 듯 보였다. 그녀는 훈련에 참여하지 않고, 대신 앉아서 쉬거나 관절 운동을 하거나 혹은 가벼운 달리기를 하도록 하였다. 코치와 주장은 그녀에게 그녀가 최근 열심히 한 것과 창조적인 경기를 펼쳐 왔던 것에 대해서 칭찬하였고, 그녀

가 빨리 회복할 수 있을 것이라고 안심시켰다. 훈련이 끝난 뒤 그녀는 트레이너와 만나 압축 소매를 착용하고, 지속적으로 휴식하면서 얼음찜질을 계속할 수 있도록 권고를 받았다. 다음 날 그녀는 보다 자신감 있는 표정이었으며, 느린 속도로 대부분의 연습에 참여할 수 있었다. 그녀는 빠른 회복을 보였고, 다음 경기에서 그녀의 팀이 편안한 승리를 이어 가던 후반부에 경기에 투입되었다.

정강이 통증

흔히 정강이 통증(shin splits)이라 불리는 내측 경골 스트레스 증후군(medial tibial stress syndrome, MTSS)은 반복 사용과 관련된 흔한 부상으로서, 크로스컨트리 달리기나 축구 경기에서 계속 달리거나 왔다 갔다 하는 중에, 체조나 배구, 농구 시합 중 딱딱한 표면 위를 점프하거나 왔다 갔다 할 때, 혹은 수영이나 사이클 경기 도중 하지에 반복적인 근육 수축을 하게 될 때 흔히 발생한다(Galbraith and Lavalee, 2009). MTSS는 건염, 골막염, 근육 압박 혹은 기능장애, 혹은 경골의 스트레스 반응으로 비롯된다고 생각되는 하퇴부[원 경골의 중앙부(middle distal tibia)]의 운동성 통증을 특징으로 한다. 이 부상은 병력과 신체검사를 통해 보통 진단되는데, 발을 평평하게 한 상태에서 통증의 근원을 위아래로 살펴보고, 비정상적인 걸음걸이, 근육 약화, 불균형, 혹은 근육의 유연성 저하, 골격(가령 무릎, 골반, 그리고 척추 아랫부분)의 이상, 혹은 부적합한 신발 등에 대해서 살펴봐야 한다. 엑스레이나 영상 검사는 MTSS와 다른 더 심각한 피로 골절(stress fracture)의 진단을 감별하기 위해 필요할 수 있다.

MTSS의 급성기 치료는 보통 완전한 휴식, 얼음찜질, 통증 조절을 위한 항염증 의약품, 그리고 초음파, 전기 자극법, 음파영동(phonophoresis, 초음파를 사용하여 약물 침투를 도와주는 새로운 의료 기술), 기포 목욕법(whirlpool bath) 등의 국소 치료 등이 포함된다. 아급성기 치료는 달리기 대신 자전거 운동이나 수영 등으로 훈련의 처방을 변경하는 것과 스트레칭과 강화 훈련을 도입하는 것, 불균형과 운동 사슬(kinetic chain)에서 관절 운동 범위의 이상을 교정하기 위한 매뉴얼 치료(manual therapy), 그리고 새로운 신발과/혹은 보장구 착용 등이 포함된다. 스포츠 정신의학 전문가는 MTSS의 흔한 증후와 증상 및 일반적인 치료법에 대해서 익숙해져야 할 필요가 있다. 이는 젊은 선수들이나 고등학교 스포츠 선수들과 함께 일할 때, 혹은 자격을 갖춘 트레이너나 스포츠에 대한 트레이닝을 받거나 경험이 있는 의사와의 접촉이 흔하지 않은 경우에 특히 필요하다. 이에 더하여, 코치와 함께 훈련 강도가 너무 지나치지 않은지, 휴식이 불충분한지 등에 대하여 훈련 처방에 대한 평가를 내리는 것도 중요한 기술이다. 끝으로, 피로 골절이나 운동성 구획압착 증후군(exertional compartment syndrome)과 같은 보다 심각한 진단에 대해서 익숙해지는 것 역시 중요하다.

피로 골절인 것 같아요

키가 큰 고등학교 상급반 크로스컨트리 달리기 선수가 아주 힘들고, 바닥이 딱딱한 먼지 위에서 진행된 치열했던 크로스컨트리 경기를 마친 그다음 주부터 왼쪽 중앙부 및 하부 경골 통증이 점차 심해진다고 호소하기 시작하였다. 환자는 시즌 초기부터 경골에 일부 불편한 느낌이 있어 왔고, 통증은 시합 이후 훨씬 더 심해졌다고 하였다. 그의 코치는 그에게 달리기를 쉬고 대신 수영으로 훈련을 대체하자고 하였으나, 그는 자신이 현재 상급학년이고, 자신의 팀이 이번에 다가올 카운티 챔피언전에서 승리할 가능성이 있어서 계속 훈련을 받고 싶어 하였다. 그의 학교에는 트레이너가 없어서 그 선수는 트레이너를 만나 보지 못하였다. 또한 그의 부모님이 늦게까지 일을 하셨기 때문에 그는 일차 진료 제공자들(primary care provider)도 만나 볼 수 없었다.

개입: 코치는 팀 내 정신건강을 개선하고, 선수에게 이야기하는 전략을 향상시키기 위하여 일하고 있던 스포츠 정신의학 전문가에게 요청하였다. 그 젊은 선수는 여름 내내 열심히 달리기 훈련을 하였고, 심지어 이전보다 더 많이 달렸으며(1주일에 48~80km), 경기를 2주 앞두고부터는 더욱 많은 훈련을 하며 최상의 경기를 기대하고 있었다. 그는 최근 비가 오지 않아 경기장이 특히 딱딱한 것을 알고는 최근 시합 동안 자신을 훈련으로 내몰아갔다. 검사상 그는 중앙 경골 부근에 압통을 호소하였는데, 튀어나온 부위가 관찰되었고 통증은 서 있을 때와 배측 굴곡(dorsiflexion)

및/혹은 족저 굴곡(plantar flexion) 시에 더 심해졌다. 그는 스포츠 정신의학 전문가로부터 현재 진행 중인 모든 훈련을 중단하고, 스포츠 임상가를 만나 볼 것을 강력히 권고받았고, 그도 동의하였다. 코치는 그날 밤 스포츠 정신의학 전문가에게 선수의 부모가 스포츠 임상가를 찾지 못하여 의뢰를 하게 되었다고 전하였다. 불행하게도, 그는 피로 골절로 진단받았고, 그해 남은 기간 동안 뛰지 못하였다. 하지만 그는 비록 그 과정이 힘들긴 하였지만 예전보다 2분 이상 더 잘해 내고 있는 것에 꽤 만족해하였다.

뒤넙다리근(햄스트링) 염좌

갑작스러운 뒤쪽 넓적다리 통증은, 종종 뭔가 팡 터지는 듯한 소리와 동반되는데, 지속적으로 뒤넙다리 근육을 긴장시킨 상태에서 높은 속도로 달릴 때 흔히 발생한다(Heiderschreit 등, 2010). 통증은 전형적으로 일부 근육 섬유, 근육 내 건, 혹은 넙다리두갈래근의 장두(the long head of the biceps femoris)의 널힘줄(aponeurosis)이 갑작스럽게 잡아당겨지거나 찢어져서 발생한다. 이 근육은 좌골결절(ischial tuberosity)에서 기원하여 경골(tibia)의 외측과(lateral condyle)와 비골(fibula) 머리에 붙으며, 무릎 관절의 굽힘과 엉덩이의 신전(extension)에 관여한다. 트랙 경기, 미식축구, 야구, 소프트볼, 농구, 축구 등과 같이 빠른 가속이 필요한 경쟁적인 스포츠 경기에서 넙다리두갈래근의 뒤넙다리근 염좌는 매우 흔하다. 예를 들면, 미식축구 연맹에 속한 프로미식축구 선수들을 대상으로 한 10년 연구에서 넙다리두갈래근의 뒤넙다리근 염좌가 무릎 염좌 다음으로, 훈련 캠프에서 두 번째로 흔한 부상으로 나타났다(Heiderschreit 등, 2010). 다른 두 뒤넙다리근의 염좌[반막근(semimembranosus)과 반건양근(semitendinosus)]는 보통 더 심각하고, 댄스나 무술과 같은 발차기가 있는 스포츠에서 가장 흔하다.

뒤넙다리근 염좌가 발생하면 선수들은 보통 달리거나, 걷거나, 서 있거나, 혹은 앉아 있을 때 통증을 경험하고, 운동 시에 강도가 줄고, 운동 범위가 줄어들며, 부기나 멍이 들고, 검사(촉진이나 저항 검사) 시에 압통점(point pain)이 관찰된다. 대부분의 염좌는 훈련 혹은 시합 시간 손실을 일으켜, 경미한 부상일 때는 며칠에서부터 보다 중등도의 부상인 경우 3주 이상의 시간 손실을 일으키기도 한다. 재부상 비율도 높아서 30% 이상의 선수들이 또 다른 염좌를 1년 내에 경험한다 (Heiderschreit 등, 2010). 가장 흔한 위험요인으로는 뒤넙다리근의 약화, 피로, 근긴장감을 들 수 있고, 뒤넙다리근과 대퇴사두근(quadriceps)의 강도의 불균형, 그리고 골반부(pelvic)와 중앙부 강도(core strength) 및 조화(coordination)의 어려움이 위험요인으로 작용한다. 급성기 치료로는 휴식, 얼음찜질, 압박, 다리 올리기, 통증 조절 및 국소 치료 등이 있다. 보다 심각한 부상에 대해서는 근육 이완제나 수면제가 필요할 수 있다.

스포츠 정신의학 전문가들은 선수들의 통증이 잘 조절되도록 하고, 선수들이 부상 이후 첫 며칠간 잠을 잘 자도록 도와줌으로써 트레이너와 팀 내 의사들을 도와줄 수 있다. 달리기와 관련하여 뒤넙다리근 염좌를 지속적으로 경험하는 대부분의 선수들은 이전에도 부상을 당한 경험이 있기 때문에 어떻게 해야 잘 회복되는지 잘 아는 경우가 있다. 그럼에도 불구하고 그들은 종종 통증이나 수면에 관한 의약품을 단기간 사용하는 것을 요청하기를 꺼리기도 한다. 일단 선수들의 통증이 회복되고, 근육의 강도와 관절 운동 범위가 호전되면, 재부상을 예방하고 선수들이 경험하는 실망이나 좌절의 수준을 관찰하는 방향으로 관심을 전환해야 한다. 불행하게도, 많은 재발성 부상이 첫 부상 이후 2주 안에 발생하므로 선수들의 실망과 좌절이 흔하다. 추가적으로, 교정 가능한 위험요인을 다루는 재활 프로그램이 정립되어야 하고 오랜 기간 지속되어야 한다. 정신건강의학과 의사들은 선수를 지지하고, 과외 시간과 에너지를 균형 잡힌 부상 예방 프로그램에 쏟을 수 있도록 격려할 수 있다.

(사례연구) **이런 일이 계속 생긴다면 그땐 제 모든 경력은 끝이에요**

프로미식축구 와이드 리시버를 맡고 있는 한 2학년 선수가 재발성의 오른쪽 뒤넙다리근 염좌로 상당한 연습과 시합을 빠지고 있었다. 그는 첫 1년간 네 경기에 참여하지 못하였고, 2년째에는 총 여섯 경기에 참여하지 못하였다. 그는 극도로 좌절하고 실망한 상태였으며, 징크스가 있다고 느끼고 있었다. 스포츠 정신의학 전문가가 예방 프로그램에 대하여 물어보았을 때 그 선수는 시즌 마지막까지 재부상을 촉발할 만한 활동들을 피하는 중이라고 대답하였다.

개입 : 그 정신건강의학과 의사는 이 젊은 선수와 비슷한 초기 경력을 가진, 2명의 베테랑 선수들과 친분이 있었는데, 1명은 리시버였고, 다른 1명은 수비팀의 디펜시브 백이었다. 매 훈련이 끝날 때마다 두 베테랑 선수는 30~45분 정도 잘 짜인 중앙부 및 골반부 강화 연습을 하였고, 또한 광범위한 스트레칭을 하였다. 여러 시즌 동안 팀의 정신건강의학과 의사와 대화를 나누면서 두 선수는 자신들이 트레이너, 척추 지압사, 근력 강화 및 조절 스태프, 물리치료사들로부터 다양한 측면에 대해서 배우게 되었고, 그래서 그들은 다친 선수에게 대화를 시도해 볼 의사가 있다고 밝혔다. 그다음 주에 그 젊은 선수는 이 두 선수와 긴 대화를 나누고 설명을 들었다. 그는 그의 프로그램의 골격을 준비하고 개발하여 오프 시즌 동안 열심히 훈련하였다. 그가 훈련 캠프에 돌아갈 때가 되었을 때 그는 쾌활해졌고 자신감을 보였다. 그는 이전보다 더 열심히 훈련했고, 그의 예방 훈련이 가치가 있었다고 생각하였다. 다음 두 시즌 동안 그는 재발성 부상이 없었고, 자신의 경력을 다시 회복시켜 간다고 느꼈다.

무릎 염좌와 슬개건염/슬개골 주행

무릎 인대 염좌와 슬개건염 및 슬개골 주행은 접촉 및 비접촉 스포츠 모두에서 흔하다. 인대 염좌는 접촉, 회전, 구부림, 착지, 혹은 반복 사용으로 인해 발생할 수 있으며, 미식축구, 축구, 농구, 라크로스 필드하키, 배구, 치어리딩, 체조에서 흔하다. 덜 심각한 (1급) 안쪽곁인대(medial collateral ligament) 혹은 가쪽곁인대(lateral collateral ligament) 염좌는 접촉을 동반한 시합 시에 흔히 일어나고, 잡아당겨지거나 부분적으로 파열된 인대 위에 직접적인 통증과 부기가 발생하지만, 일반적인 관절 부기와 제한된 관절 운동 범위를 보이기도 한다. 이러한 염좌는 단독 부상으로 발생할 수도 있고, 전십자인대(anterior cruciate ligament)나 후십자인대(posterior cruciate ligament)를 포함하는 복합 부상의 일부로 발생할 수도 있다. 안쪽곁인대가 반달연골(meniscus)과 붙어 있기 때문에 안쪽곁인대 염좌는 반달연골 파열과 동반되어 일어날 수 있다. 전십자인대와 후십자인대의 염좌 혹은 부분적 파열은 보통 피벗이나 점프 후 착지 시에 흔히 발생한다. 덜 심각한(1급) 염좌는 무릎 통증, 부기, 관절 운동 범위의 제한, 그리고 무릎의 불안정감을 일으킨다. 대부분의 경미한 무릎 인대 염좌는 얼음찜질, 초음파 치료, 활동 제한, 압박, 무릎 보조기 착용, 항염증 의약품, 그리고 관절 범위 운동 등으로 치료되고, 대부분 1~2주 정도의 시간 손실을 일으킨다.

슬개건염과 무릎뼈-넙다리뼈 증후군(patellofemoral syndrome)은 축구, 라크로스, 크로스컨트리, 농구, 필드하키 등 달리는 스포츠에서 흔히 발생하며 반복 사용과 관련된 부상이다. 이러한 부상은 미식축구나 럭비에서처럼 충돌이나 접촉성 스포츠에서도 발생하는데, 훈련하는 동안 상대편 선수나 장비에 반복적인 접촉으로 인해 하체가 상당히 들어 올려지거나 압박이 가해질 때 발생한다. 슬개건염은 발리볼, 농구, 축구와 같은 점프를 하는 스포츠에서 가장 흔한데, 슬개건염이 발생하면 운동 시 통증이 생기고, 건 부위에 직접적인 통증이 발생한다. 무릎뼈-넙다리뼈 증후군은 젊은 선수, 여성, 무릎에 외반 변형(valgus deformity)이 있는 경우(양측외반슬) 혹은 안쪽 넙다리와 엉덩이 근육이 약한 경우, 혹은 과도하게 훈련하는 선수들(예 : 지나치게 달리는 달리기 선수)에서 더 흔하다. 치료는 훈련의 강도를 줄이는 것과 얼음찜질, 비스테로이드성 소염진통제, 넙다리와 엉덩이 근육의 스트레칭과 근력 강화 훈련 등이 포함된다.

사례연구 어떤 코치도 나를 좋아하지 않는다는 생각이 들어요

대학교 2학년 농구 선수가 시즌 중반 무렵 슬개건염과 안쪽곁인대 염좌에 대한 치료를 받는 중에 연습실에서 스포츠 정신의학 전문가와 마주쳤다. 이러한 상황은 가을 학기 시작 이후로 악화되고 있었으며, 그녀가 충분히 훈련에 참가할 수 없을 지경이었다. 그녀는 포워드로 시즌을 시작하였고, 한 경기당 20분 이상 뛰었지만, 현재는 팀이 앞서가는 경기의 후반부에만 잠깐 경기에 참여하였다. 그녀의 자신감에 대해서 정신건강의학과 의사가 물었을 때 그녀는 지금까지 경험해 온 것 중에서 가장 최악이라고 대답하였다.

개입: 감독, 트레이너, 팀 내 의사와의 짧은 대화를 통해 그들은 그녀의 부상이 그녀가 훈련을 받을 수 없을 만큼 심각하지 않다고 느낀다는 것을 알게 되었다. 코치는 그녀에게 편지를 써서 2명의 신입생을 성장시키는 데 초점을 두기 시작하였다고 알렸다. 팀 내 의사와의 면담을 통해 그녀에게 기존에 처방되던 항염증 의약품과 압박 소매에 리도카인 패치 처방이 더해졌다. 이로 인해 그녀의 통증이 경감되었고, 그녀가 훈련 도중 더 강한 강도를 견딜 수 있도록 해 주었다. 정신건강의학과 의사와의 매주 만남을 통해 그녀는 자신의 좌절을 다룰 수 있게 되었고, 그녀의 자신감과 시합의 질도 점차 향상되었다. 그녀가 시합에 참여하는 시간도 점차 늘어났지만 시즌 초기 수준까지는 회복되지 않았다. 봄 학기를 지나 그녀는 팀 내 그녀의 역할에 대해서 신중히 생각하였고, 다른 곳으로 옮기기로 결정하였다. 그녀는 새로운 학교에서 2년 이상 시합을 처음 시작하는 선수의 자격(스타터)으로 훈련을 받았고, 그 팀의 중요한 멤버가 되었다.

사례연구

나는 달리지도 못하는데, 어떻게 축구를 할 수 있겠어요?

2년제 대학의 전도유망한 축구 선수가 달릴 때의 통증과 만성 부상에 대한 좌절에 대해서 평가를 받고자 스포츠 정신의학 전문가를 방문하였다. 그녀는 무릎뼈-넙다리뼈 증후군으로 진단받았으나 해결책을 찾지 못하고 있었다. 신체 단련을 위한 달리기를 5분 하고 나서 그녀는 오른쪽 무릎 가쪽에 예리한 통증을 호소하며 더 이상 달리기를 지속할 수 없게 되었다. 이러한 문제는 봄 시즌 후반부터 나타나기 시작하였지만 그녀는 봄 시즌 동안 계속 시합에 나갈 수는 있었다. 그녀는 자신이 최상의 컨디션으로 가을 시합 때까지 임할 수 없다면 측면 미드필더로서의 포지션을 계속할 수 없다는 사실을 잘 알고 있었다. 그녀는 스포츠 정형외과 의사를 찾아갔고, 그에게서 진단을 받고, 물리치료사에게 보내졌다. 그녀는 스트레칭과 강화 운동을 일부 받았지만 일관되게 이루어지지는 않았다.

개입: 선수가 부상의 기왕력과 그녀가 여름 훈련 동안 제대로 훈련을 받지 못한 것에 대한 실망을 표현하는 것을 다 듣고 나서 정신건강의학과 의사는 선수의 하지

유연성을 간단히 평가해 보았다. 놀랍게도, 그녀의 종아리와 넙다리근, 그리고 엉덩이 신전근은 과도하게 근육질이었고, 양쪽 모두 단단했는데, 오른쪽이 특히 더하였다. 게다가 그녀의 대퇴사두근은 오른발(그녀가 차는 발) 가쪽으로 훨씬 더 우세하였다. 그녀는 자격을 갖춘 트레이너에게 보내졌고, 트레이너는 그녀에게 하지와 엉덩이 근육을 스트레칭하고 안쪽 대퇴사두근을 강화하는 간단한 일련의 방법들을 보여 주었다. 그녀는 1주일에 3회씩 2주간 그 트레이너를 만났고, 스스로 일련의 방법들을 연습해 갔다. 4주 뒤 그녀는 다시 통증 없이 달릴 수 있게 되었고, 광범위한 달리기 이후 스트레칭 과정을 습득해 나갔다. 그녀가 통증 없이 주행과 훈련의 강도를 높일 수 있게 됨에 따라 그녀는 자신감도 회복하였고, 가을 시즌을 잘 시작할 수 있게 되었다.

어깨와 팔꿈치 염좌 및 건염

경미한 어깨와 팔꿈치 염좌 및 건염은 던지기, 패스하기, 서브 넣기, 회전, 주먹으로 치기, 스파이크(배구에서 내리치는 공격) 등을 포함하는 창 던지기 경기, 야구, 소프트볼, 배구, 수구, 수영, 복싱, 배드민턴, 테니스, 크리켓, 미식축구 등의 스포츠에서 흔하다(Bonza 등, 2009; Chumbley 등, 2000). 어깨 염좌는 회전근개(rotator cuff) 근육[예 : 극상근(supraspinatus), 극하근(infraspinatus), 견갑하근(subscapularis), 소원근(teres minor) 등]의 과사용 혹은 갑작스러운 움직임으로 인한 스트레스로 근육이 잡아당겨지거나 파열되거나, 잡아당겨지거나 염증이 생기면서 발생하는 경우가 가장 흔하다. 증상으로는 만성적인 둔한 통증, 갑작스러운 통증, 근육 경련, 염좌 부위 압통, 머리 위로 손을 드는 행동의 불편함, 수면 곤란 등이 있다. 치료는 다른 염좌에서와 동일하며, 급성기 치료로 휴식, 얼음찜질, 국소 도포, 초음파 치료, 항염증 의약품 등이 있으며, 이후에 관절 운동, 스트레칭, 근력 강화 운동 등이 있다. 가장 흔한 팔꿈치 염좌는 테니스, 라켓볼, 스쿼시 등의 라켓 스포츠에서 과잉 사용 시 발생할 수 있고, 또한 야구, 소프트볼, 크리켓처럼 던지기 스포츠나 볼링, 노 젓기, 스키, 복싱, 수영과 같이 팔의 하부를 회전시키는 스포츠에서도 흔하다. 가장 흔한 과잉 사용으로 인한 염좌 부위는 (1) 가쪽 부분으로[테니스엘보(tennis elbow)], 아래팔-손목의 신전 근육과 건이 잡아당겨지거나 파열되어 발생하는 경우가 있고, 혹은 (2) 안쪽 부분으로[골퍼스 엘보(golfer's elbow)], 아래팔-손목의 굽힘 근육이 잡아당겨지거나 건의 염증 혹은 이차적인 근육 약화, 피로, 불균형, 퇴행성 조직 변화로 인한 건의 부상으로 인해 발생하는 경우가 있다. 비록 급성기 과사용은 휴식, 얼음찜질, 국소 치료, 항염증 의약품 등에 빨리 (수일 내에) 반응하지만, 만성적인 과사용은 장기적인 (수개월 이상의) 근육 및 건의 강화 및 재활 치료가 필요할 수 있다.

사례연구

회전근개 운동이 지겨워요

3학년에 재학 중인 오른손잡이 마이너리그 신입 투수가 만성적인 회전근개 염좌 때문에 부상자 명단에 속한 채 이전 시즌을 마치게 되었다. 그는 이전보다 더 많은 이닝을 던졌지만, 8월 중반이 넘어서면서 공을 던질 때마다 뒤쪽 어깨 통증이 발생하기 시작하였다. 자기공명영상(MRI) 검사상에서는 어떤 파열도 나타나지 않았지만, 그는 그 시즌을 접고 어깨 재활과 회전근개 강화 프로그램을 받아야 했다. 그가 오프시즌에 떠나 있는 동안 회전근개 프로그램을 계속하기로 되어 있었으나 그는 하지 않았다. 그가 봄 훈련에 돌아왔을 때 그는 자신감에 차 있었고 준비되어 있었지만, 첫 주가 지나면서부터 다시 어깨 통증이 나타나기 시작하였다. 그가 좌절하는 것을 본 트레이너가 그를 스포츠 정신의학 전문가에게 평가를 받도록 의뢰하였다.

개입 : 그는 곧 자신의 증가된 좌절감을 깨닫게 되었고, 그가 이전에는 부상당한 경험이 없다고 말하였다. 그는 타자들을 압도하던 우수한 투수였고 프로였기 때문에 그는 오프시즌 동안 잘 쉬면 회전근개 염좌가 곧 좋아질 것으로 생각했었다. 정신건강의학과 의사는 던지는 데 있어서 4개의 회전근개 근육의 중요성에 대해서 설명해 주고, 그 근육들이 근본적으로 다른 어깨 근육에 비해서 얼마나 약한지에 대해서 말하였다. 선수는 회전근개 강화 훈련의 중요성을 이해했지만 지속적으로 해 나가지 않았었다. 그는 같은 문제로 씨름하고 있던 다른 투수들 중 1명과 이야기를 나누어 보는 것에 동의하였다. 이러한 토론과 트레이너와의 부가적인 만남을 통해 그는 규칙적인 회전근개 강화 프로그램을 시작하였고, 어깨 스트레칭 프로그램에도

참가하기 시작하였다. 2주 후 그는 상당한 호전을 경험하였고, 등급별 던지기 프로 그램도 시작하기에 이르렀다. 그는 어깨 강화와 유연성 훈련을 훨씬 더 잘 받게 되었다.

·· 보다 심각하고, 드물며, 치명적인 부상

가장 심각하고, 드물며, 혹은 치명적인 부상은 경쟁적인 충돌이 잦은 스포츠에서 가장 흔히 발생한다(Huffman 등, 2008). 하지만 모든 심각한 부상이 선수들끼리의 접촉에서 일어나는 것은 아니며, 회전이나 점프를 요구하는 스포츠의 경우 발목이나 무릎의 인대가 파열되어 일어날 수도 있고, 던지기를 요구하는 스포츠의 경우 어깨나 팔꿈치의 인대가 파열되어 발생할 수도 있다. 비록 치명적인 부상이 드물긴 하지만 이러한 부상은 충분히 검토되어 선수의 안전을 보호하기 위해 최대한 빨리 경기 규칙이나 장비의 변화가 필요한지 확인하는 것이 필요하다. 1977년부터 시작하여, 전미대학경기협회(the National Collegiate Athletic Association)에서는 치명적인 미식축구 부상을 추적하는 시스템을 시작하였고, 현재는 레크리에이션, 고등학교, 대학교, 그리고 프로선수들에서 경쟁 수준을 모니터링하고 있다. 치명적인 부상은 부상 당시 일부 장애를 포함하는 뇌나 척수 부상, 두개골이나 척추 골절로 정의된다. 이 감시 및 연구 시스템은 현재 노스캐롤라이나대학교 채플힐 캠퍼스의 재해적스포츠부상연구국립센터(National Center for Catastrophic Sports Injury Research)의 일환으로 시행되고 있다. 2009년도에 9명의 운동선수가 경추 부상을 입어 신경학적으로 불완전한 회복을 보였다(Mueller and Cantu, 2010). 9명 중 7명은 고등학교 시절에 발생하였고, 이들은 주로 경기에서 수비수였다. 2009년도에 9명의 선수가 스포츠와 관련된 뇌 부상을 입어 불완전한 회복을 보였고, 24명의 선수가 두경부 부상을 입었고 완전한 회복을 보였다. 불완전한 회복을 보인 뇌 부상 선수 9명 모두 고등학교 스포츠에서 발생하였고, 반면 완전한 회복을 보인 24명의 선수는 주로 고등학교와

표 6-4	보다 심각하고, 드물며, 치명적인 부상

뇌 부상, 마비, 뇌진탕
눈과 치아 부상
탈수와 열 질환
골절
근육, 건, 인대 파열(발목, 무릎, 팔꿈치)
허리 통증
무릎 파열
어깨 분리와 탈구

대학교 선수들이었다. 비록 치명적인 부상의 비율이 낮지만(10만 명의 고등학교 선수 중 0.46건, 10만 명의 대학교 선수 중 1.33건), 2007, 2008, 2009년도에 발생한 부상의 비율은 이전 10년 동안과 비교하여 가장 높았다. 이번 절에서는 가장 흔한 심각한 부상들(표 6-4)에 대해서 살펴보고, 치료 전략을 소개하며, 정신의학과 의학적 치료의 통합이 중요했던 증례들을 소개하고자 한다.

뇌 부상, 마비, 그리고 뇌진탕

완전한 신경학적 회복이 일어나든 혹은 마비와 같이 불완전한 신경학적 회복이 일어나든 두개골, 뇌, 경추, 그리고 척수 부상은 비교적 드물지만, 덜 심한 뇌 부상, 가령 뇌진탕 등은 훨씬 더 흔하고, 점차 그 비율이 증가하고 있다. 대학생 선수들 중에서, 가령 뇌진탕 비율은 1988년부터 2004년까지 16년 동안 매년 7%씩 증가하였다. 이러한 부상은 고등학교 스포츠 중에서도 남녀 축구, 여자 농구, 그리고 대학교 스포츠 중에서는 남자 미식축구, 아이스하키, 레슬링, 라크로스, 여자 아이스하키, 축구, 라크로스 등에서 가장 높은 비율로 발생한다. 비록 이러한 부상의 빈도가 증가하는 원인이 일부는 예전보다 부상의 보고율이 높아졌기 때문이기도 하지만 일부는 경기의 강도가 높아졌기 때문이기도 하다(가령 선수끼리의 접촉이 있는 스포츠에서 더 흔히 뇌진탕이 발생한다)(Hootman 등, 2007; Huffman 등, 2008).

스포츠 도중 발생하는 뇌진탕은 최근 10년간 점차 높은 관심을 받게 되었다. 뇌진탕은 두부를 강타당하였을 때 그 결과로 일어나는 두개골 내에서의 뇌의 진동성 움직임으로 인해 조직의 타박상, 혈관의 파열, 그리고/혹은 신경 부상 등이 야기될 때 흔히 발생한다. 뇌진탕은 의식 소실이 있을 수도 있고, 없을 수도 있으며, 만약 7~10일 사이에 회복되면 단순 뇌진탕으로 분류되고, 그 이상 지속되면 복합 뇌진탕으로 분류된다. 어떤 정도의 경쟁성을 띤 스포츠이건 상관없이 거의 대부분의 스포츠에서 어느 선수가 뇌진탕과 관련된 증후, 증상 혹은 행동을 보인다면 (표 6-5) 즉시 그 선수는 해당 경기를 중단하도록 하며, 의료 제공자로부터 검사를 받고 원인이 분명해질 때까지 훈련이나 경기에 참여하지 못하도록 해야만 한다. 전미미식축구연맹에서는, 가령 뇌진탕 이후 시합에 복귀하는 것에 대한 엄격한 프로토콜을 도입해 왔었다(National Football League, 2011, 2012). 첫째로, 선수들은 쉴 때와 운동 중에 모두 증상이 없어야 한다. 둘째로, 선수들은 컴퓨터화된 Immediate Post-Concussion Assessment and Cognitive Testing (ImPACT)을 반복해서 받아야 하고, 그 결과를 기저선과 비교해야 한다. 끝으로, 선수들은 두부 부상 경험이 있고 그 팀에 직접적으로 소속되지 않은 신경과 의사의 검사를 통과해야 한다. 이러한 프로토콜이 도입된 것은 부분적으로, 반복적인 뇌 부상을 경험하는 선수들에서 보이는 만성 외상성 뇌 병변(chronic traumatic

표 6-5	흔한 급성 뇌진탕 및 뇌진탕 후 증상들		
일반적	두경부	정서적/인지적	신경학적
구역/구토	귀 안에서 소리가 울리는 증상	집중 곤란	혼란
'안개 낀 것 같은' 느낌	흐릿한 시야	결정의 어려움	기억 상실
졸리움/불면	두통	슬픔/우울	불명료한 발음
피로	빛과 소리에 대한 예민함	불안	균형 잡기 힘들어함
기억력 장애	목의 뻣뻣함	과민함	어지럼증
식욕 저하	동일하지 않은 동공 크기		무감각/저린 느낌

encephalopathy), 치매에 이르는 진행성 신경퇴행성 뇌 질환(progressive neurodegenerative brain disease)의 발생에 대한 우려 때문이었다. 놀랍게도, 이전 전미미식축구연맹 소속 선수들 중에서 반복적인 뇌진탕 기왕력이 있으면서 조기 사망했던 6명 이상의 선수들의 부검 결과 만성 외상성 뇌 병변의 소견이 발견되었다(Boston University Center for the Study of Traumatic Encephalopathy, 2012).

치명적인 뇌와 척추 부상 및 뇌진탕의 가능성을 줄이기 위한 전략으로, 경기 규칙을 바꾸고(가령 미식축구에서 태클 동작에 대한 경기 규정의 변경), 개인 교습 기술을 향상시키고, 자격을 갖춘 트레이너와 경기 중에 선수들을 진료할 수 있는 의사를 충원하는 것, 이전에 두부 부상이 있었던 선수들에 대한 선별 검사를 개선하는 것, 향상된 훈련, 장비 개발에 있어서의 혁신 등에 초점이 맞추어져 왔다. 특히 코치들은 적절한 블로킹 및 태클 기술의 기초를 잘 지도하고, 선수들은 목을 강화하기 위한 훈련을 향상시키며, 장비가 잘 맞는지 확인하고, 경기 임원들은 공격 수단으로 머리를 사용하지 못하도록 하는 규칙을 적극적으로 시행하도록 하며, 뇌진탕 증후와 증상이 있는 선수들은 당일에 시합에 복귀하지 말고, 정상적으로 회복이 되고 의학적으로도 문제가 없다는 것을 확인하고 복귀할 수 있도록 해야 한다.

고등학교 때 심한 뇌진탕 때문에 수개월간 운동을 할 수 없었어요

3학년에 재학 중인 대학교 축구 선수가 몇 주 전에 발생한 가벼운 뇌진탕 이후 시합에 복귀하는 것을 꺼리는 것을 평가하기 위해 시즌 말 무렵 의뢰되었다. 경기 중에 그 선수는 상대방이 찬 공에 머리 한쪽을 맞았다. 그녀는 경기 도중 지남력 장애, 구역감, 어지럼증과 두통을 호소하며 시합 도중에 나왔다. 그날 그녀는 다시 시합에 복귀하지 않았다. 다음 주에 그녀는 지속적인 두통과 움직일 때의 어지럼증, 집중 곤란, 빛과 소리에 관한 예민함, 수면 장해를 호소하였다. 그녀는 훈련을 하러 갔지만 훈련에 참가하지 않았다. 그날 그녀는 고등학교 3학년 무렵 공을 헤딩하려고 뛰었다가 바닥에 심하게 떨어지면서 머리 뒷부분을 땅에 부딪쳐 심한 뇌진탕을 경험한 적 있었다. 그녀는 그로 인해 4개월 동안 중등도로 심한 뇌진탕 후 증상들을 보였고, 중등도의 우울증을 보여 항우울제와 정신치료를 받았었다. 이러한 과거의 부상은 가족 갈등이 높아진 시점에 발생하였다고 하였다.

　　개입 : 평가 도중 선수는 자신의 고등학교 시절 뇌진탕과 우울증에 대해서 언급하며, 운동에 복귀하는 것에 대한 걱정을 드러냈다. 그녀는 매 경기를 시작할 때마다 2학년 때와 비교하여 시합 시간이 적었기 때문에 1년 내내 우울감에 시달려야 했다. 그녀는 감독이 더 이상 자신을 선수로 평가하고 있지 않다고 확신하게 되었고, 그러한 코치의 생각을 바꾸는 것에 무력함을 느꼈다. 그녀는 매일 두통을 호소하였고, 수업 시간과 공부하는 중에 집중 곤란, 그리고 빛에 대한 예민함을 호소하였다. 그녀는 트레이너와 코치가 그녀로 하여금 훈련을 하도록 압박하고 있다고 느꼈고, 자신이 호소하는 것처럼 자신의 증상을 심각하게 받아들이지 않는다고 느끼고 있었다. 그 선수가 의사를 보지 않았기 때문에 정신건강의학과 의사는 그녀를 뇌진탕에 대한 경험이 있는 스포츠 의학 전문가에게 의뢰하였다. 고등학교 시절 뇌진탕의 심각성과 현 시즌 내 남은 경기가 두 경기라는 사실을 고려하여 스포츠 의학 전문가는 그녀에게 이번 시즌을 중단할 것을 권고하였다. 그녀는 그의 권고를 듣고 안심했고, 표정도 상당히 밝아졌다. 3주 뒤 그녀는 시즌이 끝날 무렵 모임에서 감독을 만났는데, 이전보다 그가 더 지지적으로 자신을 대하는 것을 느꼈다. 이후 그녀는 봄 시즌에 대한 계획을 세웠고, 이를 검토해 주도록 제출하였다. 그녀는 중앙 수비수로서의 자신의 역할을 향상시킬 세 가지 부분에 대해서 확인하였고, 이를 진행하는 것에 긍정적인 모습이었다.

드문 부상(목과 척추 부상, 눈과 치아 부상, 탈수와 열 질병)

목과 경추 부상에 더하여 특정 부상, 가령 눈과 치아 부상, 탈수, 온열질환(heat illness) 등은 드물거나 특이하지만 심각한 결과를 일으킬 가능성이 있다 (Huffman 등, 2008). 비록 대부분의 드문 부상은 1주일 이내 운동으로 복귀가 가능하지만, 일부 부상은 수술, 심각한 시간 손실, 만성적인 통증이나 장애를 일으킬 수 있으며, 심지어 사망까지 이르게 할 수 있다. 고등학교 스포츠에서 드문 부상은 남자 학생들의 경기에서 가장 흔한데, 미식축구, 레슬링, 야구 등에서 가장 빈도가 높다(Huffman 등, 2008). 드문 부상 중에서도 가장 흔한 것은 목과 척추(62%), 탈수와 온열질환(19%), 눈 부상(12%), 그리고 치아 부상(7%) 순이다. 목과 경추 부상 및 치아 부상은 시간 손실에서 가장 큰 비중을 차지하거나(21일 이상) 혹은 시즌을 그만두게 하기도 한다. 비록 탈수와 온열질환이 흔하지는 않지만 여름에 야외에서 경기를 하는 스포츠(예 : 미식축구)나 격렬한 내부 스포츠(예 : 레슬링) 등에서 흔하다. 프로미식축구, 야구 선수들 중에 일부 세간의 이목을 끌었던 고온 장해로 인한 사망(heat injury deaths) 때문에 특별히 이전에 온열질환의 과거력이 있거나, 대사를 증진시키고 땀을 줄이는 약을 복용하는 선수들을 포함한 모든 선수에서 탈수의 정도에 대한 상당한 관심이 있어 왔다.

사례연구 **두려움을 극복하는 데 시간이 좀 걸려요**

대학교 상급생 오른손잡이 소프트볼 투수가 그녀의 대학 시절 마지막 경기에 복귀할 것을 기대하고 시즌 전에 정신건강의학과 의사를 찾아왔다. 그녀는 지난 시즌에 경기를 중단하였는데, 당시 타자가 친 공에 맞아 왼쪽 안와(orbit)가 심각한 골절을 입었고, 이로 인해 대대적인 재건 수술이 필요하였다. 그녀는 안와 이랑(orbital ridge)의 골절뿐만 아니라, 눈의 전방(anterior chamber)에 출혈도 있어 이로 인해 빛에 반응하여 수축하는 홍채의 기능이 영구적인 부상을 입었다. 이러한 부상으로 인해 그녀는 선글라스를 착용해야 했고, 처음 얼마 동안 시력이 약간 떨어지는 것 때문에 눈에 수정 렌즈를 껴야만 했다. 그녀는 공에 맞는 것에 대한 두려움과 그녀가 오른손잡이 타자들의 안쪽으로 던지길 좋아했던 변화구를 비롯하여 자신의 투구를 조절하지 못할 것에 대한 두려움을 극복하고자 도움을 요청해 왔다.

개입 : 정신건강의학과 의사는 부상, 수술, 그리고 잔여 부상에 대한 상황들을 충분히 확인하였다. 부상 이후, 그녀는 반응하지 않는 동공에 대한 우려 때문에 그녀의 소프트볼 활동을 현저히 줄였다. 한 달 전에 신경-안과학 의사로부터 운동을 해도 괜찮다고 들은 이후로 그녀는 신체적으로 재훈련에 들어갔고, 타자 없이 마운드에서 던지는 연습을 시작하였다. 그녀는 공에 맞을 것이 너무 두려워서 그녀의 투구

역학을 변경하려 하였고, 자신의 위치를 지킬 수 없을까 봐 두려워하고 있었다.

첫 만남에서 정신건강의학과 의사는 세 가지 기본적인 정신 기법인 이완, 관심 좁히기, 시각화를 시도하였다. 이완을 위해서 선수는 길고, 점진적이고, 비우는 호흡법을 배웠다. 그녀는 코로 숨을 들이쉬고 나서, 처음에는 8까지 세고, 이후에는 10, 나중에는 12까지 세면서 고르게 입으로 숨을 천천히 내뱉는 호흡법을 시작하였다. 그녀는 고등학교 때 가수였기 때문에 이 호흡법에 점차 익숙해졌다. 10분간의 연습 끝에 그녀는 자동적으로 이 호흡법을 해낼 수 있게 되었다. 다음으로는 한 번의 호흡 주기를 사용하여 시각적으로 관심을 좁히는 기술을 배웠다. 이 주기를 시작하기 위해 그녀는 입으로 공기를 내뱉고, 다시 4까지 세면서 충분히 코로 숨을 들이쉬면서, 그녀의 시선이 안구 벽쪽으로 넓게 옮겨지도록 하였다. 그녀가 8까지 세면서 입으로 숨을 내쉬는 동안 그녀의 시선은 벽쪽에서 1cm 지점으로 좁혀졌다. 그녀는 또한 6까지 세면서 그 지점에서 시선을 거두어 자신의 관심을 보는 것이 아닌, 느끼는 것으로 전환시켰다(배꼽 위의 25센트짜리 동전 크기의 지점). 그녀는 이것을 반복하였고, 각 호흡 주기별로 눈의 벽쪽에 서로 다른 작은 지점을 전환시켜 갔다. 이것을 반복하는 동안 그녀는 자신이 숨을 내쉴 때 시각이 얼마나 더 예리해지는지를 알게 되었다. 정신건강의학과 의사는 그녀가 이 연습을 통해 처음 한 호흡 주기를 사용하여 투구 신호를 확인하고, 그다음에 다음 호흡 주기를 사용하여 글로브 내에 자신의 목표 지점을 향해 투구를 던질 수 있도록 도와주었던 것이다. 그녀는 두 호흡 주기를 사용해 공을 던지는 것에 흥미를 느꼈고, 이를 잘 개발함으로써 투구에 자신감을 얻게 되었다. 끝으로, 그녀는 매일 시각화 연습을 개발하여 훈련하였다. 저녁에 잠들기 전에 그녀는 호흡을 통해 이완한 상태에서 눈을 감고, 그녀의 좁은 시야를 촉진시켜 일련의 투구 과정을 시각화하였다. 그녀는 각각의 기술들을 매일 집에서 훈련하기로 동의하였고, 2주 만에 돌아왔다. 2주 동안의 훈련과 타자를 상대로 한 성공적인 투구 이후에, 그녀는 다음 시즌을 자신감 있게 시작할 수 있었다.

골절

운동 관련 골절은 청소년 및 성인에서 흔하다(Court-Brown 등, 2008; Swenson 등, 2010; Wood 등, 2010). 두 집단 모두에서 골절은 보통 저에너지 운동에서 일어나며, 약 80%가 상지에 발생한다. 청소년에서는 주로 지골, 요골 및 척골 원위부, 중수골에서 골절이 일어나며, 성인에서는 이에 더불어 쇄골에서도 발생한다. 일반적으로 대부분의 운동 관련 골절은 남성에게서 일어나며, 영국의 한 조사에 의하면 청소년에서는 주로 축구, 럭비, 그리고 스키에서 발생하는 것으로 보고되었다. 미국에서는 고등학생들에서 골절 후 16%에서만 수술이 필요한 것으로 집계되었다. 하지만 운동선수에서는 34%에서 21일 이상 운동을 하지 못하는 것으로 나타났고, 24%에서 건강상 이유로 해당 시즌에서 실격을 당하였다. 고등학교 운동선수에서 심각한 부상(21일 이상 운동을 할 수 없을 정도)으로는 골절이 가장 흔했고(31%), 그다음이 완전 인대 염좌(15%), 불완전 인대 염좌(14%)였다(Darrow 등, 2009; Swenson 등, 2010). 다행히도 충돌과 접촉 운동에서 고에너지 골절은 흔하지 않으나, 만약 골절이 발생한다면 주로 하지를 침범한다. 이러한 골절은 대부분 수술을 요하게 되며 해당 시즌에 출전을 하지 못하거나 때로는 운동선수로서의 생명이 단절될 수도 있다.

사례연구 **전완부 보호대를 차고 공을 칠 수는 없어요**

대학야구의 오른손잡이 외야수가 시즌 세 번째 게임에서 공에 맞아 좌측 척골 간부가 골절되었다. 그는 4주 동안 캐스트를 한 채 운동을 하지 못하였다. 그는 4학년이었고, 다가오는 선수지명을 앞두고 있었기 때문에 부상으로 인하여 특히 힘들어하였다. 그는 복귀를 한 후에도 전완부 통증이 지속되어 항염증 제 치료를 받아야만 했다. 그는 빠르게 회복했지만 과거의 자세들을 다시 잡기가 어려웠고, 그로 인하여 타석에서 자신감을 가지지 못하였다. 그는 타격 연습을 한 후 정신건강의학과 의사를 찾아가게 되었다.

개입: 그는 전완부 보호대를 필요로 하고 착용하기를 원했지만, 그로 인하여 불편하고 집중이 안 될 것이라는 것을 알고 있었다. 또한 그는 높게 인사이드로 들어오는 공에 자신감을 잃었고, 전과 같이 왼쪽 공간으로 공을 밀어 칠 수 없다는 것도 알게 되었다. 그는 통증은 아니지만 쓰라림을 호소하였다. 그래서 그는 코치에게 이러한 상황을 이야기하였고, 그가 선호할 만한 부피가 작은 보호대를 얻게 되었다.

그리고 그는 투구 전 상황을 검토하여, 보는 것에서 느끼는 것으로 집중력을 분산하였다(투구에서 벗어나 투수의 자세, 손, 그리고 중심). 이러한 변화와 새로운 보호대로 인하여 그는 더 이상 전완부에 집중하지 않게 되었으며 예전의 자세와 파워를 되찾게 되었다. 비록 부상 전에 예상했던 것보다는 낮은 지명 순위를 받았지만, 그는 마이너리그에서 성장하고 있으며 메이저리그 급의 경기 내용을 보여 주기도 하였다.

근육, 건, 그리고 인대 부상

심각한 근육과 건의 부상은 흔하지 않지만 종아리, 슬와부근, 사두근, 둔부 굴근, 이두근, 삼두근, 회전근개, 그리고 등의 활배근 등에서 발생할 수 있다. 이러한 부상은 저절로 회복되기도 하지만 근육이나 건이 완전히 찢어지거나 근육이 시발점이나 삽입부에서 완전히 박리되는 경우에는 수술이 필요할 수도 있다. 축구, 럭비, 하키와 같은 접촉 운동에서는 수술을 요하는 심각한 부상이 발생하기 쉽고, 재활 및 재강화에 오랜 시간이 걸릴 수도 있다. 야구, 소프트볼, 테니스, 배구와 같은 던지는 운동에서는 어깨나 팔꿈치 부상을 입기 쉽다.

심각한 인대 부상은 발목, 무릎, 어깨, 그리고 팔꿈치에 흔하다. 발목 부상은 달리기, 점프, 구심점 운동, 또는 방향을 빠르게 전환하는 대부분의 운동에서 흔하게 볼 수 있다. 이러한 부상은 대부분 고정, 강화 운동을 통하여 회복될 수 있지만, 그렇지 않을 경우에는 수술이 필요할 수도 있다. 회복이 어려운 발목 부상 중 하나로 경골과 비골 사이의 결합 인대가 부분적 또는 완전히 부상당한 경우를 들 수 있다. 초기 치료는 발목 관절이 온전하다면 4~6주간 부츠 또는 캐스트로 고정하거나, 경골과 척골을 이어 주는 나사가 삽입되었다면 더 오랜 기간 고정을 유지하게 된다.

어깨 인대 열상은 발목 인대 부상에 비하여 흔하지는 않다. 그러한 부상은 접촉 시 견봉쇄골 분리가 발생하거나 던지기, 잡기, 뻗치기 등으로 인하여 회전근개 파열이 일어나기도 한다. 더 심각한 견봉쇄골 분리의 경우, 관절낭이 파열되고 쇄골에서 기원하여 견갑골의 견봉으로 이어지는 인대가 찢어진다. 이때 수술적 치료는 장기적 안전성과 기능 회복의 측면에서 필수적이다. 회전근개 파열의 경우, 통증과 속도나 컨트롤의 상실이 종종 수술적 치료의 결정에 영향을 미친다.

팔꿈치 인대 열상은 전형적으로 머리 위로 투구를 하는 운동선수들 — 야구에서 투수, 미식축구에서 쿼터백, 테니스와 배구에서 서버, 수구에서 던지는 선수들 — 에서 흔하며, 척골 측부 인대에서 발생한다. 이러한 인대 부상은 어깨가 과도하게 회전하거나 전방으로 던지는 동작이 가속화될 때 일어나기 쉽다. 이때 시행되는 수술적 접근은 1974년 프랭크 조브 의학박사에 의해 개발되었으며, 야구 투수의 척골 측부 인대를 신체 다른 부위의 건 이식술을 통하여 교체한 수술로 '토미 존 수술'이라고 명명되었다. 수술을 통하여 이 선수는 기존의 실력을 되찾았으나, 종종 12개월 내내 재활치료를 받아야만 했다. 이후 척골 신경 전위 등 수술법이 점차 보완되면서 부작용이 감소하였고 환자의 상태에 적합한 재활치료가 추가되었다. 다른 인대 수술과 마찬가지로, 수술 후 발생하는 사소한 부작용 및 합병증 등을 예방하기 위하여 인내심을 가지고 지속적으로 재활을 하는 것이 중요하다. 이러한 경우, 운동 관련 정신건강의학과 의사의 주요 역할은 부상, 회복 과정, 통증 조절, 그리고 충분한 수면 등 운동선수의 모든 부상 과정을 함께하면서 선수의 동기를 강화하고, 결국 재부상에 대한 공포를 극복하도록 돕는 것이다.

회복을 재촉하지 마세요

사례연구

프로테니스 선수가 시합에서 중증의 발목 염좌 부상을 당한 후 정신 훈련을 위하여 운동 관련 정신건강의학과 의사를 찾아왔다. 선수는 이미 정형외과 의사를 통하여 발목이 부었고, 불안정하므로 2주 이상 부츠를 착용해야 한다는 진단을 받았다. 그리고 발목 인대의 부분적 열상이 있어 완전한 회복에는 4~6주가 걸릴 것이라는 이야기를 들었다. 2주 후 부기는 가라앉았고, 부츠를 제거하였으며, 테니스는 치지 않은 상태로 신체 단련, 발목 가동범위 운동 및 강화 훈련 등을 받았다. 회복된 후부터 이 선수는 다가오는 토너먼트에 대비하기 위하여 전문가의 권유 이상으로 운동을 강화하였다. 그는 임의로 3주 동안 매일 테니스 기술, 달리기, 플라이오메트릭 트레이닝을 추가하였다. 그 결과, 그는 통증을 호소하였고, 운동 후 부기가 발생하였다. 정신 훈련 회기에서 정신건강의학과 의사는 그 선수가 부상에 대하여 지나치게 빨리 그리고 강하게 회복을 촉진시키려 하고 있음을 알게 되었다.

개입 : 그 선수는 정형외과 의사의 진료를 다시 받은 뒤 부상 상태와 재활치료 계획을 분명히 하였다. 그는 어떤 인대가 부상을 입었으며, 테니스를 칠 때 발목의 안전성이 어떠한 역할을 하는지, 어떠한 운동이 부상으로부터의 회복을 가장 지연시키는지 교육을 받았다. 정형외과 전문가는 이 선수가 많이 회복되었지만, 지나치게 강하게 서둘러 운동을 하여 회복에 사소한 차질이 생겼음을 지적하였다. 선수는 그의 발목 측면의 전방 경비관절 인대가 부분적으로 부상당했음을 알았고(2급 염좌), 재활 및 대체 운동을 하면서 부상 부위를 완전히 회복시켜야 한다는 것을 알게 되었다. 이 진료를 통하여 선수는 의사의 교육을 따르게 되었고, 5주 후에야 완전히 회복되어 다음 시합을 재개할 수 있었다.

요통

중·하부 허리 부상은 축방향 회전 운동(골프, 테니스, 다이빙, 야구, 소프트볼, 원반 던지기, 투포환, 체조), 비틀림을 동반한 접촉 운동(축구, 럭비, 농구, 레슬링), 또는 무게 하중 운동(역도) 등 여러 운동에서 흔하게 발생한다(Hoskins 등, 2009). 다행히도 대부분의 허리 부상은 심각하지 않으며 일시적인 척추 운동 제한 또는 근육 염좌로 나타난다. 이러한 부상은 휴식, 냉/온 찜질, 부분적인 초음파, 전기 자극, 마사지 치료, 비스테로이드성 염증 치료제(NSAIDs)와 근육 이완제, 근육 강화 및 스트레칭 운동을 통하여 쉽게 회복된다.

하지만 일부 요통은 스트레스성 골절, 추간판 탈출, 척추협착, 척추전방전위증(한 척추가 다른 뼈에 어긋나게 위치함), 소공 협착(foraminal narrowing)에 의한 신경근 자극 등 좀 더 심각한 원인을 가지고 있다. 이러한 부상은 충돌 운동에서 더 흔하며, 부상의 비율과 심각도는 경기의 강도 및 경쟁의 심화에 따라 더 증가한다. 충돌 또는 접촉 운동 프로선수로 활동하다가 은퇴한 경우에도 골관절염이 일찍 시작되어 앞으로 살아가야 할 30년 이상을 만성적 통증과 운동 기능의 저하에 시달릴 수 있다. 이러한 상태는 주의 깊은 진단적 접근과 국소 주사(경막외, 측면 관절, 통증 유발점), 척추 치료, 능동적인 이완 요법, 필요하다면 수술에 이르기까지 전문적인 치료가 필요하다. 추간판 탈출과 같은 더욱 심각한 요통이 있는 경우에 수술은 운동선수의 경력에 위협이 될 수 있지만, NFL과 농구협회 선수들을 대상으로 시행한 환자대조군 연구에 의하면 75%가 현역 선수로 복귀하였다는 보고가 있었다(Hoskins 등, 2009).

사례연구

추간판 파열이 있기에는 아직 젊어요

프로골프 선수가 중부 요통, 좌절감, 과민함, 불면, 결혼생활의 갈등으로 1차 담당 스포츠 전문의로부터 운동 관련 정신건강의학과 의사에게 의뢰되었다. 1개월 전부터 시즌 전 훈련 동안 머리 위로 무거운 공을 넘기는 동작 시에 갑작스럽게 심각한 중부 요통을 느꼈으며, 통증은 오른쪽 옆구리 쪽으로 방사되었다. 이 운동은 드라이버 거리와 클럽의 속도를 증가시키기 위하여 짜인 고강도의 중심 및 강화 훈련 프로그램의 일환으로, 새로운 회전 강화 운동이 추가되기도 하였다. 의사가 부상을 당한 지 며칠이 지난 후 골프 선수를 보았을 때 그는 통증 때문에 서 있거나 구부리거나 몸을 돌리지 못하였다. 그는 MRI를 촬영하도록 권유받았으며, 그 결과 통증 부위 근처의 흉부 추간판이 파열되었다는 것을 알게 되었다. 그는 단기 프리드니손(prednisone), 마약성 진통제, 근육 이완제, 물리 치료, 그리고 다른 관련 운동들을 제한할 것을 처방받았다. 몇 주 후 그는 서서히 회복되었고, 저강도의 심혈관계 훈련과 드라이버 연습장 내에서 가벼운 연습, 그리고 시즌 첫 번째 토너먼트를 준비하기 시작하였다. 하지만 그러한 골프 동작을 많이 할수록 통증과 근육 수축이 재발되었으며, 편안하게 잠을 이룰 수가 없었다. 정신과적 평가 중 그는 과민함, 좌절감, 지속적인 통증, 제한된 운동, 그리고 심각한 불면을 호소하였다.

개입 : 먼저 약물 처방이 검토되었다. 그는 하이드로코돈(hydrocodone) 7.5mg 필요시 복용, 디아제팜(diazepam) 5mg 1일 3회 복용, 불면을 위한 일반의약품인 디펜히드라민(diphenhydramine) 50mg이 처방되었다. 하지만 그는 통증이나 불면이 호전된다는 느낌을 받지 못했고, 디펜히드라민으로 인한 혼미한 상태도 싫었다. 시

즌 후 그는 매우 힘들게 훈련하고 있으며 지금은 시합에 나갈 수도 없는 상태라며 흥분하였다. 지속적인 통증과 과민함으로 인하여 아내와 사소한 문제로도 자주 다투게 되었다. 진통제 하이드로코돈 7.5mg을 하루 중 매 3~4시간마다 복용하고, 잠들기 전 15mg을 복용하는 것으로 용법을 변경하였다. 그리고 비스테로이드성 염증 치료제를 추가하였다. 디아제팜 용량도 5mg 1일 3회 복용과 잠들기 전 10mg을 추가하는 것으로 증량하였다. 처방 용법을 변경한 후, 그는 하루에 6~8시간 정도는 지속적으로 잘 수 있다고 하였고, 통증과 허리 근육 수축도 많이 호전되었다고 보고하였다. 불면이 호전되면서 과민함도 감소하였고 아내 및 물리치료사와의 사이도 나아졌다고 하였다. 증상이 점차 호전될 즈음 그는 대증적 치료 또는 수술적 대안을 설명해 준 척추 전문의를 만났다. 그는 시즌의 절반을 놓치더라도 대증적 치료를 지속하고 싶어 하였다. 정신과 진료를 지속하면서 그의 결혼 생활에 대한 주제가 표면화되었으며, 아내와 아이를 갖는 것에 대하여 수년 전부터 갈등이 있어 왔고, 과거 부모와 형제 사이에서 있었던 일들이 이야기되었다. 아내도 치료 회기에 몇 차례 참석하여 부부 사이가 탐색되었으며 훈습되었다. 그 선수는 결국 복용하던 약물을 끊고 운동 및 골프 훈련으로 복귀하였고, 더 이상 지나간 시즌에 대하여 그리워하는 것을 그만두기로 하였다. 그는 이전의 훈련 방식을 지속하면서 다음 해의 시합을 고대하게 되었다.

무릎 파열

무릎 인대 4개 ― 전방 십자 인대(ACL), 후방 십자 인대(PCL), 내측 측방 인대(MCL), 측면 측방 인대(LCL) ― 중 하나 또는 그 이상의 부분 또는 완전 파열은 남녀 운동 경기 중 일어나는 흔한 부상이다. 그중 가장 흔한 부상이 전방 십자 인대의 완전 파열이다. 이러한 파열은 수술적 치료를 요하고, 6~9개월 주의 깊은 재활 프로그램이 뒤따라야 하며, 모든 선수가 이전의 수준으로 회복되는 것은 아니지만 선수로서의 복귀는 잘되는 편이다. 대학 운동에서 전방 십자 인대 부상은 여자 체조, 축구, 농구, 그리고 남자 축구에서 흔하다. 무릎 부상 비율을 같은 운동에서 성별에 따라 비교해 보았을 때, 축구, 라크로스, 농구, 야구 또는 소프트볼의 경우에 남성에 비하여 여성에서 3~4배 더 높게 발생하는 것으로 나타났다. 이에 대하여 (1) 해부학적(Q 각도, 대퇴골 상부에서 무릎까지, 여성에서 17도로 남성의 14도보다 넓었다.), (2) 호르몬적(에스트로겐과 프로게스테론에 의한 월경전 효과), (3) 생의학적(여성에서 점프, 착지, 피봇 운동 시 차이) 등 몇 가지 설명이 가능하다. 대부분의 전방 십자 인대 파열이 접촉에 의하여 일어나는 것은 아니지만, 선수들 간의 충돌 시, 특히 축구에서 후방 십자 인대와 내측 측방 인대의 파열과 동반되어 발생하기 쉽다. 이러한 복합적인 무릎 파열은 보통 장기적인 재활 기간 많은 합병증, 그리고 낮은 선수 복귀율을 보인다.

사례연구

통증이 지속되어 10일간 병원에 꼼짝없이 있었어요

떠오르는 대학 미식축구의 공격 라인맨이 봄에 치러진 경기 도중 오른쪽 무릎을 충돌하여 발생한 전방 십자 인대, 후방 십자 인대, 그리고 내측 측방 인대 열상을 수술 받기 위하여 다른 도시로 보내졌다. 또한 왼쪽 무릎도 만성적인 문제(통증, 부기, 종종 로킹)가 있어 오른쪽과 함께 관절경 수술을 받았다. 수술은 전방 십자 인대와 후방 십자 인대와 슬개골건을 교정, 오른쪽 내측 측방 인대 재건, 자기공명영상에서 나타나지 않았던 찢어진 내측 반월판을 다듬는 등 기술적으로 우수한 방법으로 진행되었다. 왼쪽 무릎은 측면과 내측 반월판의 작은 열상, 관절 사이 뼛조각, 내측과 측면 대퇴골 접합부에 연골 부상이 있었다. 수술 후 첫째 날에 고도의 무릎 통증, 오른쪽 두부에 지속적이고 박동성의 두통이 오심과 동반되어 나타났으며, 빛과 소음에 민감성이 생겼다. 그래서 옥시코돈(oxycodone) 10mg을 매 4~6시간마다 복용하도록 처방을 받았으나 증상이 호전되지 않고 수면도 취하지 못하였다고 보고하였다. 그는 1주 내내 병원에 입원하여 무릎 통증과 두통 때문에 고통스러워하였으며, 하루에도 수차례 트레이너를 호출하였다. 그가 팀으로 복귀하였을 때 무릎 통증은 호전되었으나 두통과 불면은 지속되었다. 그 결과, 그는 정신건강의학과에 협진이 의뢰되었다.

개입 : 이번 수술은 선수로서 처음 겪는 수술이었고, 그는 팀과 가족들로부터 떨어져 있어야 하는 것에 대하여 매우 스트레스를 받았다. 그는 고등학교 때부터 대학 때까지 스트레스와 관련된 편두통이 있었으나, 심각하거나 오래가는 정도는 아니었다. 진통제는 하이드로코돈 7.5~15mg을 하루 중 매 3~4시간마다 복용, 오후 6시에

디아제팜 10mg, 잠들기 전 하이드로코돈 15mg 복용을 처방받았다. 약물을 복용하면서 수면은 호전되었고, 두통은 많이 호전되었으며, 지속시간도 짧아졌다. 5일 후, 그는 잠은 잘 잤으나 밤 또는 낮 동안 중등도, 박동성, 왼쪽 또는 오른쪽의 두통이, 오심 및 3~4시간 정도 지속되는 빛 민감성과 동반되어 나타났다. 초기 관절범위 운동을 하면서 두통 등 심각한 통증을 호소하였다. 따라서 하이드로코돈이 15mg까지 증량되었고, 지속적인 두통에 대하여 신경과에 협진이 의뢰되었다. 신경과 전문의는 토피라메이트(topiramate) 25mg/일을 추가하였고, 이후 7일간 75mg/일로 증량하였다. 약물 조정 및 증가된 활동을 통하여 이 선수의 두통은 마침내 호전되었으며 재활은 점차 진척을 보이기 시작하였다. 돌아보면, 수술 후 지지의 부재가 스트레스 수준을 증가시키는 데 영향을 미쳤을 것이고, 선수 스스로 독립성을 가지게 되면서 증상이 호전되었을 것이다.

어깨 부상(분리, 탈구, 골절)

심각한 어깨 부상은 접촉 운동과 던지는 운동을 할 때 흔하게 발생한다. 고등학교에서 이러한 부상은 연습 때보다 경기 중에 세 배 이상 증가하고, 여자보다 남자에서 네 배 이상 증가한다. 가장 많이 발생하는 세 가지 종목은 미식축구, 레슬링, 야구였으며, 여자들의 경우 소프트볼, 발리볼이었다(Bonza 등, 2009). 가장 흔한 어깨 부상은 염좌 또는 피로(40%), 탈구 또는 분리(24%), 좌상(12%), 골절(7%) 순이었다. 가장 흔한 부상의 메커니즘은 선수들끼리의 충돌(58%), 경기 면 충돌(23%), 부적절한 회전(10%), 과로(5%) 순이었다. 전체 어깨 부상의 6% 정도는 수술을 요하게 되고, 23%는 심각한 수준으로 3주 이상 출장 금지 상태로 머물러야 한다(Darrow 등, 2009; Hootman 등, 2007). 심각한 수준의 어깨 부상 중 전방 불완전탈구 또는 탈구, 견쇄 관절 분리, 회전 근개와 관절순 파열, 쇄골 골절이 가장 흔하였다. 이러한 부상은 통증을 동반하였고, 급성 부상 또는 수술 후 기간 동안 수면을 방해할 수 있다. 지속적으로 어깨는 움직이지 않을 시 관절 가동 범위가 줄어들 수 있기 때문에 관절 가동 범위에 대한 즉각적인 관심은 매우 중요하다.

의사와 트레이너는 이 정도로 심하게 다쳤다고 생각하지 않아요

대학 미식축구 선수가 봄에 치른 경기에서 팔을 뻗어 태클을 시도하다가 오른쪽 어깨에 전방 불완전탈구가 있었다. 그는 욱신거리는 통증과 어깨 근육 수축에도 불구하고 오후 연습을 마쳤다. 검사 소견상 그는 어깨 전방 부위가 매우 부드러운 상태였고 부분적인 외전 및 외측 회전에 심한 통증을 호소하였다. 그는 냉찜질, 진통제, 그리고 밤에는 근육 이완제로 치료를 받았으나 잠을 잘 수 없었다. 다음 날 다시 검사를 받았으며, 팔걸이를 메고 있음에도 불구하고 통증이 악화된다고 보고하였다. 1주일이 지난 후에도 호전되지 않았다. 다른 선수들이 훈련을 받고 있는 동안 훈련소에 있는 운동 관련 정신건강의학과 의사를 찾아갔다.

개입 : 그는 대학선수로 활동하면서 반복된 어깨, 골반, 그리고 무릎 부상을 입었지만 수술이 필요한 정도는 아니었다. 그는 종종 훈련에 빠지기도 하였지만 게임에 참여할 수 있었다. 그는 증상을 호전시켜 줄 만한 진통제를 찾지 못했고, 이러다가 선수 생명이 끝날 것 같다고 걱정하였다. 그의 어린 시절에 대하여 물었더니, 그가 중학생 때 부모가 이혼하였고, 자신은 이모 집에 가서 살게 되었으며, 형은 다른 친척 집에 가서 살아야 했다는 이야기를 하면서 감정적인 모습을 보였다. 고등학생 때부터 그는 미식축구에 소질을 보였으나 스트레스를 받을 때 정서적으로 안정감을 느낀 적이 없으며, 나쁜 일이 일어날 것 같은 공포가 있어 왔다고 말하였다.

봄에 있었던 경기를 떠올리며, 새로운 시즌을 시작하면서 정신건강의학과 의사는 이 선수를 규칙적으로 만났고, 격려와 지지를 전달하였다. 수면이 주요 목표가 되었고, 평가되었다. 그는 잠들기 어려울 때 필요시에만 약물을 복용하였다. 그는 연습에 규칙적으로 참여하였으며, 다른 불완전탈구가 생겨 몇 경기를 뛰지 못하게 될 때까지 경기에 참가하였다. 이전 검사에서는 미세한 관절 이완이 있었지만, 이번에는 이완이 더욱 분명하여 훈련 시와 경기 시에 모두 어깨띠를 멨다. 시즌을 지나면서 팀에 중요한 기여를 하게 되었다. 시즌이 끝나고 어깨 부상이 호전되면서 향상된 실력으로 복귀하였다. 그는 통증에 대한 역치가 낮고 스트레스에 예민한 것으로 평가되었으며, 팀에 남는 동안 규칙적으로 정신건강의학과 의사의 진료를 받기로 하였다.

•• 부상, 회복, 경쟁으로부터의 일탈에 대한 감정

부상은 빠르게 부정적인 감정을 만들어 내고, 부상에 대한 처치와 회복을 방해할 수 있는 부정적인 감정에 서서히 빠져들게 한다(표 6-2)(Galambos 등, 2005; Gobbi and Francisco, 2006; Hamson-Utley 등, 2008; Kvist 등, 2005; Webster 등, 2007). 빠르게 생성된 부정적인 감정은 몇 초 만에 자동적인 반응으로 생겨나며, 불안, 혼돈, 공포, 공황, 짜증, 좌절, 분노, 긴장, 조심성, 실망, 슬픔, 상처, 주의산만, 당황, 의심 등의 감정이 생긴다. 이러한 빠른 감정이 일어나면 사고와 행동, 대인관계 등에서 변화를 수반하기도 한다. 서서히 빠져드는 감정은 팀 동료, 감독, 가족들과 이야기를 하고 정보를 전해 듣는 등 시간이 어느 정도 지난 후 발생한다. 이러한 감정은 대부분 압박, 적개심, 억울함, 불신, 우울, 수치심, 고립, 죄책감, 애도, 무관심, 질투, 지루함, 관심, 우려, 회한, 후회, 주의산만, 경멸, 복수와 같은 것들이다. 이러한 감정은 시간이 흐를수록 심화된다. 또한 급성 부상의 정도가 더 진행되고 수술과 재활이 시작될 때 흔히 나타난다. 서서히 생기는 이러한 감정은 선수가 과거에 부상 경험으로 인해 갑작스러운 변화와 사회적 단절을 경험하였다면 더욱 증폭되기도 한다. 일반적으로 부상 감정의 예방을 위해서는 지지 체계를 형성하고, 부상을 명확히 하며, 치료 계획과 시간 계획을 수립하고, 편안함, 희망, 이완, 유머, 자존감, 용기, 우아함, 성취, 활력, 긍정, 그리고 안정감과 같은 긍정적인 감정을 가지는 것이다.

급성 부상과 안정

심각하거나 경미한 부상, 특히 재발하는 부상이라면 통증 조절, 수면, 에너지, 이완, 정보 이해 및 의사소통을 방해할 수 있는 감정적 변화를 급격히 일으킬 수 있다. 가장 흔한 초기 감정은 상처, 불안, 좌절, 실망, 슬픔, 그리고 의심이다. 이러한 반응적 감정은 확인하고, 표현되어야 한다. 부상당한 지 1~2주 후 복합적인 통증, 혼돈, 분노, 피로, 그리고 긴장이 생길 수 있다. 의외로 서서히 발생하는 감정은 부상의 위험성을 증가시키고, 회복 기간을 연장시킨다. 감정을 발산하기 위해서, 운동 관련 정신건강의학과 의사는 새로운 부상을 입은 지 수일 내로 선수와 훈련실에서 면담을 해야만 한다. 감정 발산은 부상 환경에서 정보를 전달하는 대화, 통증 수준, 기분, 수면에 대한 영향, 평가의 다음 단계인 안정에 대한 고려를 통하여 진행된다. 선수, 감독진 또는 팀 주치의 등과 반복적으로 짧은 면담을 가지면서 감정적 발산 과정이 진행될 수 있다.

급성 부상 단계 동안 증가하는, 복합적이고 서서히 진행되는 감정을 해소하기 위해서 임상가는 통증 조절과 빠른 입면을 돕는 것이 필요하다. 통증 조절은 자주 용량을 조절하고, 심각한 통증에 대하여는 고용량보다는 저용량의 진통제로 조절하는 것이 유리하다. 근육 수축이 부상과 동반된다면 긴 반감기의 벤조디아제핀, 구체적으로 디아제팜 5mg이 하루에 수차례 또는 잠들기 수 시간 전에 추가될 수 있다. 수면은 보통 졸피뎀 저용량(5mg), 또는 표준 용량(10mg)을 사용하고, 필요에 따라 벤조디아제핀 또는 다른 근육 이완제가 필요할 수도 있다. 최종적인 초기 전략은 부상에 대하여 분명히 이해하고, 지지 체계를 구축하는 것이다. 선수가 자신의 부상에 대하여 이해하는 가장 좋은 방법 중 하나는, 필요하다면 자세히 설명해 달라거나 권유하는 수술을 묘사해 달라고 요청하는 것이다. 잘못된 개념과 부정확성은 곧바로 바로잡을 수 있다. 지지 체계는 전형적으로 가족, 팀 동료, 의료진(트레이너, 주치의, 척추 지압사)으로 구성된다. 매우 좋은 방법은 부상 입은 선수를 같은 부상을 입은 다른 선수와 만나게 하는 것이다. 그리고 빨리 생성되는 감정인 고립감을 해소하기 위하여 지지 체계를 적극적으로 활용하는 것이 유용하다.

사례연구 토너먼트에 출전할 수 없다고요?

한 라크로스 선수가 토너먼트전에서 마지막 몇 분을 남겨 두고 결승골을 넣어 팀의 NCAA 토너먼트 진출을 확정 지었다. 하지만 경기 막바지에 수비를 위하여 역주행을 하다가 갑자기 정지하려고 하였을 때 뚝 하는 소리와 함께 그의 오른쪽 전방 십자 인대가 찢어진 것을 알았다. 그는 고등학교 선수일 때도 전방 십자 인대 부상을 당하여 포스트시즌 경기에 출전하지 못했던 적이 있었다. 팀 주치의는 부기와 불안정한 상태를 보고 부상을 확신하였다. 다음 주까지는 재활을 위하여 휴식을 취해야 했으므로 긴 재활 기간으로 인한 심한 두려움을 야기할 만한 부상은 아니었지만, 그는 상급자, 그리고 팀의 리더로서 포스트시즌에 참가하지 못할 것에 깊은 실망과 고통을 느꼈다. 팀이 토너먼트 1차전에서 승리한 적이 없었기 때문에 올해 경기에 대한 기대가 컸으므로 그의 실망은 더욱 심하였다. 그는 부기가 가라앉기를 기다리며 훈련실과 연습장을 2주간 맥없이 서성거렸다. 그는 팀 동료와 여행을 가기 위하여 수술을 연기하였다.

개입 : 그 신수는 부상 2주째 훈련실에서 정신건강의학과 의사와 만났다. 어떻게 지냈는지 물어보자 그는 얼굴을 찡그리고, 부상에 대해 떠올리며 기회를 놓쳤다고 생각하는 듯 괴로워하며 눈물을 흘렸다. 그는 이 상태가 고등학교 때 겪었던 부상을 계속 상기시킨다고 표현하였으며, 결승전에 진출할 기회를 잃었다는 생각에 무력감을 느낀다고 하였다. 부상으로 인한 긍정적인 면을 물어보자 그는 놀란 듯 보였으나, 곧바로 훈련과 경기의 매 순간을 감사하게 만들었고, 더 열심히 훈련하게 되었다고 대답하였다. 정신과 전문의는 시즌 중 전방 십자 인대 부상으로 상위 선수 3명이 경기에 출장하지 못하게 되었음에도 5년 만에 최초로 포스트시즌에 진출했던 다른 대학 팀 이야기를 하였다. 전문의는 부상을 당한 세 선수는 시합 전 선수들을 중재하고, 이전에 경기를 해 본 적이 있는 지역 내 다른 두 팀에 대하여 코치에게 조언을 하기도 하여 강력한 팀을 구성하는 데 보탬이 되는 역할을 하게 되었다고 하였다. 경기 중 이 3명의 선수는 팀의 자신감과 단합을 더욱 촉발시켰다. 그 팀은 과거에 다른 대학 팀들에서 이뤄 내지 못했던 2차전 승리라는 값진 결과를 얻어 냈다. 정신건강의학과 의사는 선수에게 최근 느끼고 있는 부정적인 감정보다 긍정적인 감정들을 활성화시켜 유사한 역할을 할 의지가 있는지 물어보았다. 이 이야기를 들은 후 선수는 웃으며 "감사합니다."라고 이야기하였다.

재활과 회복

부상과 회복에 걸리는 시간은 다양하기 때문에 부상 치료의 재활기와 회복기는 운동 관련 정신건강의학과 의사에게 유연성과 적응성을 요한다. 이 시기에 재활 중인 선수와 규칙적인 만남이 권장된다. 이러한 만남은 특히 심각한 부상을 입었을 때 긴 재활 프로그램 중 더욱 중요한데, 부정적인 감정은 잠깐 사라질 수 있지만 훈련이 임박해지면 다시 생겨나기 때문이다. 정신과 전문의는 훈련실에서 직접 훈련하는 모습 및 재생과 재강화 훈련 상태를 지켜보아야 한다. 부상당한 선수와 인과관계에 대한 대화를 나누는 것은 서서히 발생하는 부정적인 감정이 회복을 방해하지 않는다는 것을 확신시켜 주는 데 중요하다. 긍정적인 감정이 존재하는 것을 알리고, 그것이 재활 기간 내내 동기와 에너지를 부여할 수 있기 때문에 정신건강의학과 의사는 부정적인 감정을 의논하기 전에 어떻게 하면 잘 회복될 수 있을지에 대한 논의를 시작해야 한다. 전방 십자 인대 열상과 수술적 치료 이후 선수로의 복귀에 대한 한 전향적인 연구에 의하면, 긍정적인 감정, 동기, 그리고 낙관론이 매우 중요하다는 것을 알 수 있다(Gobbi and Francisco, 2006). 복귀의 중요성, 회복 속도, 전념, 의심, 복귀 시 예상되는 낮은 기능 수준에 대한 수용에 대하여 묻는 6개 문항의 정신생장성 척도에서 높은 점수를 받을 경우 부정적인 영향이 있을 수 있다.

부상 재활을 촉진하는 또 다른 전략은 이완, 상상, 시각화, 긍정적인 자기대화, 목표 설정, 최면을 통한 통증 조절과 같은 정신 기법을 선수에게 가르치는 것이다. 이 시기에 선수들은 자유 시간이 많고, 지루함과 고립으로부터 벗어나기 위하여 새로운 것을 읽고, 배우고, 훈련할 수 있으므로 이러한 기술을 배우는 데 이상적인 시기라고 할 수 있다. 효과적인 기술은 어떤 종목이라도 부상을 당한 다른 운동선수가 성공한 사례와 함께, 그들이 감정 표현, 지지 체계의 이용, 정신 기법 훈련을 통하여 얻은 효과들을 이야기해 주는 것이다. 트레이너와 물리치료사들도 운동 관련 정신건강의학과 의사 또는 심리사와 협업을 해 왔고, 그렇게 하기를 원한다면 이러한 활동을 도울 수 있다(Hamson-Utley 등, 2008).

회복은 지루하고, 시간이 많이 걸려요

프로미식축구 선수가 시즌오프 기간에 훈련 중 별다른 접촉 없이 전방 십자 인대가 찢어졌다. 그 선수는 다른 선수들로부터 인대 부상 시 나는 독특한 소리를 들어 본 적이 있기 때문에 자신이 어떤 부상을 입었는지 곧바로 알 수 있었다. 그는 약간의 부기가 있었고, 부상 1주 내로 수술을 받을 수 있었다. 수술은 성공적이었고, 그는 팀 내에서 재활 프로그램을 시행하게 되었다. 시즌오프였기 때문에 선수들은 거의 없었고, 전방 십자 인대 열상을 입은 선수는 이 선수뿐이었다. 첫 몇 주가 지나고 그는 시무룩해졌고, 더 고립되었으며, 트레이너와 다른 감독진들에게 예민하게 굴었다. 또한 그는 집에서도 인내심이 적어지고, 과민해졌으며, 지루해하였다. 그는 아내와 딸과 더 가까워질 수 있는 기회라는 것을 알고 있었지만, 가족이 있는 집으로부터 떨어져 시간을 보내는 것이 좋겠다고 하였다. 대학선수 시절에 몇 번의 심각한 부상이 있었던 것을 포함하여, 그는 자신의 불운과 늘 건강한 것처럼 보이는 다른 선수들에 대하여 억울함을 표현하기 시작하였다.

개입 : 정신건강의학과 의사는 그 선수가 훈련실에서 재활 프로토콜을 완료하는 것을 보았다. 그의 곁에는 시즌오프 시기 동안 강화 및 재생 훈련을 받는 소수의 다른 선수들이 있었다. 부상당한 선수는 다른 선수들이 말없이 걸어 다닐 때 짜증을 내는 것처럼 보였다. 재활 훈련 후 그는 좌절감과 억울함을 표현하였고, 앞으로 계속 선수생활을 지속할 수 있을지 심각한 의문이 든다고 하였다. 그 외 시간들에서도 그는 생산적이라는 느낌을 받지 못하였으며, 이러한 느낌이 그의 자신감을 더 저하시키는 것으로 생각되었다. 그는 남는 시간 동안 오래된 취미인 양궁을 하고, 부모 역할에 신경을 쓰라고 권유하는 아내의 조언에 따라 1주일에 두 번 정도 오후에 딸을 돌보기로 하였다. 훈련실 내에서 느끼는 고립감 대신에 재활 시간 동안 상체 운동에 주력함으로써 다른 동료선수들과 더 잘 어울리게 되었다. 이러한 간단한 변화는 그에게 에너지를 부여하였고, 몇 주 후 감독진은 그가 고비를 넘기고 재활 기간을 잘 보내고 있다고 판단하였다.

복귀

잔부상 또는 심각한 부상 후 빨리 복귀하는 선수들은 더 큰 부담감을 느낀다. 선수들은 너무 오래 쉬었고, 뒤처질 것 같고, 누군가 자신의 위치를 빼앗을 것 같고, 경쟁력과 자신감을 잃어버릴 것이며, 감독진에게 잊힐 것 같다며 걱정한다. 이른 복귀는 재부상과 합병증을 야기할 수 있기 때문에 선수는 경기에 복귀할 때 조심해야 한다. 운동 관련 정신건강전문가 역시 선수의 재부상에 대한 공포를 알아차려야 한다(Kvist 등, 2005). 이것은 심각한 부상을 입은 선수들에서 공통적인 관심사이므로, 그들은 점진적으로 강화된 훈련 그리고 생각과 느낌에 대한 논의를 통하여 이러한 공포에 대하여 훈습해야 한다. 전방 십자 인대 부상으로부터 회복한 선수들에 대한 연구를 통하여, Webster 등(2007)은 12문항의 심리 척도를 만들어 복귀 시 감정 상태(예민함, 좌절감, 이완, 공포), 자신감(무릎 상태, 기량 수준), 위험 평가(재부상에 대한 걱정, 다른 수술에 대한 염려)에 대하여 확인하였다. 이 연구가 성공적인 복귀와 관련된 요소를 명확하게 파악하지는 못하였지만, 이 척도는 임상적인 운동 관련 정신건강의학과 심리학에 좋은 틀을 제공하였다. 복귀 시기 동안 겪었던 다수의 작은 성공적인 경험들을 강조하여 자신감을 강화하고 예민함과 공포에 반하여 정신적인 균형을 이루게 할 수 있다.

사례연구 _다시는 손 짚고 뛰어넘기를 하지 못할 것 같아요_

한 대학 2학년 체조 선수가 시즌 토너먼트 초기에 손 짚고 뛰어넘기를 하는 데 실패하여 전방 십자 인대가 끊어지는 부상을 당하였다. 부상 부위는 심각하게 부어올라 슬개골건 재건수술을 위하여 3주를 기다려야만 했다. 그녀는 열심히 재활하여 8개월 후에 복귀하였다. 졸업 경기에서 평균대, 마루, 철봉 등에서 원래의 기량을 되찾았지만, 손 짚고 뛰어넘기를 할 때마다 공포가 엄습하였다. 그녀는 이러한 공포를 이겨 낼 수 없을 것이며, 경기 동안 손 짚고 뛰어넘기에서 회전이 부족할 때 인대가 끊어지는 느낌과 특징적인 소리가 들릴 것이라고 생각하기 시작하였다. 트레이너가 그녀의 상태를 평가하기 위하여 운동 관련 정신건강의학과 의사에게 의뢰하였다.

개입: 연습 후 정신과를 방문하였을 때 그 선수는 손 짚고 뛰어넘기 외의 성과에 대하여 자신감에 차 있는 모습이었다. 부상과 수술에 대하여 물어보자 그녀는 분명

하게 대답하였다. 하지만 무릎 부상 회복 과정에 대해서는 애매하게 이야기하였고, 수술 후 재건된 전방 십자 인대가 강하고, 안전한지에 대하여 확신하지 못하는 모습이었다. 정신건강의학과 의사와 체조 선수는 최근 자기공명영상(MRI)을 검토한 팀의 정형외과 의사와 함께 모임을 가졌다. 정형외과 의사는 검토와 검사를 마친 후 상당히 고무적이었으며, 그 선수의 부상은 완전히 회복되었고, 무릎 상태는 체조 기술을 사용하기에 충분히 안정적이라고 하였다. 정형외과 의사는 대부분의 전방 십자 인대 열상은 잘못된 힘과 착지로 인한 단 한 번의 문제 상황에 의하여 발생하므로 체조 선수는 이러한 부상이 다시 발생하지 않을 것이라고 믿고 자신감을 가지고 계속해서 운동을 해 나가야만 한다고 말하였다.

그 선수는 자신감을 가지고 공포감을 대체하기 위하여 계획을 세웠다. 그녀는 6주 후 졸업 경기에서 하게 될 어려운 손 짚고 뛰어넘기를 더 늘려서 구성하였다. 그리고 매일 밤마다 성공을 그려 보기 시작하였고, 착지에 성공하고, 계획이 성공하게 해 달라고, '성공'에 대해 명상을 하였다. 언제든지 불안이나 공포가 생길 때면 잠시 멈춰서 숨을 고르고, 크고 긴 숨을 내쉬면서 그러한 느낌을 없앴다. 마음속으로 '성공'에 대하여 충분히 준비하며 열심히 훈련해 나갔다. 마침내 그녀는 다른 종목 선수들을 포함하여, 남녀 팀의 다른 선수들의 자신감을 관찰하기 시작하였다. 그녀는 자신을 모두의 자신감을 빼앗아 가는 '사기꾼'이라며 크게 웃었다. 연습의 강도가 높아지면서 자신감을 더 가지게 되었다. 그녀는 공포감을 없애는 데 능숙해졌고, 그러한 감정을 자신감으로 대체하였다. 그녀는 다음 시즌 경기에 복귀하였고, 부상당할 때의 손 짚고 뛰어넘기는 물론 더 어려운 기술도 성공하였다.

운동 외 분야로의 이행

부상은 선수로 하여금 이전 수준의 시합이나 경기력을 발휘하지 못하게 방해하고, 운동을 그만두게 하기도 한다. 흔한 이유는 유연성, 속도, 관절범위 운동, 민첩성의 상실, 지속적인 통증과 부기, 재부상에 대한 공포이다. 선수는 운동을 완전히 포기할 것인지, 아니면 더 낮은 수준으로 현재의 운동 또는 다른 종목의 운동을 지속할 것인지를 결정해야만 한다. 또한 경쟁 운동에 복귀하고 싶지 않다면 앞으로 살아갈 삶의 방식을 정해야만 하고, 신체 단련 및 영양상태를 지속해야 한다.

경쟁 운동을 그만두는 것은 어려운 일인데, 어릴 때 운동을 시작한 선수일수록 더욱 그러하다. 남는 시간을 어떻게 보낼지 결정하는 것조차 이 시점에서는 벅차게 느껴질 수 있다. 임상가는 선수가 운동 이외에 능숙하거나 흥미로워하는 분야에 대하여 고려하고, 탐색하는 데 도움을 줄 수 있다. 선수는 운동을 그만둠으로써 팀 동료 및 감독진과의 관계, 성공한 운동선수로서의 정체성, 훈련과 경기의 방법 등도 상실하게 된다. 이러한 과정은 종종 수개월 또는 1년 이상의 기간 동안 애도 반응을 야기하기도 한다. 이러한 이행 과정 동안 선수는 우울, 불안, 낮은 동기, 과다한 물질 남용 등의 위험에 노출되기도 한다.

상실 반응의 해소는 전형적으로 대체 활동 또는 정체성으로 극복된다. 프로운동선수들은 운동이 자신이 아는 전부였을 수 있기 때문에 운동을 그만둘 때 다른 선수들에 비해 더 긴 이행기간을 보내기도 한다. 일부는 학교로 복학하거나 다른 직업을 찾으려고 노력한다. 이러한 과정이 지연되면 만성적인 좌절감, 지루함, 통증, 자기 효율 및 자신감의 감소 등을 불러일으킨다. 운동 관련 정신건강의학과 의사는 선수의 이행 과정 동안 규칙적인 진료를 하고, 그들의 탐색과 기술 개발을 지지함으로써 그들이 새로운 긍정적인 정체성을 가질 수 있도록 하는 데 중요한 역할을 할 수 있다. 이 과정에서 배우자나 연인의 참여는 선수의 관점에 대한 이해와 긴밀한 지지에 도움이 될 수 있다. 또한 이러한 과정을 이끌어 줄 멘토를 찾거나 새로운 만남을 가지는 것이 도움이 된다.

사례연구

사례 연구 : 직업을 잃었는데 뭐가 좋겠어요?

중간 정도 경력의 와이드 리시버이자 스페셜 팀 선수가 다른 선수에게 태클을 시도하다가 하지에 골절을 입었다. 그는 경골과 비골의 복합 골절을 입어 내·외측 고정이 필요하였다. 부상은 호전되었지만 이전 경기 수준으로 회복하지 못했고, 결국 재계약을 하지 못하였다. 그는 선수 시절 대우가 좋았음에도 자신의 집세 및 부모에게 사 준 집세 대출을 갚는 데 많은 돈을 썼다. 일자리를 찾아보았으나 만족스럽거나 보수가 좋은 일자리를 찾을 수가 없었다. 새로운 직업을 찾으려고 노력

할수록 점점 음주량이 늘어만 갔다. 음주 문제와 우울증이 심각해지면서 그의 아내는 남편을 데리고 정신과를 방문하였다.

개입 : 첫 진료 시, 선수 생명이 끝난 과정에 대하여 깊은 좌절감과 대학 교육의 기회에 대한 더 좋은 혜택을 받지 못한 것에 대하여 실망감을 나타냈다. 그는 매일 과한 음주가 문제를 더 심각하게 만든다는 것을 알았지만 벗어날 수 없고 희망이 없다고 느꼈다. 같은 지방에 사는 몇몇 이전 동료들이 그가 단주를 하도록 도우려 하고, 일자리를 제공하기도 하였으나 음주 습관을 버릴 수 없었다. 그는 아내와 두 아이에 대한 책임감을 잃었다는 점에서 특히 수치스러워하였다. 그는 음주를 중단하라는 것에 동의하였고, 외래 치료를 통하여 디설피람(disulfiram) 등으로 제독 치료를 성공적으로 해 나갔으며, 매주 회복 면담을 시행하였다. 그는 정신건강의학과 의사와 8회기까지 꾸준히 진료를 보던 중 갑자기 진료를 중단하였다. 1개월 후 그는 재발했고, 입원치료를 원한다고 말하였다. 그는 즉시 지역에 있는 입원 시설로 보내져 30일간 입원하였다. 치료 회기 동안 그는 반복해서 이러한 상태를 지속하고 있는 자신을 비난하였다. 하지만 치료 회기를 지속하면서 결국 안정된 회복기에 접어들었으며 새로운 일자리를 찾는 선수 연합의 도움으로 대학으로 복귀할 수 있었다.

•• 결론

운동 관련 정신건강의학과 의사 및 기타 운동 관련 정신건강전문가는 부상을 당한 운동선수들의 복귀를 방해하거나 재부상의 위험성을 증가시킬 수 있는 다양한 감정적, 행동적 쟁점들을 이해하고 도와주기 위하여 선수들에게 흔한 부상의 종류, 기전, 중재 및 수술, 재활 과정에 대하여 잘 알아야 한다. 운동 관련 임상가가 훈련실이나 사무실에서 일을 할지라도 그들은 부상과 회복의 각 단계마다 나타날 수 있는 여러 가지 반응적이거나 서서히 생겨나는 감정과 동기의 변화를 조절하는 경험을 해야만 한다. 전략적으로 트레이너, 팀 주치의, 신체 단련 스태프, 감독진, 가족들과 관계를 형성하는 것은 치료의 통합, 합병증의 최소화, 성공적인 결과를 양산하는 데 도움이 된다. 선수들은 부상, 수술, 회복, 통증 및 불면 조절, 동

기 및 자신감 강화에 대하여 잘 설명할 수 있는 정신건강의학과 의사 또는 정신건
강전문가의 말을 더 잘 따른다. 초기 예방적 진료와 회복 과정 및 복귀 시기에 규
칙적인 경과 관찰을 하는 것이 도움이 된다. 부상으로 인하여 운동선수를 그만두
게 된 증례를 통하여, 정신과적 중재는 강렬한 부정적 감정과 사고의 파괴적인 영
향을 최소화하면서 성공적인 이행을 할 수 있도록 한다.

임상적 핵심 요점

- 운동 중 부상은 흔하며, 심각한 부상이나 재부상은 종종 오랫동안 훈련 및 경기에 결장하게 하며,
  때로는 운동을 중단하게 할 수도 있다. 부상 과정을 네 가지 시기 — 급성 부상시기, 재활 및 회복
  기, 복귀기, 운동 중단기 — 로 분류하여 각 시기에 흔하게 발생하는 감정적, 동기적, 행동적 문제
  에 대한 이해를 바탕으로 중재가 이루어져야 한다.

- 운동 관련 정신건강의학과 의사는 선수의 급성 부상의 치료, 재활, 복귀를 위하여 훈련실에 머무
  르면서 의료진의 한 구성원으로서 트레이너 및 팀 주치의와 적극적으로 협업할 수 있다. 부상에
  대한 초기 쟁점으로는 통증, 수면, 에너지에 대한 조절, 정보 전달, 결정, 행동 등이 있을 수 있다.

- 수술을 요하는 심각한 부상의 재활은 6~12개월 또는 그 이상의 시간이 소요될 수 있다. 이 시기
  동안 운동선수는 종종 팀 동료와 감독진으로부터 소외될 수 있고, 지루함, 통증, 불신, 무기력함을
  느끼게 된다. 운동 관련 정신건강의학과 의사의 중요한 역할은 부정적인 감정 상태 또는 권장 재
  활 계획 이수 여부를 지속적으로 관찰하는 것은 물론 지지 체계를 형성하는 것을 돕기도 한다.

- 심각한 부상은 갑자기 운동을 중단하게 만들 수 있다. 이러한 이행에는 애도, 우울, 만성 통증, 불
  면, 자신감 상실 등이 동반된다. 정신건강의학과 의사와 다른 정신건강전문가들은 치료를 통하여
  대체 활동을 찾도록 돕는 등 선수의 이행을 격려한다.

- 은퇴한 프로운동선수는 보통 선수생활 동안 많은 부상을 겪어 왔다. 부상은 이른 나이에 외상에
  의한 관절염, 관절 범위 운동의 제한, 만성 통증과 불면, 분노 조절과 우울, 그리고 물질 사용 문제
  등을 야기할 수도 있다. 이러한 경우 다양한 의학적 및 재활적 치료를 통합한 정신과적 치료를 성
  공적으로 받을 수 있다.

참고문헌

Bonza JE, Fields SK, Yard EE, et al: Shoulder injuries among United States high school athletes during the 2005–2006 and 2006–2007 school years. J Athl Train 44:76–83, 2009

Boston University Center for the Study of Traumatic Encephalopathy: Case studies. Available at: http://www.bu.edu/cste/case-studies. Accessed January 25, 2012.

Chumbley EM, O'Connor FG, Nirschl RP: Evaluation of overuse elbow injuries. Am Fam Physician 61:691–700, 2000

Court-Brown CM, Wood AM, Aitken S: The epidemiology of acute sports-related fractures in adults. Injury 39:1365–1372, 2008

Darrow CJ, Collins CL, Yard EE, et al: Epidemiology of severe injuries among United States high school athletes: 2005–2007. Am J Sports Med 37:1798–1805, 2009

Galambos SA, Terry PC, Moyle GM, et al: Psychological predictors of injury among elite athletes. Br J Sports Med 39:351–354, 2005

Galbraith RM, Lavalee ME: Medial tibial stress syndrome: conservative treatment options. Curr Rev Musculoskelet Med 2:127–133, 2009

Gobbi A, Francisco R: Factors affecting return to sports after ACL reconstruction with patellar tendon and hamstring graft: a prospective clinical investigation. Knee Surg Sports Traumatol Arthrosc 14:1021–1028, 2006

Gordon MA: Psycholinguistic changes in athletes' grief response to injury after written emotional disclosure. J Sport Rehabil 19:328–342, 2010

Hamson-Utley JJ, Martin S, Walters J: Athletics trainers' and physical therapists' perceptions of the effectiveness of psychological skills within sport injury rehabilitation programs. J Athl Train 43:258–264, 2008

Heiderschreit BC, Sherry MA, Slider A, et al: Hamstring strain injuries: recommendations for diagnosis, rehabilitation, and injury prevention. J Orthop Sports Phys Ther 40:67–81, 2010

Hootman JM, Dick R, Agel J: Epidemiology of collegiate injuries for 15 sports: summary and recommendations for injury prevention initiatives. J Athl Train 42:311–319, 2007

Hoskins W, Pollard H, Daff C, et al: Low back pain status in elite and semi-elite Australian football codes: a cross-sectional survey of football (soccer) Australian rules, rugby league, rugby union, and non-athletic controls. BMC Musculoskeletal Disorders 10:1–9, 2009

Huffman EA, Yard EE, Fields SK, et al: Epidemiology of rare injuries and conditions among United States high school athletes during the 2005–2006 and 2006–2007 school years. J Athl Train 43:624–630, 2008

Ivarsson A: Psychological predictors of sport injuries among junior soccer players. Scand J Med Sci Sports 21:129–136, 2011

Kvist J, Ek A, Sporrstedt K, et al: Fear of re-injury: a hindrance for returning to sports after anterior cruciate ligament reconstruction. Knee Surg Sports Traumatol Arthrosc 13:393–397, 2005

Montgomery DL: Physiological profile of professional hockey players: a longitudinal comparison. Appl Physiol Nutr Metab 31:181–185, 2006

Mueller FO, Cantu RC: Annual Survey of Catastrophic Football Injuries 1977–2009. Chapel Hill, NC, National Center for Catastrophic Sports Injury Research, University of North Carolina, 2010

National Football League: NFL announces new sideline concussion assessment protocol. Posted February 25, 2011. Available at: http://www.nfl.com/news/story/09000d5d81e78cc4/article/nfl-announces-new-sideline-concussion-assessment-protocol. Accessed January 25, 2012.

National Football League: Safety rules & regulations. Available at: http://nflhealthandsafety.com/commitment/regulations. Accessed February 5, 2012.

Nelson AJ, Collins CL, Yard EE, et al: Ankle injuries among United States high school sports athletes, 2005–2006. J Athl Train 42:381–387, 2007

Rechel JA, Yard EE, Comstock RD: An epidemiologic comparison of high school sports injuries sustained in practice and competition. J Athl Train 43:197–204, 2008

Swenson DM, Yard EE, Collins CL, et al: Epidemiology of U.S. high school sports-related fractures, 2005–2009. Clin J Sport Med 20:293–299, 2010

Webster KE, Feller JA, Lambros C: Development and preliminary validation of a scale to measure the psychological impact of returning to sport following anterior cruciate ligament reconstruction surgery. Phys Ther Sport 9:9–15, 2007

Wood AM, Robertson GA, Rennie L, et al: The epidemiology of sports-related fractures in adolescents. Injury 41:834–838, 2010

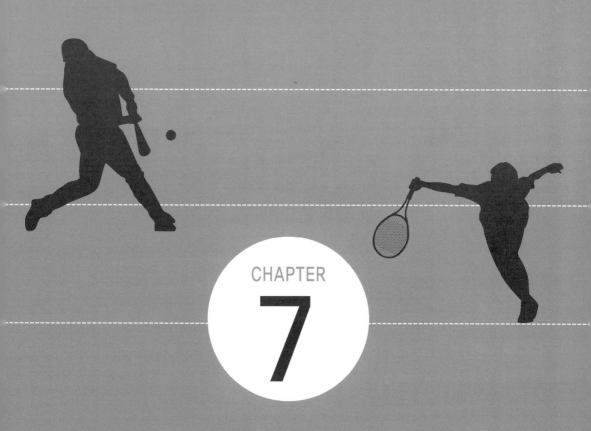

CHAPTER
7

흔한 정신과적 질환

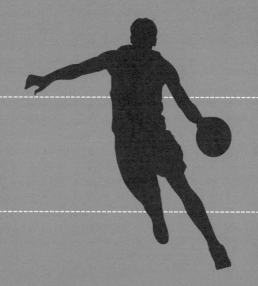

SPORTS PSYCHIATRY

모든 경쟁 상황에 있는 청소년 및 젊은 성인 선수를 치료하는 정신건강의학과 의사, 혹은 다른 정신건강전문가, 그리고 스포츠 의학 임상가들은 일반 인구집단에서의 동일한 연령군의 다른 비운동선수들에서 흔한 질환들이 운동선수 집단에서도 동일하게 나타나는 것을 예측할 수 있다. 이는 적응장애, 불안장애, 분노나 충동조절장애, 주의력결핍장애, 학습장애, 식이장애, 기분장애, 물질사용에 관한 장애 및 수면장애를 포함한다. 비록 운동선수나 비운동선수가 동일한 진단을 받았다고 하더라도 운동선수의 증상은 종종 좀 더 스포츠 중심적이며 스포츠에 의해 악화되기도 한다. 예를 들어 어떤 운동선수의 불안이 운동 및 학교생활, 사회적인 관계 그리고 가족을 비롯한 전반에서 나타난다고 하더라도 불안은 그들의 코치나 팀 스태프들과의 갈등이나 경쟁 상황에 놓였을 때 더 특수해질 것이다. 비록 이런 것들이 흔하고 예측 가능하다고 할지라도 수행불안은 정신과적으로 특수한 개입을 필요로 할 만한 신체적 증상(구토, 흔들림, 과호흡, 창백해짐, 근육의 연축)을 포함한 공황과도 같은 극단적인 형태로 명확하게 나타날 수 있다. 운동선수의 우울감은 삽화적일 수 있으며 그들의 반복되는 실수나 운동시간의 부족, 또는 다른 운동선수들이나 그들의 부모, 코치의 기대에 부합할 만큼 운동을 수행하는 것에 실패하는 것과 밀접한 연관이 있다. 운동선수의 우울은 전형적인 양상으로 명백하게 나타날 수 있으나 단지 좌절이나 화를 내는 것, 팀원들로부터의 고립이나 과도한 음주, 혹은 운동을 할 때의 즐거움이나 집중의 결여 등으로만 나타날 수도 있다(Glick and Hosfall, 2005; Glick 등, 2009; Kamm, 2005; McDuff 등, 2005).

15~35세 사이의 연령군에서 흔하게 나타나는 어떤 질환들은 운동선수에서 더 자주 나타난다. 예를 들면 감정 및 품행 모두에서 문제가 있는 혼합형 적응장애는 팀원이나 가족의 죽음 혹은 심각한 운동적 부상을 경험한 후에 더 흔하다. 게다가 정신적인 요인과 연관된 혹은 기타 통증장애와 같은 신체형장애의 경우는 심각한 부상을 경험한 운동선수에서 더 흔히 관찰되며 이는 비정상적인 문제, 예를 들면 만성 기립성 과민 혹은 체위성 빈맥 증후군 등 선수들에게 만성적인 기능 저하 혹

은 통증을 불러일으킨다. 또한 강박적 혹은 비강박적 과운동과 관련된 섭식장애
는 운동선수들에게 더 흔한데 이는 특히 체급과 관련이 있는 스포츠, 예를 들면
달리기, 테니스, 라크로스, 축구, 피겨스케이팅, 역도 및 레슬링과 연관되어 있다.
게다가 섭식장애는 소녀나 젊은 여성 운동선수들에서 더 흔하며 소프트볼이나 럭
비 등과 같이 육체적으로 큰 힘을 쓰는 여성 스포츠의 경우 더 그러하다.

이 장에서는 스포츠에서 보이는 매우 흔한 정신과적 질환에 대해 논의하고 이
를 명확히 하고자 한다. 수면장애나 물질사용장애는 제4장 및 제5장에서 이미 논
의하였기 때문에 여기에서는 다루지 않겠다. 사례연구는 전통적 혹은 비전통적인
치료적 접근 및 약물의 선택과 용량에 관한 가이드라인을 제공하는 데 초점을 맞
춘다. 각 사례의 진단은 DSM-IV-TR의 다축체계진단을 따른다. 약물 선택을 추
천함에 있어서는 의식의 명료도나 체온 조절, 체중의 증감, 수면장애, 이상행동이
나 운동 리듬 등과 같은 매우 중요한 문제에 역점을 둔다.

•• 적응장애

운동선수들은 정기적으로 운동이나 경쟁 그리고 그들의 일생 주기 동안의 스트레
스에 노출되어 있다. 어떤 운동선수들은 부상이나 은퇴, 상실, 실수, 학업성취의
실패, 팀으로부터의 해고, 관계의 부상, 심각한 질환, 어떤 누군가의 사망, 그들의
능력이나 경쟁과 관련된 극렬한 감정 및 행동상의 문제에 반응한다. 적응장애와
연관된 가장 흔한 감정은 불안, 우울, 죄책감, 비통함, 분노이며 가장 흔하게 연관
된 행동은 억압이나 구속, 불면, 사회적 고립, 물질 오용, 관계에서의 갈등, 자해,
경기력 저하나 시합을 할 수 없게 되는 것이다. 비록 대부분의 반응이 경도이며
스스로 제어가 가능하지만 어떤 것들은 매우 심각하여 팀원이나 코치, 임상가, 트
레이너 혹은 스포츠 정신의학전문가의 도움이 필요한 경우도 있다.

부상은 가장 흔한 스트레스 요인으로 해마다 전체 운동선수의 1/3 이상이 이를
느낀다. 운동이나 경합, 훈련을 더 이상 지속할 수 없을 정도의 심각한 부상이 발

생한다거나 거동을 할 수 없게 된다거나 혹은 수술을 받은 어떤 운동선수들은 좌절하고 그들의 꿈이 영원히 사라져 버린 것처럼 반응한다. 이것은 특히 이전에 심각한 부상으로 인해 중요한 순간을 잃은 운동선수들에서 특징적이다. 부상을 입은 운동선수에 대한 주의 깊은 관찰은 급성 부상과 재활기를 통해 운동선수가 운동을 하는 데 도움을 주고 과도한 기대 등을 없애는 데 중요하다. 비록 대부분의 운동선수들이 팀에 기반을 둔 지지를 제공받지만 일부는 더 공식적인 치료나 수면, 불안, 분노에 대한 단기간의 약물적 개입을 필요로 한다. 전형적으로 치료는 사실을 수집하고, 이를 기반으로 예측하며, 희망을 주입시키고 의미를 재정립하며 지지적인 사람을 식별해 내는 것이다. 가장 흔히 사용되는 약물은 수면에 대해서는 졸피뎀, 불안이나 분노에 대해서는 속효성 벤조디아제핀을 사용하는 것이다. 그럼에도 불구하고 증상이 지속된다면 SSRI(선택적 세로토닌 재흡수 억제제)나 SNRI(세로토닌-노르에피네프린 재흡수 억제제)를 사용하는 것이 적절할 것이다.

운동선수들은 삶에 지속되는 요구에 대한 면역이 없다. 사실 삶의 어떤 부분들은 가족이나 코치, 팀원의 사망과 같은 매우 심각한 사건이며 이는 특히 가족의 일원으로서 역할을 하는 것이나 주의를 집중하는 것을 방해할 수 있어 결정을 어렵게 만듦으로써 파괴적일 수 있다. 팀원이나 코치는 훈련이나 성취, 패배, 코치의 사임 등과 같은 일을 겪으며 매우 강하게 결속되기 때문에 팀원 간의 결속은 매우 확고하다. 매해 모든 경기마다 (자살이나 살인, 열성 부상, 오토바이 사고, 또는 경기 도중 심장발작과 같은 일에 의한) 운동선수들의 갑작스러운 죽음이 있는데 이는 감정의 방아쇠를 당겨 팀원과 팀, 그리고 학교, 기관 등을 수년간 비통하게 한다. 이런 기간 동안 스포츠 정신의학전문가와 성직자의 존재는 이런 리더와 팀, 그리고 개인이 기능을 유지하면서 그러한 상실에 대해 훈습하도록 도와줄 수 있다.

그가 살을 빼기 위해 각성제를 먹는 것을 알고 있었지만, 우리는 아무 말도, 아무것도 하지 않았어요

재능 있는 젊은 프로야구 선수가 메이저리그에 입단할 꿈을 안고 봄 시즌 트레이닝에 참여하였다. 그는 지난해 탁월한 시즌을 보냈고 9월에 선수명단이 추가되면서 상위리그로 승격되었다. 그는 이상적인 몸무게보다 체중이 더 나갔고, 시즌오프 기간 동안 목표 체중에 도달하지 못하였다. 그래서 그는 식욕을 억제하고, 신진대사능력을 촉진시키며, 운동능력을 향상시키기 위해 고용량의 에페드린(ephedrine)을 복용하기 시작하였다. 그는 봄 훈련기간이 시작된 지 며칠 지나지 않아 경기장에서 쓰러졌고 날씨가 전혀 덥지도 습하지도 않았음에도 불구하고 심각한 열성 부상으로 인해 몇 시간 후 사망하였다. 팀의 책임자와 코치 그리고 의료 스태프와 선수들은 그가 필드에 쓰러지고 병원에 간 지 얼마 안 되어 죽음을 맞고 장례식까지 치르는 과정 동안 매우 충격을 받았다. 그의 사망이 그 당시에는 합법적인 보충제였던 에페드린에 의해 유발되었다고 주 검시관이 판정한 사실과 더불어 그의 부인이 그들의 첫아이를 임신 중이었기 때문에 그를 잃은 것은 더욱 어려운 문제가 되었다.

진단 : 축 I – 비탄, 우울, 죄책감 그리고 불안을 동반한 적응장애(다수의 개인들)

개입 : 팀의 정신건강 스태프는 봄 훈련기간 초기에 초빙되었고 상실에 대한 반응 관리를 조직화하는 것을 지원해 달라는 요청을 받았다. 팀의 총책임자, 필드매니저, 팀의 주장과 작업하면서 정신보건 팀은 지원 네트워크를 수립하였다. 사망 이후 1주일간 경기장, 클럽하우스, 팀 숙소에 지속적으로 머물러 있었다. 많은 사람들이 지지적인 상담을 위해 방문했고, 선수의 사망에 대한 그들의 관점에 대해 이야기하고 싶은 사람들을 위해 밤낮으로 전화를 받았다. 그 시즌 내내 정신건강 스태프들은 팀의 경영 본부에, 그리고 메이저리그와 마이너리그 팀에 방문할 추가 공간을 마련하였다. 그해에 그 이전 어느 해보다도 더 많은 선수와 스태프들이 팀의 지원 서비스를 이용하였다. 가장 흔히 논의되었던 주제는 에페드린 사용으로 인한 선수의 위험을 알면서도 개입하지 않았던 것에 대한 죄책감과, 단순히 그 비극적인 상실을 예방하기 위해 어떤 일도 할 수 없었다는 것이었다. (주 : 이 사례는 경기장에서의 선수 사망과 관련되어 있기 때문에 국영방송을 통해 널리 알려졌다. 사망한 선수도 그의 가족 구성원도 모두 저자의 환자는 아니었다.)

나는 더 이상 충분히 운동을 하지 않고 이직을 고려 중이에요

대학교 2학년에 재학 중인 축구 선수가 스포츠 정신의학 상담의에게 시즌 초반 그의 팀에서의 역할이 이전과 다르게 실망스러우며 이에 대한 원인을 평가해 달라는 팀원의 추천으로 의뢰되었다. 그는 매 여름마다 매우 힘든 훈련을 받아 왔고 사실상 그의 트레이너는 그가 충분히 프로답게 운동을 잘하고 있다고 하였다. 시즌 전 연습이 시작되었을 때 그는 코치가 측면 미드필더 선발 멤버로 다른 선수를 선호하고 있다는 사실을 알게 되었다. 시즌이 시작되었을 때 그는 선발 출전을 하지 않았고 스스로도 인정하다시피 심통이 나기 시작하였다. 매 경기마다 출전 기회가 주어졌음에도 불구하고 그는 스스로 경기 스코어에 매우 압력을 받았기 때문에 실수를 했고, 몇몇 게임에서 10분 후에 (교체되어) 나왔다. 그가 벤치에서 지내는 시간이 늘어날수록 스스로를 비난하는 그의 목소리도 커졌다. 마침내 그의 감정은 연습 강도에 영향을 미치기 시작했고 그는 주전 코치에게 자신감이 사라졌다고 말하였다. 연습 이후 매일 그는 강박적으로 그의 상황에 대해 곱씹었으며 심지어 1년 내내 경기를 하지 않는 채로 밖에 앉아만 있지 않아도 되도록, 다른 연맹에 있는 다른 학교로의 전출을 고려하게 되었다. 평가 전 주에 그의 수면은 매우 불량하였으며 수업 출석과 읽는 데 필요한 집중력도 저하되었다.

진단 : 축 I-혼재된 감정적 특성을 동반한 적응장애(좌절, 불안, 우울)

개입 : 평가 동안 선수는 그의 실망이 실제로는 초여름에 있었던 훈련기간 중 그의 동료 선수가 신생 프로 팀에서 입단제의를 받았을 때부터 시작되었음을 밝혔다. 자신이 그 선수보다 나은 선수라고 생각했기 때문에 그는 상처를 받았지만 이런 점에 대해 어떤 점도 말할 수 없었고 어떤 행동도 취하지 않았다. 시즌이 시작되었을 때 그는 연습을 더 잘하였다고 생각했지만 돌이켜 보았을 때 그는 자신의 내면화된 감정과 높은 기대 수준이 그의 코치에게도 눈에 띄었을 수 있다는 데 동의하였다. 그는 그날의 긍정적인 순간에 초점을 맞춤으로써 그의 감정을 변화시키고 축구 선수가 아닌 다른 친구들과 더 많은 시간을 보내는 데 동의하였다. 그에 더하여, 그는 그가 열정을 가지고 잘하는 뭔가 다른 것, 피아노 연주에 더 많은 시간을 보낼 것에 동의하였다. 그의 감정적인 패턴이 변함에 따라서 그의 연습은 향상되었다. 그는 점수를 위해 경기하기보다 그 순간 안에 머물며 경기하는 방법을 발견했기 때문에 경

기 참여 시간이 더 많아지기 시작하였다. 그의 코치는 그에게 더 많은 경기 시간을 줌으로써 긍정적으로 반응하였다. 그는 경기에 영향을 미치기 시작하였고, 시즌 막바지에는 비록 결코 선발은 될 수 없었지만 팀 내의 어느 누구보다도 경기 시간당 많은 어시스트와 골을 기록하였다. 시즌 이후 그는 코치를 만나서 그가 더 나아지는 데 어떤 점이 부족한지 피드백을 구하였다. 그들은 그가 더 편하게 창조적으로 경기하는 것이 필요하며, 그렇게 많이 압박을 자초하며 경기하지 말아야 한다고 이야기해서 그를 놀라게 하였다. 그들은 그가 현재와 다음 수준에서 성공하기 위한 기술적인 기교와 전술적 지식을 가지고 있다는 것을 확신하지만, 부정적인 감정을 더 잘 다룰 필요가 있다고 말하였다. 그는 그 피드백에 만족하는 것처럼 보였으며 그가 이 역경의 기간을 헤쳐 나가면서 운동선수로서도 인간적으로도 크게 성숙했음을 느꼈다.

•• 불안장애

운동 경기의 경쟁으로부터의 압박과 연습, 여행, 가족, 경제적인 부분, 학업적인 부분, 인간관계에 대한 요구의 균형에 대한 욕구는 수행불안, 공포성 불안장애, 범불안장애, 강박장애 또는 공황장애를 촉발할 수 있다. 수행불안은 고조된 걱정과 신체적인 각성으로 가장 자주 표현된다. 비록 흔하고 예상되는 일이지만, 수행불안은 때때로 너무 지속적이고 강렬해서 연습과 경쟁에서 일관성을 방해할 수 있다. 경쟁 전에 운동선수들은 경미하거나 중등도의 빠르게 질주하거나 흩어지는 사고, 의심, 두려움, 피로, 집중력 저하, 오심, 식욕 저하, 심박동수 증가, 떨림, 어지럼증, 근 긴장, 과호흡, 흉통, 감각 둔화, 발한, 또는 복부 불편감 등을 나타낼 수 있다. 이런 증상은 일찍이 전날 저녁에 시작될 수 있으며 부적절한 휴식, 수분 섭취, 영양 공급 등을 초래할 수 있다. 경기 당일에 선수들은 휴식을 취할 수 없거나 마음을 안정시키고 집중을 끌어올리고 경쟁할 준비를 하는 데 충분히 집중하기 어려울 수 있다. 전형적인 과도한 수행불안은 일차적으로는 에너지 소실, 근 긴장 및 주의결핍을 불러오는데 이런 것들이 실수를 일으키고 수준 이하나 비일관적인 경기력을 초래할 수 있다. 수행불안을 줄일 수 있는 매우 흔한 전략은 준비 개선하기, 긍정적인 혼잣말, 형상화, 시각화, 각성, 인지적 조절, 이완 극대화 등이다. 이런 전략은 더욱 체계적이며 조직화된 경기전 루틴 작업으로 시행되게 된다. 그리고 연습에서의 이러한 일련의 직업들은 경쟁에 대한 자신감으로 치환된다. 예를 들어 800m 트랙을 도는 운동선수는 인터벌 트레이닝(빠른 달리기와 느린 달리기를 번갈아 하는 것)을 경기 전 1주일 동안 하여 달리기와 회복에 대한 자신감을 쌓을 수 있다. 때때로 수행불안은 극심해져서 과호흡을 동반하거나 동반하지 않는 반복적인 공황발작으로 발전할 수 있다. 이런 것들은 보통 경기 전 불안과 같은 방식으로 접근하지만, 때때로 프로프라놀롤과 아테놀롤 같은 베타 차단제(그 스포츠에서 금지되어 있지 않다면)의 단기간 사용 또는 속효성 벤조디아제핀이 도움이 될 수 있다. 만약 이런 전략이 효과가 없고 증상이 지속되며 특히 운동선수들이 일반화된 불안을 배경으로 갖고 있다면 매일 항불안제를 투여하기 시작할 수 있다.

특정공포 불안은 경기 중에 쓰러지거나 부상을 당한 후에 가장 흔히 발생한다. 이런 유형의 공포는 종종 체력 단련, 다이빙, 로데오 또는 크로스컨트리 경주 같은 스포츠에서 빈번하다. 체조 선수가 평균대나 높은 바 혹은 발레에서 균형을 잃고 떨어져 매우 심각한 부상을 입었을 때 어떤 특정한 기술이나 위치에서 공포가 생길 수 있다. 특정공포증은 또한 다이빙 중 정신을 잃고 물에 매우 세게 부딪혀 뇌진탕을 입은 다이버들에게 생기거나 생리적으로 그들 자신을 극도로 밀어붙여 경기 중에 정신을 잃은 달리기 선수들에서 나타날 수 있다. 이 선수들은 그 필수적인 기술의 숙련도를 되찾지 못하거나, 특정공포 불안이 모든 경기에 일반화될 수도 있다. 특정공포증을 치료하는 일반적인 접근은 그 부상에 대해 설명하고 선수가 경기에 복귀할 만큼 충분히 치유되었음을 알고 있다는 점을 확인하는 것이다. 다음으로는 강화된 침착하기와 자신감 쌓기 기법을 지도하는 동안 상실된 기술을 점진적으로 다시 익히는 것이다. 운동선수의 코치와 트레이너의 조화로운 협조가 이 단계에서 매우 중요하다. 예를 들어 체조 선수가 지속적으로 특정 기술을 수행하기 힘들어 균형을 잃고 평균대에서 떨어진다면, 자신감을 회복할 때까지 먼저 매트나 낮은 평균대에서 연습을 하고 매트가 깔린 좀 더 높은 평균대에서 연습을 하고 그런 다음 높은 평균대 단독으로 연습할 수 있다. 연속 과정의 각 단계는 호흡을 통한 진정하기, 긍정적인 혼잣말, 시각화와 함께 시행된다. 수행 전 불안에서 했던 것처럼, 이러한 기술들이 효과가 없거나 부상이 너무 파국적이어서 외상 후 불안이 발생하였다면 이전 단락에서 언급되었던 것과 같은 약물을 단기간 시도해 볼 수 있다.

사례연구 신경이 너무 예민해서 과호흡을 하게 돼요

고등학교 고학년의 단거리 주자와 그녀의 부모는 선수가 2학년 때 약간의 성공을 경험한 이후 지난 2년간 서서히 심해지는 수행불안 때문에 스포츠 정신의학자에게 도움을 구해 왔다. 현재는 매 경기 전마다 경기가 시작될 때까지 너무 불안해서, 어지러워서 달릴 수 없는 지경이 될 때까지 과호흡을 하였다. 어지럼증 이외에도, 그녀는 흐려지는 시야, 떨림, 손의 근육 경련까지도 경험하였다. 6개월 전 그녀는 몇몇 의사를 찾아갔고 그들은 그녀의 심혈관이 너무 과다하게 반응해서 그녀가 일어설 때 분당 40회 이상 맥박수가 증가하며, 운동 후 몇 분 뒤에는 분당 170회까지 증가한다고 하였다. 광범위한 심장 및 호흡기적 검사를 시행한 후 그녀는 체위성 빈맥증후군이라는 진단을 받았으며 전체 혈액량이 너무 적다는 말을 들었다. 그녀는 수분을 잘 섭취하고 소금 정제와 피임약을 복용하도록 권유받았지만, 여전히 호흡 때문에 힘들었다. 그에 더하여 작년에 그녀는 이비인후과 의사에게 검사를 받고 성대 기능에 이상이 있다는 진단을 받았다. 매주 언어 치료사에게 치료를 받았지만 증상은 호전되지 않았다.

진단 : 축 I−과호흡을 동반한 달리 분류되지 않는 불안장애. 축 III−성대 기능이상과 체위성 빈맥증후군

개입 : 병원에서, 단순히 일어서기만 해도 그녀의 맥박 수는 일관되게 분당 38~42회의 증가를 보였으며, 이후 다시 앉으면 빠르게 회복되었다. 병원 주차장 주위를 잠깐 달리고 나니 심박동수가 빠르게 증가하여 분당 180회에까지 이르렀으며, 반사적으로 헐떡이는 과호흡이 일어났다. 다행스럽게도 그녀는 빨리 회복되었으며

어지러움이나 흐려지는 시야도 잠시 뒤에는 회복되었다. 병원으로 돌아와서 그녀는 달리는 동안에 호흡 패턴을 반전시켜, 한 걸음마다 적극적으로 공기를 천천히 밀어내고 공기가 수동적으로 다시 흘러 들어오게 하도록 교육받았다. 그녀는 병원에서 이것을 연습하였고 다시 단거리 달리기를 시도해 볼 준비가 된 것처럼 보였다. 이번에 달릴 때는, 쉽게 호흡을 느리게 할 수 있었고, 심박동도 그렇게 빨리 활성화되지 않아서 그녀는 반사적인 과호흡을 하지 않았다. 한 바퀴를 완주할 때마다 느리게 숨을 내쉬기와 수동적인 들이마시기를 통해 회복할 것을 권유받았고, 그녀가 공기를 몸 안으로 들어오게 하기 위해 부가적인 가슴 근육이나 목 근육을 사용하지 않았음을 확인하였다. 그녀는 면담 마지막쯤에 그녀가 항상 심박동이 너무 빠르다는 것을 느낄 수 있었으며, 달리는 동안에 기절하거나 심지어 심장발작이 일어나지 않을까 걱정하였다고 털어놓았다. 운동생리학과 호흡 동인에 대한 설명을 듣고 병원에 있는 컴퓨터로 과호흡 증상을 복기했을 때 그녀는 안심한 듯 보였다. 그녀는 5~10분의 심혈관 운동을 소개받아(달리기와 제자리 자전거) 집에서 매일 할 것을 권유받았고, 숨을 쉬는 이 새로운 방법을 마스터할 수 있다는 것을 확인하였다. 그리고 정형화된 이완 호흡법(코로 숨을 들이마시며 4를 세고, 숨을 참으며 7을 세고, 숨을 내쉬며 8을 세고, 이를 8번 반복하는 것)을 배웠으며, 이것을 매일, 하루에 4~6회 정도 시행하도록 권장받았다. 일단 그녀가 숨을 내쉬는 것에 초점을 두면서 숨을 쉴 수 있다고 느끼자, 그녀는 혼자 실외트랙으로 나가 느린 장거리 달리기를 하면서 그다음에는 스프린트 인터벌을 하면서 호흡법을 이 방식대로 바꾸려 노력하였다. 혼자서 2주간 달리기를 한 후, 그녀는 팀과 함께하는 훈련에 복귀하였고 이전보다 덜 힘들어하면서 훈련할 수 있다는 사실을 발견하였다. 일차 진료 의사와의 협진하에 그녀는 심장의 과활동성을 억제할 목적으로 저용량 아테놀롤(매일 25mg)을 처방받았다.

다음 3개월간 그녀는 각각의 걸음마다 힘이 흘러들어 가도록 하면서 달리는 동안 숨 내쉬기 훈련을 지속하였다. 그녀의 자신감은 다시 상승하기 시작했고, 거의 6개월 안에 첫 경기에 참여하였다. 그녀는 매 경기 사이에 충분히 이완되어 있으며, 충분한 수분 섭취가 유지되고 있는지 확인하면서 잘 달렸다. 더 큰 경기 전의 추적 회기에서 그녀는 경기 전 루틴을 점검하고 이완 호흡에 대한 생각과 음악에 집중하면서 호흡을 조절할 수 있음을 확인하였다. 그녀는 심박동 활성을 감소시킬 수 있었고 경기 후에 쉽게 회복할 수 있었다. 그녀는 매일 밤 성공을 시각화하면서 격려를 받았고 매번 연습 때마다 180미터는 빨리 달리기, 그 후 180미터는 천천히 달리기로 구성된 약간의 인터벌을 시행하였는데, 처음에는 두 번 반복, 그다음에는 네 번 반복, 그리고 그다음에는 여섯 번 반복하였다. 그녀는 이 연습이 그녀의 능력에 대한 자신감을 회복시켜 다시 앞으로 나아가게 할 뿐 아니라 달리기 경주의 페이스 유지에 대한 자신감을 쌓기 위한 것이라는 점을 이해하였다. 다음 경기에서 그녀는 이전 어느 때보다 빠르게 달렸으며, 개인 신기록을 두 번이나 기록하였다. 그러나 그녀는 기록보다도 그러한 고통 없이도 연습하고 경기할 수 있다는 것에 대해 더 기뻐하였다.

 나는 항상 내 아빠처럼 걱정이 많긴 했지만, 이제는 생각하는 것을 멈출 수 없어요, 쉬고 싶어요

경력이 얼마 되지 않은 프로축구 선수가 스포츠 정신의학 전문가에게 시즌 초반 그의 불면에 대한 평가를 위해 팀의 주전 트레이너에 의해 의뢰되었다. 그는 잠이 들고 수면을 유지하는 것이 어려웠으며 이는 그의 고등학교 시절로 거슬러 올라간다. 그는 연습을 마친 후와 잠자리에 들 때, 육체적으로 피곤했음에도 생각을 멈출 수 없었다. 귀가 후 그리고 심지어 잠자리에 들어서도 그는 정기적으로 그날의 축구경기를 되새겼고 종종 실수를 자책하거나 그의 아내나 새로 태어난 아들이나 부모님, 수입에 대한 걱정을 하였다. 그는 절대로 정신건강의학과 의사에게 수면문제에 대해 상담을 받지 않으려고 했으며 또한 그의 아버지와 두 삼촌이 불안과 불면에 대한 약물치료를 받았다는 사실에도 불구하고 불안에 대해 평가받는 것 또한 거부하였다. 그는 과도한 음주나 흡연, 각성제 복용의 과거력도 없었으며 불법적인 약물이나 최근의 부상 혹은 급성 통증의 과거력도 없었다. 그러나 피로와 주 2~3회 정도 하루의 끝 무렵 발생하는 정기적인 긴장성 두통이 있으며, 이는 보통 아세트아미노펜이나 이부프로펜으로 완화되었다고 보고하였다.

진단 : 축 I – 범불안장애, 불면증, 축 III – 만성 근수축성 두통

개입 : 처음, 주된 관점은 수면을 개선시켜서 그 변화가 불안과 피로에 어떤 영향을 미치는지를 살피는 것이었다. 그는 잠자리에 들기 90분 전에 트라조돈 50mg을 복용하기 시작했고 더 나은 긴장완화용 루틴을 개발하였다. 그러나 수면은 아주 약

간만 호전되어서 용량을 100mg으로 늘렸다. 그가 매일 트라조돈을 복용한 지 2주 후에도 잠드는 데 45~60분의 시간이 걸린다고 보고했기 때문에, 취침 전에 시탈로프람을 추가하였고 3주에 걸쳐 15mg까지 증량하였다. 한 달이 지난 후 그는 매일매일 계속되던 걱정이 줄어들었고, 트라조돈을 50mg 혹은 100mg 복용하면 쉽게 잠들 수 있었으며, 7~8시간의 연속된 수면 이후 다음 날 재충전된 느낌으로 깨어났다고 보고하였다. 그는 이 조합을 시즌이 끝날 때까지 유지하였다. 시즌이 끝났을 때 그는 1주일에 한 번으로 트라조돈 복용량을 줄였으나 시탈로프람 복용은 계속하였다. 다음 시즌 동안 그는 시탈로프람을 유지하였으며 그가 수면에 어려움을 겪을 때 (예 : 게임 전) 1주에 2~3회 정도 트라조돈을 복용하였다.

●● 충동 및 분노 조절 장애

프로수준의 운동선수에서 가장 흔하게 관찰되는 충동조절 문제는 과소비, 물질 오용, 싸움이나 공격성, 도박, 위험한 성적 행동 등이다. 이런 행동은 일반적으로 일정 수준까지는 선수의 대학 시절에 나타나기 시작하지만, 종종 갑자기 수입이 증가하거나 생활수준이 올라가면서 악화되기도 한다. 지나치게 자주 있는 일인데, 프로선수들은 친척이나 그들 자신에게 너무 물질적으로 과소비를 한 나머지 경력이 변하거나 조기에 끝날 경우 주택압류, 자동차압류, 갚을 수 없는 신용카드 빚 또는 심지어 파산 상태에까지 이르기도 한다. 물질 남용 장애의 진단 기준에는 못 미치는 과음은 시즌 중 쉬는 날과 시즌오프 기간에 일어나며, 때때로 클럽이나 바에서 싸움이 벌어지거나 파트너를 공격하거나 다른 위험천만한 행동, 예를 들면 위생적이지 않은 성관계를 다수의 성 파트너와 가지는 등의 행동을 일으킬 수 있다. 프로수준의 선수들은 때때로 그들의 일이 너무 힘들게 느껴진 나머지 이로부터 도피하거나 긴장을 풀기 위해 파티를 할 권리가 있다고 생각한다. 병적 도박이 흔한 것은 아니지만 카지노나 다른 온라인 도박은 너무도 쉽게 접근할 수 있어서, 어떤 선수들은 보통 어리석을 정도로 많은 돈을 탕진하기도 한다. 분노 조절의 어려움은 가장 흔한 충동 조절 문제이며 전형적으로 아내나 동거 파트너와 관계가 있다. 일반적으로 갈등은 재정 문제, 양육, 혹은 라이프스타일의 중심에 있으며, 이는 때때로 수감되거나 언론에 공개되는 결과를 낳는다(Burton, 2005).

충동 조절 문제를 예방하고 관리하는 전형적인 접근은 이를 성숙과 책임의 맥락에 놓고 보는 것이다. 젊은 프로운동선수들은 25세까지 뇌의 피질 회로가 아직도 형성되고 있는 중이며, 특히 판단, 비판적 회고, 오류 재인식과 수정, 조직화, 계획 세우기, 유혹에 저항하기와 같은 수행 기능을 조절하는 전두엽 부위에서 더욱 긍정적인 정보를 제공받아야 한다. 피질이 완전히 성숙되기까지, 중뇌의 충동적 쾌감과 자극을 추구하는 욕동 회로가 더 지배적일 수 있다. 더 심각한 충동적인 행동의 결과로 일어날 수 있는 징계 결과에 대한 논의는 장차 그러한 행동에 대한 찬반 양론과 코칭 스태프나 대중에의 관점에서 보았을 때 이러한 행동이 갖는 영향력에 대한 대화로 발전할 수 있다. 책임의 영역에서 생산적인 주제 영역은 일관되게 높은 수준의 경기 성취하기, 그리고 좋은 팀 동료, 아들이나 딸, 그리고 파트너 되기를 포함한다. 언론 공개나 수감은 선수들의 행동을 더 긍정적인 방향으로 변화시키기 위해 규율 위반을 다루는 사람들인 코칭 스태프와 리그 관리자와 임상가와 함께 작업할 기회를 제공한다. 이러한 논의는 훈련 시설이나 클럽하우스에서 사건 직후에 이루어지는 것이 가장 좋은데, 그 이유는 선수가 더 직접적으로 코치와 팀 동료들의 실망과 지지를 경험하기 때문이다. 선수에게 가장 중요한 목표는 실수를 통해 배워서 다음에는 더 사려 깊고 성숙한 결정을 내리는 것이다.

 나는 내가 라크로스에서 느낀 좌절을 여자 친구, 팀원들 그리고 가족에게까지 가져가요

대학 졸업반인 5년 차 라크로스 수비수가 그의 팀 수석 코치와의 회의에서 분노 폭발을 보인 후 평가를 위해 수석 트레이너를 통하여 의뢰되었다. 그 트레이너는 또한 이 선수가 지난 몇 년 동안 부상에 대한 치료를 받을 때 트레이닝 룸에서 과민한 모습과 매우 좌절한 모습을 보여 왔다고 이야기하였다. 선수는 중학교 때부터 시작된 빠른 좌절, 충동성과 분노에 대해 이야기하였다. 그는 그 스스로를 지속적으로 움직일 필요가 있는 고도의 에너지를 가진 사람으로 묘사했으며 회기 중 앉아 있어야만 하는 것을 매우 싫어하였다. 게다가 그는 좌절하였을 때 말을 자제하기가 어렵고, 이는 팀원이나 코치와의 갈등을 촉발하며 그들은 그를 성급한 사람으로 생각한다고 말하였다. 그는 라크로스 경기장에서 격렬함을 다하는 것을 더 선호하였는데, 이곳에서 그는 팀에서 가장 강력한 타자 중 한 명으로 알려져 있었다. 학교에서 그는 집중력 감소, 안절부절못함, 쉽게 주의산만해지는 것, 대부분의 과목에 대한 무관심, 선생님에 대한 경멸을 보고하였다. 결론적으로 그는 자주 학급에서 문제를 일으키거나 아예 가지 않았다. 그의 능력에 비해 성적은 하위권을 맴돌았는데 이는 그가 그의 과제에 필요한 것을 읽지 않거나 과제를 완수하지 않거나 제출하지 않았기 때문이다. 그는 대학교에서 더 쉬운 과정의 수업을 듣고 지도교사를 이용함으로써 학생신분을 유지하였다. 관계 면에서 그는 종종 강한 언쟁을 하다가 여자 친구와 부모, 팀원들과의 갈등이 일어났다고 보고하였다. 게다가 친구들과 함께 있지 않는 동안에는 약물에 취해 있든 그렇지 않든 간에 낯선 사람들과 싸우게 되었다. 그는 마리화나가 그를 진정시키며 그의 주의를 유지하는 데 도움이 되는 몇 안 되는 물질 중의 하나라고 말하였다. 그는 절대 정신과적, 심리적 평가를 받은 적이 없었으며 우울감이나 조증, 경조증, 불면 혹은 다른 불법적인 약물의 사용력은 없다고 보고하였다. 그는 흡연이나 과도한 각성제 사용의 과거력 또한 없었다.

진단 : 축 I - 달리 분류되지 않는 충동조절장애(분노 조절), 주의력결핍과다행동장애(복합형), 마리화나와 알코올 남용

개입 : 그 선수는 트레이닝 룸 근처에 있는 사무실에서 매주 회기를 가지면서 분노 조절 전략을 세우는 것에 동의하였다. 그는 음주나 마리화나 사용을 참아 보는데 동의했으며 주의를 향상시키는 데 도움이 될 만한 약제를 시도하는 것에 흥미를 가졌다. 그의 여자 친구를 부차적으로 만난 결과 그가 매우 성미가 급하며 때때로 너무 화가 나서 그녀의 면전에서 고함을 지르거나 물건을 던지거나 벽을 친 경험도 있다는 사실이 확인되었다. 대부분의 시간 동안 그녀는 그가 그녀를 때리지 않았음에도 불구하고 해를 입을 것 같은 공포심에 그의 아파트를 떠났다. 그녀는 그가 너무 과도하게 음주를 하고 마리화나를 너무 많이 피운다고 생각했으며 이 두 가지 모두가 그를 더욱 쉽게 갈등 상황에 처하게 한다고 느꼈다. 저용량의 서방형 메틸페니

데이트를 도입해 하루에 36mg까지 증량한 후 과민성이 증가되고 잠자기 힘들어지기 시작하였다. 그래서 메틸페니데이트를 중단하였으며 아토목세틴을 복용하기 시작하였다. 하루 60mg까지 서서히 증량하면서 그는 안절부절못하는 증상이나 충동성이 감소하였을 뿐만 아니라, 주의집중과 전환이 향상되는 것을 경험하였다. 분노 조절을 위한 주요 행동 전략은 그를 좌절하게 하는 아주 사소한 일에 대한 인지를 증가시키고 반응하기 전에 생각을 할 만한 시간과 공간을 갖는 것이었다. 그리고 그는 그의 일상에서 긍정적인 경험이나 감정에 대해 좀 더 깊이 주의를 집중하였다. 그는 또한 그의 학업 성취의 실패와 연관된 실망감을 훈습하였다. 그의 부모님이 경기장을 방문했을 때 감정적 반응이나 의사소통 방식의 변화된 부분을 알아보기 위해 가족과의 회기가 마련되었다. 분노 조절 치료, 물질 사용 자제하기, 주의집중력 향상, 충동성 감소, 그리고 성공과 긍정적인 감정 증가의 조합을 통해 선수는 그의 대인관계 패턴의 점진적인 변화와 운동과 학업에서의 성취도 향상을 경험하였다.

•• 주의력결핍과 학습장애

주의를 기울이며 집중하고 배우며, 주의를 다른 곳으로 옮기고 유지하는 것에 대한 문제는 운동선수들이 매우 흔하게 보이는 문제이다(Conant-Norville and Tofler, 2005). 이 문제는 수면을 제대로 취하지 못하거나 일반적인 스트레스나 불안, 부상이나 통증, 슬럼프, 또는 대인관계의 갈등 때문에 일시적으로 나타날 수도 있고, 좀 더 오래 지속되며 주의력결핍장애 때문일 수도 있다. 학교나 프로 수준의 경기를 하는 운동선수들 중 이미 주의력결핍장애로 진단되어 약물을 복용하고 있는 수는 증가하고 있는 추세이다. 학교를 다니는 동안 혹은 그 이전에 이루어진 평가의 대부분이 상당한 수준이며, 만일 신경정신의학자에 의해 행해졌다면 일반적으로 지능, 학력, 주의집중력 및 성격에 대한 평가가 이루어졌을 것이다. 이런 경우 운동선수들은 이미 과잉행동이 있거나 혹은 그렇지 않은 주의력결핍장애, 실행 기능 결함과 가벼운 학습 문제로 진단받았을 것이다. 운동선수들의 이런 학습 스타일을 이해하는 것이 중요한데 이는 교육법이 운동마다 다양하기 때문이며, 이러한 교육법은 작전 도해본이나 교실 내의 언어, 필드 안에서의 기술 쌓기, 논의하고 이를 리뷰하기, 그리고 집에서 학습하기를 포함할 수 있다. 고등학생 연령 이상인 선수들의 경우 주의력 장애는 아마도 수행불안에 이어 두 번째로 흔한 정신과적 질환일 것이다.

주의결핍장애 및 학습장애의 치료는 약물 복용과 행동치료로 구성된다. 약물 복용을 시작할 때 가장 흔한 것은 지효성 메틸페니데이트를 이용하는 것이며 처음에는 저용량으로 쓰고 매 2~3주에 걸쳐 용량을 점차적으로 증가시키면서 행동요법도 함께 치료에 이용하는 것이다. 급격하게 용량을 증가시키는 것은 약물 복용이 더 주요한 해결책이라는 잘못된 메시지를 전달할 수 있으며 그렇게 되면 운동선수들은 이 과정에 더 수동적으로 될 수 있다. 대부분의 운동선수들에서 하루 두 번의 약물 복용이 추천된다. 첫 번째는 아침에 일어났을 때 복용하고, 두 번째 복약은 약물의 활성기간에 따라 오후 중이나 늦은 오후에 복용하는데 이는 개인마다 다를 수 있다. 한 번 복약 시 유효작용은 짧게는 5~6시간에서 길게는 8~10시간까지 매우 다양하다. 임상가들은 약물 복용이 스포츠를 제외하고도 여러 분야, 예를 들면 학습이나 읽는 즐거움, 취미나 관계 등을 포함한 스포츠 이외의 다른 많은 영역에서도 주의력을 향상시킬 수 있다는 사실을 강조해야 한다.

만약 지효성 메틸페니데이트가 효과가 없다면 다음으로는 지효성 암페타민염 (amphetamine salt)이나 이것의 전구체이며 더 긴 작용시간을 가지고 있는 릭스덱삼페타민(lisdexamfetamine)을 시도해 볼 수 있다. 다시 낮은 용량으로 시작하여 천천히 증량하는데 비록 운동선수들이 그들의 경기력이 향상되었다며 성급하게 증량을 요구하는 경우에도 그러하다. 지효성 암페타민염은 시즌 중에는 하루 두 번 복용해야 하며 반면에 시즌오프 기간에는 개인의 활동량에 따라 하루 한 번 복용으로도 충분할 수 있다. 만약 릭스덱삼페타민을 복용하고 있다면 시즌 중에 하루 한 번 복용으로 충분할 수 있지만 프로야구와 같은 스포츠의 경우에는

12~14시간의 긴 시간 동안 경기가 진행되기 때문에 두 번 복용하되 두 번째 용량을 첫 번째보다 더 낮추는 것이 더 효과적일 수 있다. 비록 일부 운동선수에게는 작용시간이 더 짧은 제제를 처방할 수 있지만, 이런 약물들은 용량이 너무 많거나 선수가 피곤해서 처방받은 것 이상의 약을 복용할 경우에 종종 과자극 상태를 유발할 수 있다. 이런 각성 효과는 에너지를 단번에 소진하는 야구와 같은 스포츠 운동선수들에게는 매우 매력적이며 그들이 약물을 복용하는 주요한 이유가 될 수도 있다. 어떤 사람들에게는 아침에 지효성 약물을 복용하고 저녁에는 속효성 약물을 복용하는 것이 최선의 방법일 수 있는데, 이는 불면이 속효성 약물을 하루 두 번 투여하는 것의 문제점이 될 수도 있기 때문이다.

이런 약물들의 가장 흔한 부작용은 오전 중의 오심과 부글부글한 느낌, 식욕 감소, 각성, 과민, 두통, 수면상의 어려움과 체온 조절의 문제이다. 이런 부작용들에 대한 각각의 해결방법이 존재하는데, 예를 들면 첫 약물 복용 전에 아침식사를 한다든가, 두 번째 약물 복용 전에 점심식사를 하고, 효과를 나타내는 가장 적은 용량을 복약하며, 잠자리에 들기 적어도 6~8시간 전에 마지막 용량을 복용하고, 덥고 습한 날에는 수분 섭취를 잘하는 것이다.

행동치료를 약물치료와 병행하는 것은 주의력결핍장애를 가진 선수의 장기적인 성공에 매우 중요하다. 우선 운동선수들은 뇌의 시각 및 주의집중과 관련된 회로의 자연적인 순환 주기와 이를 위해 휴식을 취하고 재충전할 필요성을 이해해야 한다. 예를 들어 시각 시스템은 일반적으로 매 10~15초마다 재충전을 필요로 하기 때문에 운동 루틴에서 다른 시각적 타깃으로 시선을 이동하거나 시각에서 운동감각으로 주의를 돌렸다가 다시 시각으로 돌아오는 것이 도움이 될 수 있다. 회의를 하거나 영상을 연구하는 것과 같은 더 긴 집중력을 요하는 작업을 위해서는 자연적인 순환 주기가 보통 30~60분 정도이다. 일단 이 시간의 경계를 넘어가면 주의력은 빠른 속도로 흐려지며 비록 개인이 약을 먹고 있더라도 마찬가지이다. 그러므로 선수들은 활성화시키거나 이완시키는 호흡을 하면서 단순히 서 있거나 스트레칭하는 것을 포함한, 빠르게 재정비시켜 주는 휴식을 취하면 도움이 될 수 있다. 코치들 또한 주의집중력을 유지하는 데 있어 휴식의 중요성을 깨달을 필요가 있다.

두 번째로 운동선수들은 정신을 맑게 하고 경기할 준비가 되도록 하기 위해 그들의 시합 전과 운동 전 루틴을 개량할 필요가 있다. 경기 전 루틴은 그 과정이 자동화될 때까지 바깥(시각)에서 안(운동감각)으로 주의집중을 반복적으로 전환하는 일련의 동작을 포함해야 한다. 예를 들면, 야구에서 타격 연습 전이나 축구에서 훈련 전에 단거리 달리기와 스트레칭을 교대로 시행한다. 운동 전 루틴은 시합 전의 루틴과 동일하지만 더 짧은 시간 주기로 반복될 것이다. 예를 들어 야구에서 외야수를 위한 투구 전 루틴은 스트라이크 이후에 멍하게 앞쪽 잔디를 보면서 플레이트로의 시각적 주의집중을 잠시 쉬는 것, 글러브를 조절하는 것, 그리고 원을 그리며 움직이거나 옆으로 왔다 갔다 하며 움직이는 것을 포함할 수 있다. 그러고 나서 투수가 마운드로 되돌아갔을 때 외야수들은 투수가 공을 던질 때까지 투수 뒤쪽을 가볍게 주시함으로써 넓은 시야로 주의를 전환하고 그 후에는 타자와 투구로 주의를 좁혀 나간다.

세 번째로 운동선수들은 주의력 유지에 있어 이완의 중요성을 배울 필요가 있다. 만약 경쟁적인 루틴이 숨을 고르거나 스트레칭을 하는 것과 같은 규칙적인 이완 전략을 포함하고 있다면, 그 선수의 정신과 신체는 정신적이거나 육체적인 피로 없이 장기간 작동할 수 있을 것이다.

마지막으로 특히 학습장애를 가진 운동선수들에게는 더더욱 학습 스타일의 차이가 식별되어야 하며, 교육은 그들에게 맞춤형으로 제공되어야 한다. 예를 들어 어떤 운동선수들은 그 안에서 운동감각의 형태가 느껴지고 인식될 수 있는 실연(實演)이나 연습을 통해서 가장 잘 학습할 수 있다. 다른 선수들은 동영상을 보거나 아니면 칠판에 동작을 그리거나 그려진 동작을 보는 것과 같은 시각적인 전략을 통해 더 잘 학습할 수 있다. 만약 언어적 의사소통이 학습을 촉진시키기 위한 것이라면, 방 안의 모든 학습자에게 도움이 되기 위해서는 천천히, 간단히, 다른 방식으로 가능한 한 여러 번 반복되어야 한다. 언어적, 시각적, 운동감각적 접근을 조합하여 사용하는 것은 보통 대부분의 학습 스타일에 효과가 있을 것이다. 흥미롭게도 어떤 운동선수들, 특히 과잉행동을 동반한 주의집중장애를 가지고 있는 운동선수들은 바닥이나 의자에 앉아 있을 때보다 서 있거나 움직이면서 학습을 할 때 가장 잘 집중하고 학습한다.

 내가 할 수 있는 만큼 공부를 하지 않은 것을 알기 때문에 그냥 운동만 했어요

한 마이너리그 프로야구 선수는 경기장에서 집중이 어려워서 이에 대한 평가를 위해 매니저에 의해 의뢰되었다. 그는 5년 전 고등학교 중견수로 선발되었으며 탄탄한 타자와 빠른 주루를 하는 선수로서 빠르게 입지를 굳혔다. 그러나 그는 시합에서 집중력 없고 산만하게 보였으며, 속도는 좋았지만 공의 방향을 적절하게 읽고 점프하는 것에 실패해서 종종 실수를 저질렀다. 또한 그는 실수로 다른 베이스에 공을 던지거나 중계 플레이를 위해 정확히 송구하는 것에 실패하였다. 그는 중학교 고학년 때 주의력결핍장애 및 발달성 읽기장애를 진단받았다. 그는 읽기 교사에게 배정되었고 속효성 메틸페니데이트를 복용하기 시작했지만, 약을 먹고 과민해졌기 때문에 1년 뒤에 약물 복용을 중단하였다. 그는 고등학교 1학년 때 서방형 암페타민염을 복용하기 시작했고 이는 주의집중력을 향상시키고 충동성을 감소시키는 결과를 낳았다. 그러나 약을 먹어도 그는 그가 할 수 있는 최고 수준으로 공부하지 못한다는 것을 알았고, 고등학교 수업이 재미있다는 것을 발견했음에도 점점 공부에 흥미를 잃어 갔다. 고등학교 과정을 거치면서 그는 주의를 학업에서 미식축구와 야구로 돌렸다. 그때를 회상하면서 그는 스포츠가 그에게 교실에서는 부족했던 자신감을 주었다고 말하였다. 그가 선발된 이후에 그는 성취에 대한 압박을 느꼈고 암페타민염의 용량을 늘리기 시작했는데, 이는 부분적으로는 더 많은 도움을 받기 위해서였지만 경기 몰입도가 강화되는 것이 좋아서이기도 하였다. 마침내 그는 실제로는 과자극으로 인해 그의 주의집중력을 파괴하는 용량까지 복용하게 되어서 약 복용하는 것을 중단하였다. 비록 그의 타격은 탄탄하게 유지되었지만 팀 동료들과 멀어진 것처럼 보였고, 경기의 다른 면에는 발전이 없는 것처럼 보였다.

진단: 축 I-주의집중력 결핍장애(복합형), 가벼운 발달성 읽기장애, 암페타민 약

물 오용

개입 : 집중력과 시합에서 관심을 전환할 수 있는 능력에 대해 물었을 때, 선수는 방어적이었고 그렇게 나쁘지는 않았다고 말하였다. 그러나 그의 몇몇 과거 코치들은 경기력에 향상이 없다면 AA클래스 수준 이상으로 올라가기는 어렵다고 이야기하였다. 그들은 또한 그가 메이저리그에 갈 수 있는 재능을 가진 것은 확실하지만 노력을 하지 않는다고 느꼈다. 암페타민을 남용하는 그의 경향을 감안해 그는 그것을 다시 복용하기를 원하지 않았다. 그에게 집중력 향상을 위한 비약물적 전략에 대해 많이 읽어 보았냐고 물었을 때, 그는 책을 읽지는 않았지만 정신적 준비 훈련에 대해 듣는 것에는 열려 있다고 말하였다. 아토목세틴과 지효성 메틸페니데이트를 포함한 선택지에 대한 오랜 토의 끝에, 그는 저용량 아토목세틴을 시도해 보기로 하였다. 그는 하루 25mg으로 복용을 시작했고, 2주 뒤에 야구할 때의 집중력과 그가 받은 정신적 기술 매뉴얼을 읽는 능력이 약간 향상되었음을 보고하였다. 그 시점에 약 용량은 하루에 40mg까지 증량되었고, 그의 건성건성 경기하는 태도와 미숙한 투구 전 루틴에 대해 다루었다. 이동 수비 지도자의 제안에 따라 각 투구에 대해 훌륭한 플레이를 할 기회라는 관점에서 접근하기로 약속하였다. 그의 투구 전 루틴은 각 투구 사이에 반드시 시각 시스템에 잠깐의 휴식을 주고 그 과정에서 너무 일찍 타자에게 집중하지 않도록 재정비되었다. 각 투구 후에 그는 땅을 보면서 서성거렸고, 투수가 와인드업이나 스트레칭을 하는 것이 보일 때까지 잠깐 동안 흘끗 쳐다보았다. 투수가 공을 던지면 그는 공이 그의 구역으로 올 수도 있다고 예견하면서 타자에게 주의를 집중하였다. 이 루틴은 아토목세틴과 조합되면서 수비를 꾸준히 향상시켰고, 타격과 주루에도 더 많은 발전을 가져다주었다. 그의 향상의 결과로, 그는 시즌 막바지에 AAA 팀에 뽑혔다.

●● 섭식장애와 섭식 관련 문제

이제 막 경쟁력 있는 수준에 들어선 선수는 경기력과 부상 방지, 치유에 있어 영양섭취의 중요성에 대해 반복적으로 듣는다. 가장 높은 경쟁 수준에서는 영양과 체중, 체지방비율, 체형, 근육, 체력, 힘, 유연성, 속도가 더욱 강조된다. 체중과

체형을 강조하는 운동에서는 문제가 되는 식이습관과 섭식장애가 생길 위험성이 더 높은 것으로 보인다. 제한적인 섭식 패턴, 식욕부진과 더 강하게 연관된 스포츠는 고등학교나 대학 레슬링과 복싱처럼 체급으로 나뉜 스포츠, 장거리 달리기나 승마처럼 마른 몸과 지구력 또는 작은 체구를 강조하는 스포츠, 체조 혹은 피겨스케이팅이나 경쟁적 치어리딩과 같이 외모나 마른 몸을 강조하는 스포츠를 포함한다. 한편 미식축구, 럭비, 소프트볼, 프로레슬링, 스모처럼 더 큰 체격, 체중, 파워에 가치를 두는 스포츠는 폭식, 대식과 더 관련되어 있다. 영양을 강조할 뿐 아니라 규칙적인 심혈관계 훈련을 요구하는 운동에서의 경쟁은 강박적 과운동을 더 쉽게 일으키며, 웨이트 트레이닝은 추가적인 근육량 때문에 조기에 제한성 섭식장애를 발견하기 더 어렵게 한다.

다음은 제한적 식이 패턴이나 섭식장애의 흔한 임상적 지표이다. 체중 혹은 근육이나 체지방 감소, 왜곡된 신체상, 부상당하기 쉬운 경향, 에너지와 지구력 상실, 갑작스러운 경기력 하락, 사회적 고립, 자기 유발 구토로 인한 치과적 문제, 과민성 혹은 불안이나 우울을 포함한 감정 변화, 헐렁한 옷을 입는다거나 몰래 먹거나 구토를 의미하는 식후에 사라지기 등과 같은 행동 패턴의 변화. 폭식 패턴이나 폭식장애는 다음과 같은 것에 의해 표면화된다. 많은 양의 고칼로리와 고지방 음식의 소비, 체중 증가, 얼굴 붓기, 보상적 구토나 굶기 또는 과다운동, 체중이나 체형에 기초한 자기상. 운동성 식욕 부진(anorexia athletica)과 같은 역치하 또는 비전형적 증후군은 마른 사람에게서 나타나는 체중 증가에 대한 공포, 왜곡된 신체상, 약간의 폭식을 동반한 칼로리 제한, 과도한 운동, 월경 불순, 그리고 소화기 증상을 그 특징으로 하는 반면, 여자 선수의 삼징후는 문제 있는 식이, 무월경, 그리고 골다공증이나 골감소증 등으로 구성된다(Currie and Morse, 2005).

문제 있는 식습관과 식이장애의 치료는 문제의 심각성에 따라 가족, 코치, 트레이너, 팀 물리치료사, 영양사, 치료전문가, 동료, 운동전문 정신건강의학과 의사 등 여러 사람이 참여하는 팀 접근을 포함한다(Bonci 등, 2008). 초기 치료는 영양 상태를 개선하고, 전반적인 건강을 회복하고, 동반이환된 기분장애, 불안장애, 수면장애, 물질사용장애, 성격장애, 그리고 신체형장애 치료에 중점을 둔다. 치료는 개인적으로 또는 집단 내에서 이루어질 수 있으며, 보통 자존감, 자기비난, 자기수용, 자기파괴적 패턴, 완벽주의적 기준, 스트레스, 인간관계, 왜곡된 신념과 신체상, 그리고 공포, 실망, 자존감, 불안과 같은 전형적인 감정을 다룬다. 약물은 보통 불안, 우울, 수면을 목표로 하며, 때로는 감정적 불안정성을 목표로 하기도 한다. 약물은 체중 증가나 감소를 잘 일으키지 않고 남용의 위험이 낮은 것을 선택해야 한다.

 스트레스를 완화하려고 폭식을 시작했고, 그런 후에는 스스로 구토하기 시작했어요

대학교 3학년인 소프트볼 선수는 선수의 낮은 에너지, 사회적인 고립 및 성적에 대한 스트레스와 걱정 때문에 가을 시즌이 끝나고 수석 코치에 의해 스포츠 전문 정신건강의학과 의사에게 의뢰되었다. 선수는 대학 과정 내내 그녀의 학생 자격을 유지하기 위해서 고군분투하고 있었고 이제 와서는 특히 더 걱정하고 있었는데, 그녀의 전공인 운동요법의 상위 과정을 밟고 있었기 때문이었다. 평가 중에 선수는 힘 있는 타격을 하는 1루수로서 선별되었지만, 최근에 활력이 없고 타격, 방어, 주루가 악화된 것이 속상하다고 밝혔다. 여름 내내 그녀는 캠퍼스에 머물렀고 두 가지 어려운 과정을 밟았는데, 개인 지도교사의 도움에도 불구하고 두 과목 다 간신히 통과하였다. 여름 동안 겪은 스트레스로 인해 고칼로리, 고지방 음식을 폭식하는 과거 패턴이 활성화되었고, 결국 체중이 15파운드 증가하였다. 체중 증가에 대한 걱정 때문에 그녀는 생전 처음으로 손가락을 이용해 구토를 유발하기 시작하였다. 그녀는 먹고 토함으로써 스트레스가 완화되는 것을 느꼈고, 그 습관이 빠르게 강박적인 패턴으로 발전한 것 같다고 보고하였다. 가을 학기에 접어들었을 때 그녀는 우울해졌고, 코치, 트레이너, 팀 동료들을 가까이하고 싶지 않았다. 학기가 시작된 지 얼마 되지 않아 그녀는 완하제를 과도하게 사용하였고, 에너지가 떨어지기 시작한 것은 바로 이때였다.

진단 : 축 I—신경성 대식증, 달리 분류되지 않는 우울, 축 III—과체중

개입 : 선수는 매주 1회 방문하였고, 인지행동치료가 시작되었다. 그녀가 적절한

영양학적 계획을 세우는 것을 돕기 위해 영양사에게 의뢰되었다. 시즌 초기에 스트레스의 주요 근원(학업, 팀 동료와의 불편한 로맨틱한 관계, 성적 정체성)이 식별되었고 각각에 대한 계획이 세워졌다. 그녀는 매주 하는 회기 구성에서 차도를 보였고, 수석 코치가 그녀의 노력에 대해 전반적인 정보를 제공받는 것에 동의하였다. 그녀의 지도교수는 과정 선택, 지도교사 선정, 그리고 매주 작업에 대한 점검에 있어 더 적극적인 역할을 담당하였다. 합동 회기가 팀 동료들과 함께 마련되었고, 그들과의 사이에 있었던 긴장의 대부분이 완화되었다. 각 회기마다 선수는 영양학적 패턴과 과식이나 구토에 대한 충동에 대한 질문을 받았다. 그녀는 자신감을 회복하기 위한 방법으로 매일의 작은 성공을 기록하였다. 몇 달 동안 스트레스가 조절됨에 따라 그녀의 문제 있는 식이는 점차 해결되었다. 그녀는 봄 시즌 내내 방문하였고 여름 동안 고향에서 치료를 계속 받기 위해 치료사와 영양사를 찾는 데 동의하였다.

사례연구　더 빨리 달리고 싶어서 칼로리를 줄이고 훈련을 강화했어요

고등학교 2학년 장거리 달리기 선수는 과도한 훈련 및 낮은 에너지 때문에 크로스컨트리 시즌이 시작되는 시기에 정신건강의학과 의사에게 의뢰되었다. 크로스컨트리와 실내, 실외 트랙 경기에서 뛰어난 결과를 거둔 1학년 때 이후로, 선수는 혹독한 훈련과 추가적인 성공의 여름을 고대해 왔다. 그러나 발달적 성숙 때문에 그녀는 몸무게가 늘었고 체형이 변화하여 힙이 넓어지고 체지방이 증가하였다. 그녀는 이전보다 더 느리게 달리고 있다는 것을 알았기 때문에 훈련 거리를 늘리기 시작했고, 마침내 하루에 두 번 한 시간씩 달렸다. 그래도 체중이 변화하지 않자, 그녀는 하루 세 번 주로 단백질이나 지방이 거의 없는 샐러드와 야채로 구성된 소량의 식사로 음식 섭취를 제한하기 시작하였다. 그녀는 체중이 감소하기 시작하였고 프리시즌 운동 시작 무렵에는 체중이 너무 많이 감소한 나머지 훈련을 위한 달리기를 완주할 수 없을 정도로 에너지가 저하되었고 월경이 중단되었다.

진단 : 축 I−신경성 식욕부진(제한형), 달리 분류되지 않는 충동 조절 장애(강박적 과운동), 축 III−무월경, 저체중(165cm, 46.7kg)

개입 : 선수는 달리기를 중단하였고 외래환자 섭식장애 프로그램에 의뢰되어 영양 상담을 받으면서 개인과 그룹 치료를 시작하였다. 가을이 끝날 무렵에 그녀는 다

시 체중이 증가되고 1주일에 세 번 20분씩 천천히 달리기를 시작하였다. 그녀는 운동전문 정신건강의학과 의사에 의뢰되어 매주 방문하였다. 선수와 그 부모가 처음 방문하였을 때 정신건강의학과 의사는 그녀가 30분 이하로 달리고, 적절한 영양학적 계획을 준수하고, 체중을 유지하고, 규칙적인 월경을 하기만 한다면 운동을 천천히 증가시켜도 된다고 하였다. 두 번째와 그 이후의 회기에서 토의는 그녀를 느려지게 만들었던 넓어진 힙과 그 결과로 생긴 물리적인 변화, 그리고 이를 보상하기 위한 추가적인 중심근육과 상체 힘을 개발할 필요성에 초점을 맞추었다. 그녀는 몸의 힘을 훈련하는 것이 좋은 영양 섭취, 특히 규칙적인 단백질 섭취와 달리기와 들어 올리기 사이의 균형을 요구한다는 것을 이해하였다. 그녀는 겨울 동안 점차 훈련을 늘렸고, 실외 트랙에서 다양한 거리의 경주에 참가할 수 있었다. 비록 1학년 때의 최고기록에 도달하지는 않았지만, 그녀는 현재 훈련 계획으로 꾸준히 하는 것이 결과적으로는 긍정적인 결과를 가져온다는 것을 이해하였다. 그녀는 여름 내내 좋은 영양 섭취와 훈련을 유지하였다. 크로스컨트리 시즌 시작 무렵에 그녀는 훨씬 더 나은 중심근육과 상체 힘을 가지게 되었으며, 더 강한 달리기 훈련을 시작하였다. 시즌 마지막 즈음에는 매우 어려운 주 챔피언십 코스에서 개인 신기록을 기록하였다.

•• 기분장애와 비탄

운동 경쟁은 긍정적이고 부정적인 상반된 정서로 가득 차 있다. 부정적인 정서는 의심, 공포, 좌절, 실망, 슬픔, 외로움, 고립감, 고통, 비관주의, 당혹, 수치심, 과민함, 향수병, 우울 등을 포함하고, 반면에 긍정적인 정서는 긍지, 황홀경, 기쁨, 성취감, 무적이 된 느낌, 특권의식, 동지애, 연결감, 숙달감, 낙관주의, 자신감이다. 각 선수 안에는 긍정적이고 부정적인 사고패턴과 자동적인 행동과 함께 현재 진행 중인 대립되는 감정의 전투가 존재한다(그림 7-1). 부정적인 정서가 지배적일 때는 우울과 상실감을 발전시킬 수 있다. 선수가 더 높은 경쟁 수준으로 올라가고 훈련이 더욱 강해지고 경쟁이 더 치열해짐에 따라서 선수는 실수가 늘고, 경

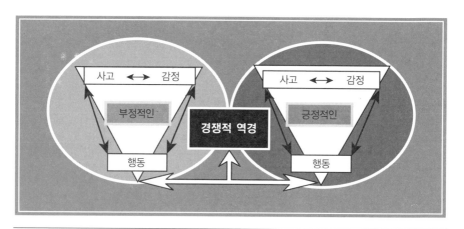

그림 7-1 스포츠에서 일어나는 긍정적 및 부정적 이동
경쟁적 역경=실수, 수행 부진, 패배, 부상 등

기력이 나빠지고, 경기 시간을 잃고, 자신감이 감소하거나 사라지는 저조한 감정 기간을 경험할 수 있다. 이 상황에서 우울은 보통 일시적이고 코칭 스태프, 트레이너, 팀 의사, 팀 동료들의 지지와 함께 해결될 때까지 잘 다룰 필요가 있다. 주장이나 보다 경험 많은 선수들은 팀 동료가 이러한 저조한 시기를 경험하는 것을 알아차리고, 그들에게 용기와 희망, 인내의 메시지를 주도록 개입할 수 있을 것이다.

적응기 도중 나타나는 예견된 우울 삽화 이외에도, 선수들은 더 심각하고 복잡한 우울 삽화를 경험할 수 있는데, 이것은 종종 심각한 부상, 가족의 상실, 고강도의 지속적인 스트레스, 또는 졸업이나 결혼 혹은 은퇴를 포함하는 중요한 이행기와 같은, 더 광범위한 일련의 사건에 의해 유발된다. 이러한 더 지속적이고 심각한 우울 삽화에는 집중력 감퇴, 우유부단함, 수면과 활력 변화, 식욕 소실, 무가치감, 운동과 다른 영역에 관한 흥미 상실이 동반된다. 이러한 경우에는, 물리치료사나 운동전문 정신건강의학과 의사, 정신건강전문가에 의한 평가가 정당화된다(Baum, 2005). 엘리트 운동선수들 사이에서는 흔하지 않더라도 주요 우울장애가 발생하며 그것이 잠재적으로 선수의 경기력과 대인관계 기능을 방해할 때까지 쉽게 발견되지 않을 수 있다. 변화를 알아차리는 것이 늦어지는 것은 종종 역경을 뚫고 잘 해내기 위해 밀고 나가겠다는 선수의 결정 때문이다. 보통 가족 구성원, 포지션 코치, 팀의 트레이너가 고통을 알아차리는 사람이다.

주요 우울 삽화가 확인되었을 때 선수와 그 지지 체계는 평가와 치료에 참여해야 한다. 선수 외 다른 정보원과의 부가적인 만남이 첫 방문에서는 이루어지지 않을 수 있지만, 그러한 만남은 후속 방문 동안 중요하다. 가능하다면 약속에 대한 순응도와 지지 체계와의 연결을 보장하기 위해 훈련과 경기가 일어나는 곳에서 치료를 해야 한다. 보통 전형적인 항우울 제제와 치료의 조합이 사용된다. 첫 번째로, 진정, 체중 증가, 성적 영향, 활성화 등을 고려하여 SSRI 또는 SNRI가 시도된다. 혈연관계에 있는 친족이 비슷한 삽화에 대해 약물로 잘 치료된 적이 있다면, 그 약을 강력히 고려해 본다. 치료는 특이적인 활동 계획을 가지고 각각의 유발 스트레스원을 다루는 데 초점을 맞춘다. 선수들이 팀으로서 훈련하고 경쟁하는 데 익숙해져 있기 때문에 정형화된 지지 체계를 만들고 이러한 개인을 해결책에 참여시키는 것은 종종 유익한 전략이다. 스포츠 전문 정신건강의학과 의사는 코치, 부모, 형제, 친구, 팀 동료를 포함할 수 있는 전략적인 부가적 만남뿐 아니라 커플이나 가족과 함께 작업하는 것에도 편안해져야 한다. 이러한 만남으로 얻은 정보는 환자의 우울이 어떻게 생기게 되었는지를 이해하고 그 해결책을 찾기 위해 작업하는 데 매우 유용하다.

양극성장애, 물질로 유발된 조증, 그리고 심한 기분부전증과 같은 다른 심각한 기분장애는 최고 경쟁 수준의 선수들 사이에서는 흔하지 않은데, 이는 이러한 장애가 성공과 승급을 막기 때문이다. 그러나 대학과 프로수준의 선수들은 이러한 장애의 발병 위험 연령 범위에 있기 때문에 때로 새로운 사례가 발생한다. 발병하면 경기할 시간을 놓치게 되고 더 집중적인 치료를 초래한다. 만약 조울병이 발생한다면 임상가는 수용과 순응도를 위해, 그리고 전해질 불균형, 진정, 느려진 반응 시간, 균형감각의 부상, 정신적 민첩성의 저하와 같은 특정 부작용을 피하기 위해 약물 선택에 특별한 주의를 기울여야 한다. 일반적으로 현재 삽화가 조증이나 경조증 삽화라면 임상가는 선수를 단독 비정형 항정신병약물이나 아리피프라졸이나 쿠에타핀 같은 저용량 항정신병약물과 라모트리진이나 옥스카바제핀 같은 항경련제 기분조절제의 조합으로 치료할 것을 고려해야 하는데, 이는 이 약물들에 대해서는 혈중 농도 검사가 필요하지 않기 때문이다. 만약 현재의 삽화가 우울 삽화라면 추천되는 치료는 비정형 항정신병약물이나 라모트리진 단독치료 아니면 이 약물 중 하나에 2세대 항우울제의 조심스러운 추가를 더한 조합 치료이다. 치료는 선수와 가족과의 치료적 동맹뿐 아니라 무엇보다도 수면과 안전에 중점을 둔다. 선수에서 심한 기분장애는 어렵다. 지난 15년 내에 환자 그룹에서 4개의 사례가 있었는데, 그중 단 1명의 선수가 같은 수준의 경쟁으로 되돌아갔다. 팀의 훈련 시설에 자리 잡고 있는 정신건강의학과 의사를 두게 되면 선수가 훈련과 부상 치료 동안에 정기적으로 의사를 만날 수 있기 때문에 유익하다.

나는 일생 동안 우울했지만 이혼으로 인해 더 깊은 절망에 빠졌어요

경력 있는 야구선수가 봄 훈련기간 동안 팀 의사로부터 스포츠 전문 정신건강의학과 의사에게 의뢰되었다. 그는 9년 전에 결혼했고, 5살과 7살 난 2명의 딸이 있다. 선수에 따르면, 과거 1년 동안 점점 증가되는 결혼생활의 갈등과 사랑과 소통의 결여 때문에 그의 아내는 집을 나가고 이혼 소송을 제기하겠다고 시즌오프 기간에 통보해 왔다. 그녀는 아이들을 데리고 같은 도시에 살고 있는 그녀의 부모님한테 갔다. 이러한 행동은 그 선수에게 엄청난 충격을 주었고, 그는 집에 머물면서 너무 많이 자기 시작하였다. 그는 집에 더 많이 머물수록 점점 더 우울해져 갔고, 자주 울음을 터뜨리고, 활력이 저하되고, 집중력이 감소되고, 무가치감을 느꼈다. 좋은 친구와 다른 선수는 그에게 치료사를 찾아가라고 설득하였고, 그를 스포츠 전문 정신건강의학과 의사에게 의뢰하였다. 그가 봄 훈련지에 도착했을 때 매주의 치료, 딸들과 함께하는 계획된 주말, 하루 150mg의 서방형 부프로피온으로 인해 훨씬 나아져 있었다. 그는 만성적인 낮은 자존감, 과수면, 피로, 결정을 내리는 것의 어려움을 설명하였는데, 그는 이것을 비난과 싸움으로 가득 찬 역기능적 가족과 관련지었다. 게다가 그의 부모는 그가 12살 때 이혼하였고 그의 아버지는 재빨리 재혼하여 다른 주로 이사를 갔다. 그는 홈구장에 있는 동안 팀 지원 제공자와 함께 정기적인 치료를 계속하고 싶은 욕구를 표현하였다.

진단 : 축 Ⅰ-정신병적 증상을 동반하지 않은 중등도의 주요우울장애, 단일삽화, 완전 관해 상태; 기분부전; 축 Ⅲ-건강하고, 부상이나 복용하는 약물이 없음

개입 : 선수는 전 시즌에 걸쳐 홈구장에 있는 동안 매주 두 번씩 치료를 받았고 서방형 부프로피온 복용을 유지하였다. 그는 여행 중이나 집에 있을 때 한 달에 한 번 그를 보러 오는 딸들을 데리고 올 사람을 고용하였고 딸들이 오지 않을 때는 인터넷 비디오를 통해서 정기적으로 소통을 하였다. 치료는 그의 자신감과 결정 능력을 향상시키는 데 중점을 두고 이루어졌다. 그는 이혼 동의와 방문 계획에 대해 그의 아내와 잘 이야기하였고 야구 실력을 향상시키기 위해 노력하였다. 그는 야구에 대한 자신감을 고취시키기 위해 긍정적인 혼잣말, 시각화, 이완법을 사용하였고, 이는 그의 개인적인 삶으로도 퍼져 나갔다. 그는 이혼 절차가 마무리되었을 때인 시즌 마지막까지 잘 해냈고 그의 아내가 다른 남자와 심각한 사이가 되었다는 것을 알게 되었다. 정기적인 홈구장의 회기에 더하여, 여행 중 정신건강의학과 의사와의 전화 회기가 추가되었고, 선수는 그의 이전 증상이 돌아온 이 짧은 기간을 성공적으로 헤쳐 나갔다. 그는 시즌오프 기간을 위해 떠났고 그가 이전에 보았던 치료자에게 돌아가 다시 도움을 받았다. 그는 다음 해에 더 안정된 기분과 더 나아진 자신감으로 훈련을 받기 위해 돌아왔다.

나는 깨어 있을 수가 없고 때로는 연습과 경기 중에도 정신이 멍해져서 약이 필요해요

16세의 고등학생 축구 선수와 부모가 운동하는 동안 그리고 학교에 있을 때 주의를 집중하고 유지하는 것의 어려움에 대한 걱정으로 시즌 중 스포츠 전문 정신건강의학과 의사의 2차 소견을 얻기 위해 방문하였다. 선수는 또한 오전(2교시)과 늦은 오후(연습 전)에 중등도의 피로감과 졸림을 호소하였다. 그는 6학년인 12살에 급속-순환형 조울증으로 진단받았고 이전에 세 차례 입원한 경력이 있으며 마지막 입원은 1년 전이었다. 그는 현재 고용량의 비정형 항정신병약물(아리피프라졸 15mg을 매일 3회)과 항경련성 기분안정제(카바마제핀 400mg을 하루에 2회)를 복약하였고 혈중 농도는 치료적 농도의 중간 정도였다. 그는 마지막 입원 후 이 투약 방식을 유지하고 있었다. 세 번의 입원 모두 조절되지 않은 공격성 때문이었다. 최근에 아리피

프라졸을 감량하려던 시도로 인해 과민성과 우울감이 증가하였다. 술이나 마리화나, 자극제, 다른 불법적인 약물 사용의 증거는 없었다. 그는 이전의 신경학적 검사에서 정상 소견이었으며, 신경심리학적 검사에서 보통 이상의 지능을 보였고, 특정 학습 장애의 증거는 없었다. 면담에서 선수는 과거력의 세부사항 전반에 걸쳐 아버지와 지속적인 갈등이 있었다. 그의 어머니는 수동적이고 지지적이었다. 그는 자신이 일어나기 위해서는 알람시계와 부모가 필요한 잠꾸러기라고 하였다. 그는 보통 저녁 9시에 잤다. 그는 집에서 오전 6시 반에 아침식사를 하지 않고 뛰쳐나오는 경향이 있었으며 오전 10시 반의 점심 휴식 시간까지 극도로 배가 고팠다. 그런 배고픔 때문에 그는 과식하는 경향이 있었고, 점심에 그의 하루 권장량의 절반보다 더 많은 양을 먹고 있었다. 방과 후 훈련 전에 그는 또다시 몹시 배가 고파서 연습 전에 고칼로리 고지방 식이를 하는 경향이 있었다. 그는 과체중이었다.

진단 : 축 I -2형 양극성 장애(급속 순환형), 달리 분류되지 않는 충동조절장애(분노 조절), 부모-자식 간 문제, 축 III -과체중, 좋지 못한 영양학적 계획, 약물로 인한 진정

개입 : 상담의 첫 번째 초점은 영양이었다. 오전의 에너지 저하와 졸림의 타이밍을 고려하여, 그는 첫 2교시(각 90분)의 시간을 버텨 나갈 에너지를 확실히 가지고 있고 오전의 배고픔을 줄이기 위해 단당류(과일), 복합 탄수화물(통곡물) 그리고 지방(견과류)이 혼합된 아침식사를 시작하도록 권유받았다. 혼합이나 복잡한 탄수화물(통곡물)이 있고, 지방질(견과)을 포함한 아침을 먹게 하여 오전 시간의 배고픔을 감소시켰다. 그의 점심은 양과 지방 함량을 줄이고, 오후 중간의 영양 바가 추가되었다. 방과 후에는 이전의 고칼로리, 고지방의 식사 대신 복합 탄수화물과 건강한 지방을 함유한 식사로 대체하였다. 연습 뒤에 그는 영양 음료로 탄수화물을 재공급하였다. 다음으로, 학교와 운동에서 적극적으로 에너지 수준을 높이기 위해 그의 아침 기상시간의 루틴과 연습 전 루틴이 개정되었다. 그는 더 빠르고 강력한 기상을 위해, 또한 연습과 경기를 위한 준비 강도와 체계를 개선하기 위해 두 번의 60초간의 통제된 코를 통한 과호흡을 동반한 심혈관 운동 세트를 추가하기로 동의하였다. 스포츠 전문 정신건강의학과 의사는 아침에 복용하는 아리피프라졸 7.5mg을 감량하여 취침 전 약에 추가하였다. 마지막으로 그는 약물 처방을 위해 한 달에 단 한 번만 그를 치료하는 정신건강의학과 의사를 만나며, 공부와 운동을 두고 그의 부모와

갈등과 분노 폭발이 점점 증가하고 있었기 때문에 매주 한 번씩 치료사와 회기를 시작하였으며, 치료사는 그의 부모도 정기적으로 만났다. 이 변화는 점차적으로 에너지와 각성 정도의 증가를 초래했고 학교에서 불안을 감소시키고, 집과 훈련에서의 좌절과 분노를 감소시켰으며, 경기에서 집중력 향상을 가져왔다.

•• 통증과 신체형 장애

운동선수는 수술이나 심각한 상해 후에 훈련, 웨이트트레이닝, 연습, 의학 평가, 매일의 치료, 가볍게 두드리기 및 수술이나 심각한 부상 후의 장기간이나 단기간 재활치료를 하면서 그들의 몸에 부단한 주의를 기울인다. 이러한 몸에 대한 지속적인 집중이 몸에 대한 높은 수준의 인식을 일으키고, 일상적으로 지속적인 불균형이나 부상에 대한 몸 점검을 유도한다. 어떤 운동선수는 부상당하기 쉬운 것처럼 보이는데, 반면에 다른 사람들은 똑같이 강하게 훈련하고 경쟁해도 부상을 당하지 않는 것처럼 보인다. 부상이 발생했을 때 몇몇 운동선수는 치료에 예상대로 반응하고 즉시 운동에 복귀하지만, 다른 사람은 더 느리고 더 합병증이 많은 회복을 하는데, 이는 트레이너나 의료진이 외부적인 스트레스의 존재나 부상의 주관적인 증상의 빈도나 강도와 회복 속도와 특성에 영향을 미치는 감정적인 고통의 존재 여부에 대해 조사하게 하는 원인이 되기도 한다.

선수의 부상에 대한 감정적인 반응이 잠재적이거나 예견되지 않았거나, 회복이 잘 진행되지 않았을 때, 감정은 불편이나 장애의 강도를 과장하고 선수의 부상에 대한 경험을 바꿀 수도 있다. 모든 팀과 모든 훈련실에서 부상 경험이 과거의 부상 경험, 현재의 스트레스 반응, 또는 그들의 특정 정서적 강도와 형태에 의해 변형되는 선수들이 있다. 이 선수들은 트레이너와 의료진을 당황하고 좌절하게 만들고, 종종 추가적인 관심, 더 많은 설명과 안심시키기, 또는 더 많은 진단적 평가와 이차 소견을 요구한다. 빠르고 강한 감정, 자동적 사고, 대인관계 패턴이 복합되어 부상이나 질병 회복 과정을 복잡하게 하는 이러한 신체형 장애의 사례에 스포츠 전문 정신건강의학과 의사가 도움이 될 수 있다.

임상가는 그 부상과 질병의 정황과 현재 치료, 그리고 예후에 대해 완벽하게 재검토하고 이러한 선수들의 평가를 시작해야 한다. 이전의 어떠한 부상이나 유사한 질환도 모두 재검토되고 이해되어야 하는데, 특히 지연되거나 합병증이 있었던 회복 과정은 더욱 그렇다. 평가가 진행됨에 따라 임상가는 간단한 운동 범위와 강도 검사 또는 예측되지 않은 고통이나 보호 징후를 찾기 위한 간단한 이학적 검사를 수행해야 한다. 수면, 불안, 좌절, 그리고 실망에 관련된 문제들이 신체형 장애에서 종종 같이 발생하며 이를 즉시 다루어야 한다. 이러한 환자들은 또한 그들 각자의 상호작용을 동반하고 그들의 예후에 대한 관점을 변화시키는 기저의 비관주의와 무력감을 가지고 있다. 부상과 질병의 과거력을 얻은 후에야 비로소 임상가는 선수가 스포츠에서의 그의 인생 경험을 공유하도록 허용하면서 스포츠 과거력을 얻는다. 초기 경쟁 시기에 중요한 가족 구성원의 존재나 부재, 잦은 이사, 학업 실패, 그리고 초기의 상실, 분리, 또는 외상의 과거력에 대해 특히 관심을 기울인다. 선수의 인생 이야기의 맥락 안에서 회복 중 더 많은 지지에 대한 욕구뿐만 아니라 부상이나 심각한 질병에 대한 강한 반응 역시 더 잘 이해된다. 트레이너와 팀 의사가 이러한 초기 인생 경험에 대해 알 충분한 시간을 갖기 어렵거나, 현재의 스트레스나 걱정에 대해서만 과도하게 이야기하기 쉽기 때문에 스포츠 전문 정신건강의학과 의사만이 이러한 중요한 기능을 수행할 수 있다. 신체형 장애를 가진 선수의 회복 과정을 돕는 것은 그들로 하여금 정당화되고 안전하며, 그들의 욕구가 충족될 것이라고 느끼게 하는 것 같다. 비록 때때로 보통의 회복 기간보다는 오랜 시간 후이긴 하지만 그들이 이러한 안심된다는 느낌을 받을 때 그들은 조용히 꾸준하게 더 나아지고 결국에는 완전히 경기에 복귀할 것이다.

사례연구 **이 통증은 곧 내 선수생활의 끝을 의미할 수도 있어요**

최근에 고용된 중견 프로미식축구 선수는 시즌 전 캠프 동안 훈련 후의 오른쪽 허벅지 통증을 호소하면서 스포츠 전문 정신건강의학과 의사를 찾아왔다. 그는 8개월 전에 수술을 통해 복원된 그의 관절순이 다시 찢어졌다고 확신하는 것처럼 보였다. 그는 훈련실에 찾아왔을 때 불안하고 실의에 빠져 있었다. 그는 그 자신을 전 생애 동안 감정적으로 심하게 걱정을 달고 사는 사람으로 묘사했으나 이미 파경을 맞은 그의 결혼과 그의 경기력을 제한하는 일련의 부상 때문에 지난 4년간 그의 걱정이 점점 악화되었다고 말하였다. 그는 그의 과거 팀 의사가 정신건강의학과 의사를 방문하고 약물 복용을 하도록 격려했으나 거부하였다고 말하였다. 그는 정신치료사를 찾아갔으며, 그 치료사는 그가 그의 부모와 형제와의 과거 갈등을 훈습하도록 도왔다. 그는 사소한 것에 대한 매일의 불안과 분노 발작과 울음을 터트리는 것을 동반한 감정적인 불안정성에 대해 설명하였다. 그러나 수면은 정상이었고, 과거에는 과음하였지만, 지금은 약물 남용이나 의존은 없다. 며칠 동안 그는 연습을 중단하고 국소적인 열과 자극을 가했으며, 항염증약물과 근이완제를 복용하였다. 이 기간 동안 팀 의사는 선수의 통증 경험의 강도가 불안과 기분 상태에 의해 영향받고 있다는 인상을 받았다.

진단 : 축 I－심리적 요인을 동반한 통증장애, 범불안장애, 달리 분류되지 않는 우울장애, 축 III－최근의 관절순 정복을 동반한 퇴행성 외상성 고관절 질환, 만성 햄스트링 염좌, 발목 고위부의 염좌, 치유된 상태

개입 : 선수는 다음 주까지 스포츠 전문 정신건강의학과 의사를 매일 만나고, 그의 고관절이 재부상이 있는 것이 아니라 단지 염증이 있다는 것에 동의하였다. 추가로, 그는 부정적인 감정에 대해 긍정적인 생각, 침착함, 자신감으로 맞설 것에 동의하였다. 며칠 뒤에 그의 고관절은 더 나아졌고 그는 전체 훈련에 복귀하였다. 지속적인 격려 끝에 그는 더 지속적으로 하루 동안의 긍정적인 순간을 찾기 시작했고 이것들이 그의 감정 패턴을 결정짓도록 하였다. 라포가 형성된 지 몇 주 후에 정신건강의학과 의사는 선수의 약물 복용에 대한 저항을 더 충분히 다루었다. 선수는 언제나 약물을 그가 영구적인 장애를 갖고 있다는 지표로 보았다고 말했으며, 그에 더하여 모든 약물이 성욕에 영향을 미치며, 끊었을 때 금단 증상을 일으킨다고 들었다고 말하였다. 다양한 약물의 장단점에 대해 완전히 살펴보고 나서 그는 벤라팍신 서방정을 시도하는 데 동의하였다. 그는 저용량(하루 37.5mg)에서 시작하여 다음 달에는 하루 112.5mg까지 천천히 증량하였다. 시즌 전반기에 지속적인 걱정과 불안이 감소하였고 기분도 안정되었다. 그는 미식축구에 복귀하여 멋지게 잘해 나가고 있

고, 특별 팀에서 환상적인 기여를 하며 라인배커 백업선수로서 새로운 도전을 시작하고 있다.

●● 일반적인 접근 : 정신치료와 약물치료

스포츠 정신의학의 임상에서 가장 많이 사용되는 세 가지 시간제한형 치료는 스트레스 조절, 동기강화, 인지행동 치료이다. 제3장에서 자세하게 기술된 스트레스 조절 치료는 (1) 주요 스트레스원, 선수 고유의 스트레스 반응, 스트레스 반응을 극대화시키거나 복잡하게 하는 배경 요인 파악, (2) 현재의 스트레스원에 대해 우선순위를 정하고, 제거하고, 다루고, 전망을 변화시키는 전략 정하기, (3) 패턴화된 스트레스 반응을 변화시키거나 줄이기 위한 전략 사용(예 : 지지 체계, 수면이나 불안 혹은 분노나 우울, 또는 기분 불안정에 대한 약물, 이완 활동이나 휴식), (4) 현재의 스트레스 반응을 과거 반응의 맥락에 두고, 아동기 상실이나 외상이나 주된 실망이나 실패와 같은 과거 사건을 확인하고 훈습하기 위한 배경 요인 재검토.

동기강화 치료는 개인은 내적 역량을 사용하고 자기효율성을 활성화시킴으로써 문제에 대한 해결책을 찾아야 한다는 믿음에 근거를 두고 있다. 임상가는 민감하거나, 개인적이거나, 감정적인 주제를 논의할 때 동등한 파트너십을 만들어 내고 낮은 저항이나 방어를 유지하기 위해 다양한 상호관계적 전략을 사용한다. 파트너십의 목표는 충분한 정보 교환이 있는 대화를 촉진하여 선수가 새로운 관점을 발견하고 준비 상태와 반복적이고 도움이 되지 않는 반응 패턴을 바꾸기 위한 능력을 변화시키도록 하는 것이다. 이 치료에 사용되는 주요 전략의 일부는 개방형 질문 하기, 지지 제공하기, 반영하는 경청 사용하기, 저항에 유연하게 대처하기, 그리고 피드백을 통해서 상호관계를 삽화적으로 요약하기 등이다.

마지막으로 인지행동 치료는 적응장애나 다른 정신과적 질환을 가진 선수들에게 유용하다. 이 치료는 경기력, 관계, 삶의 질을 부상시키는 패턴화된 감정적인 반응과 관련되거나 심지어 만들어 내는 반복적인 사고 패턴과 더 기초적인 핵심 신념을 탐색하는 것이다. 자동 사고 패턴과 신념을 찾아내고 타당성을 검증한 뒤에 선수는 다르고 더 긍정적인 감정 패턴을 초래하는 대안을 만들어 내거나 대체시키는 것을 배울 수 있다.

운동에서 약물의 사용은 수면이나 주의집중력 장애, 불안, 우울에서 흔하다. 약물이 좋은 치료자-환자 관계와 단기치료와 동반된다면 더 낮은 용량을 사용할 수 있고 부작용이 최소화된다. 이상적으로는, 임상가는 시즌 동안에는 1주일에 2~3회 선수들과 만나기 위해 현장을 방문할 수 있고 만약 팀이 멀리 있거나 비시즌 기간이라면 전화로 연락할 수 있다. 불면과 주의력결핍장애는 대학이나 프로선수들이 마주치게 되는 가장 흔한 두 가지 문제이다. 불면증은 과도하게 걱정하거나 경쟁에 의해 너무 쉽게 흥분되어 긴장을 풀지 못하는 개인에게 가장 자주 발생한다. 가장 효과가 있는 약은 졸피뎀이나 트라조돈이지만 수면제의 사용은 스포츠마다 다르다. 예를 들면, 매일 게임을 하고 이동을 하는 야구 선수에서는 진정작용이 해소되는 데 8~10시간이 걸리기 때문에 트라조돈이 거의 사용되지 않는다. 따라서 이러한 야구 선수에게는 빠르게 작용하는 졸피뎀이 사용된다. 대조적으로 축구 선수는 낮에 더 일찍 시합이 끝나고 집에 갈 시간이 있으며 주중에는 긴장을 푼다. 따라서 그들은 취침 60~90분 전에 트라조돈을 복용할 수 있으며, 이 약의 진정효과는 아침에는 완전히 해소될 것이다. 그러나 불면증이 있는 미식축구 코치에게는 긴 낮과 짧은 밤이 있으므로 적은 용량의 졸피뎀이 선호된다. 수면 평가 중 항상 주의를 기울여야 할 것은 술이나 다른 자극제가 과도하게 사용되고 있지 않음을 확인하거나 다른 정신과적 질환이 존재하지 않음을 확인하는 것이다.

주의력결핍장애가 있는 운동선수는 이미 메틸페니데이트나 암페타민염을 사용했을지도 모르기 때문에 편견이 존재할지도 모른다. 의사는 그들이 훈련, 경기, 공부, 그리고 사회적 상호작용에서 중요하고 주의집중을 필요로 하는 과제를 반복적으로 수행하기 위해서는 자극제를 낮은 용량에서 시작해야 하며 천천히 증량해야 한다는 것을 선수들이 이해하도록 도울 필요가 있다. 금기가 없다면, 지효성 메틸페니데이트를 보통 처음으로 사용하며, 이 약은 약물의 효과가 필요한 기간이 12시간 이상일 경우 흔히 하루에 두 번 처방된다. 아침 7~9시, 오후 2~4시에 중복 복용하면 대부분의 필수적인 매일의 과제는 쉽게 해결된다. 만약 메틸페니데이트가 효과가 없다면, 서방형 암페타민염을 도입할 수 있다. 다시 말하지만, 하루에 두 번 복용이 필요하기 때문에 시작 용량은 낮다. 가장 낮은 유효 용량은 가장 높은 주의력이 필요한 시기를 포함하기 위한 두 번의 복용 시간의 전략적 이동에 의해 가능하다.

상황에 따른 불안을 위해서는 전형적인 약이 사용된다. 특정 증상과 이 증상이 나타나는 시간을 겨냥해 사용하는 속효성 벤조디아제핀(알프라졸람, 로라제팜)이 도움이 되고, 저용량으로 사용된다면 이 약들은 보통 진정작용이나 운동장애를 일으키지 않는다. 때때로 프로프라놀롤이나 아테놀롤 같은 베타 차단제가 이완이나 스트레스 조절 기술을 익히는 동안 수행불안에 대해 사용될 수 있다. 불안장애가 있는 개인에게는 SSRI나 SNRI가 사용되는데, 이전 경험, 가족력, 그리고 가능한 부작용에 따라 특이적으로 선택할 수 있다. 경쟁 시즌에 시작한다면 매우 낮은 용량(흔히 전형적인 시작 용량의 절반)으로 시작해 매 7~10일마다 보다 더 빠르지 않은 느린 증량이 권장된다. 정기적인 치료와 동반되는 더 느린 접근은 최소 유효 용량이 사용되고 부작용이 최소화되어 순응도 비율이 더 높아지도록 보장해 준다. 불안이 보통 우울과 함께 발생하기 때문에, 둘 다에 효과가 있는 약물이 선택되어야 한다. 내약력(耐藥力)이 좋은 가장 흔한 스포츠 적합성 약물은 서트랄린(sertraline), 에스시타로프람(escitalopram), 벤라팍신, 둘록세틴이다. 다른 흔한 문제를 치료할 때, 동반된 치료가 가능하다면 낮은 용량이 효과적일 수 있다. 불안과 우울장애가 보통 수면과 에너지 장해와 연관되기 때문에 빠르게 작용하는 벤조디아제핀이나 졸피뎀 같은 약물이 먼저 사용되고, 이후에 더 장기간 작용하는 약물이 사용된다. 만약 통증이 관련 요인이고 선수가 마약성 진통제, 신경병증 약물(예 : 가바펜틴이나 프레가발린) 또는 근이완제를 복용하고 있다면 항불안제/항우울제의 용량 선택이 영향을 받을 수 있다.

•• 결론

스포츠 전문 정신건강의학과 의사는 숙련된 단기치료사가 될 필요가 있고 운동 경기나 훈련의 특별한 요구사항을 만족시키고 효과적인 약물을 처방할 수 있어야 한다. 개인 치료는 보통 훈련 시설에서 이루어지며 자신감, 스트레스, 주의집중력 이나 대인관계의 갈등과 같은, 최고의 경기력에 도달하는 것을 방해하는 실제적인 장애물을 다룬다. 가장 좋은 접근은 스트레스 조절, 동기강화, 인지행동 치료의 병합을 포함하며, 이는 자기효능감과 부정적인 것을 긍정적 사고, 감정 패턴, 행동 패턴으로 대체하는 능력을 증진시킨다. 그에 더하여, 임상가는 선수를 수행에 대한 첫 작업에 참여시켜서 결국에는 일부 기저에 있는 감정적이거나 대인관계적인 장애물을 극복하여 장기간의 성취에 이르게 하기 위한 정신적인 준비 기술을 사용할 수 있어야 한다. 커플, 가족, 그리고 지지 체계와 함께 작업하는 기술도 역시 중요하다. 많은 프로선수들의 삶은 배우자, 가족 구성원, 에이전트, 코치, 팀 동료와의 삽화적 갈등으로 가득 차 있다. 이러한 갈등의 본질에 대한 정보를 모으고, 그리고 나서 전략적으로 둘 또는 그 이상의 개인을 만나 고조된 감정과 충동적인 행동을 진정시키는 임상가의 능력은 필수적이다. 임상가는 선수들이 양육 전략을 배우는 것 또한 도와줄 수 있는데, 선수들은 흔히 가족과 친구들의 지지로부터 멀리 떨어져서 생활하기 때문이다. 따라서 아이의 수면, 식이, 부정적 행동, 습관, 배변 훈련, 학습, 감정적 조절에 대한 실제적인 조언이 유용할 수 있다.

임상적 핵심 요점

■ 주의력결핍장애, 학습장애, 적응장애, 불안장애, 기분장애, 충동조절장애, 섭식장애, 물질사용장애, 수면장애가 스포츠 정신의학의 임상에서 마주치는 가장 흔한 정신과적 질환이다. 섭식장애, 신체형 장애, 충동조절장애, 수면장애, 일부 물질사용장애는 일반 인구 집단보다 운동선수에서 더 흔하다.

- 수행불안은 운동선수에서 가장 흔한 문제이고 특히 호흡과 이완, 긍정적인 혼잣말, 시각화와 같은 기본적인 정신 기법을 도입하고 연습 전이나 경기 전 루틴, 수행 목표와 기대를 개정함으로써 다루어질 수 있다.

- 장기간의 훈련, 여행, 경쟁에 직면한 주의력결핍장애를 가진 선수에서 가장 좋은 약물 선택은 아토목세틴, 지효성 메틸페니데이트, 암페타민, 또는 전구체 약물인 리스암페타민이다. 활력이 없는 기간에 자극 효과를 위한 오용을 방지하기 위해서는 지효성 제제가 속효성 제제보다 선호된다.

- 만성 불면은 운동선수에서 흔하며 종종 스트레스, 과도한 생각, 걱정, 또는 부상과 고통의 결과이다. 좋은 수면 위생은 일찍 잠자리에 들고, 잠자리에 들기 전에 과도한 시각적 자극(TV, 인터넷)과 과식을 피하고, 소음이나 온도 조절을 하는 것이다. 더 나은 긴장 풀기, 백색 소음, 그리고 이완 호흡의 도입 또한 도움이 된다. 활성화된 생각을 잠재우고, 긴장 풀기를 도와주는 트라조돈과 같은 약물, 또는 졸피뎀같이 수면을 유도하는 약물은 음주가 최소화되는 한 안전하고 부작용이 거의 없다.

- 운동선수에서 적응장애, 기분부전증, 더 심각한 우울증은 보통 좋지 못한 경기력, 외상, 상실과 연관되어 있다. 약물과 가족과 팀의 지지가 조합된 치료는 보통 효과적이다.

- 스포츠 정신의학자는 지지 체계를 형성시킨 경험을 갖고 있을 뿐 아니라 개인과 커플, 그리고 가족을 위한 단기 치료에 숙련되어 있어야 한다. 가장 흔한 단기 치료는 스트레스 조절(지지적), 인지행동적, 동기강화이다. 치료 순응도는 치료가 선수의 훈련 장소나 근처에서 제공되고, 트레이너, 팀 의사, 그리고 코칭 스태프와 통합되었을 때 더 쉽게 유지된다.

참고문헌

American Psychiatric Association: Diagnostic and Statistical Manual of Mental Disorders, 4th Edition, Text Revision. Washington, DC, American Psychiatric Association, 2000

Baum AL: Suicide in athletics: a review and commentary. Clin Sports Med 24:853–869, 2005

Bonci CM, Bonci LJ, Granger LR, et al: National Athletic Trainers' Association position statement: preventing, detecting, and managing disordered eating in athletes. J Athl Train 43:80–108, 2008

Burton RW: Aggression and sport. Clin Sports Med 24:845–852, 2005

Conant-Norville DO, Tofler IR: Attention deficit/hyperactivity disorder and pharmacologic treatments in the athlete. Clin Sports Med 24:829–843, 2005

Currie A, Morse E: Eating disorders in athletes: managing the risks. Clin Sports Med 24:871–883, 2005

Glick ID, Horsfall JL: Diagnosis and psychiatric treatment of athletes. Clin Sports Med 24:771–781, 2005

Glick ID, Kamm R, Morse E: The evolution of sport psychiatry, circa 2009. Sports

Med 39:607–613, 2009

Kamm RL: Interviewing principles for the psychiatrically aware sports medicine physician. Clin Sports Med 24:745–769, 2005

McDuff DR, Morse E, White R: Professional and collegiate team assistance programs: services and utilization patterns. Clin Sports Med 24:943–958, 2005

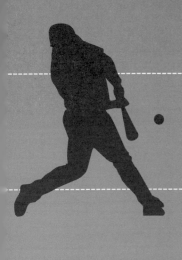
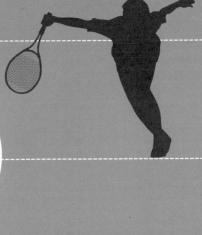

팀, 의료진, 그리고
스포츠 리더십

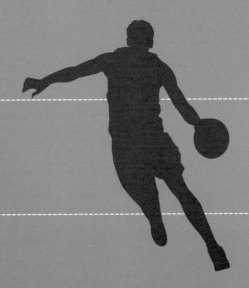

SPORTS PSYCHIATRY

경험 많은 스포츠 정신의학과 심리학 전문가들은 구단주, 주장, 매니저, 운동부 책임자, 코치와 함께 협력하여 팀의 사기와 결속력, 경기력을 향상시키고, 대중적으로 관련된 사건에서 부정적인 부분을 정리하고, 선수와 스태프들이 계속 좋은 경기를 할 수 있도록 하는 보조적인 서비스를 확립해 나간다. 성적이 부진하고, 실수를 연발하고, 선수-코치 간 갈등이 증가하고, 갑작스런 사고, 사망이나 구성원들의 정신건강에 문제가 생길 때와 같은 위기 상황 속에서 이런 기회는 찾아온다. 문제 상황 속에서 치료와 예방을 포함하는 종합적인 대책을 수립하고자 정신의학 전문가를 찾는 경우는 드물 것이다. 오히려 위기에 대해 한시적이지만 성공적으로 대처하기 위한 위기 개입 서비스에서 시작해서 종합적인 서비스로 발전해 가는 경우가 많다(Shapiro 등, 2001).

흥미롭게도 메이저리그 같은 특정 스포츠 기구는 운동 능력과 삶의 질에 영향을 미치는 스트레스, 정신건강, 약물 남용 같은 문제에 대해 구단에서 무료로 단기적 평가, 치료, 의뢰 서비스를 갖추도록 요구하고 있다. 한편 대학 팀은 교내 상담소나 보건소를 통해 위기 상황에 대해 전반적인 서비스를 제공한다. 불행하게도 이런 서비스들은 너무 복잡해서 선수들이 즉각적인 조치를 받기 어렵고, 선수들의 요구사항이나 시간, 훈련과 경기의 문화에 덜 민감하다. 어떤 대학에서는 이러한 간극을 줄여 보고자 풀타임 혹은 파트타임으로 정신건강의학과 의사나 자문의를 고용하거나 다른 팀으로부터 지원 체계를 제공하기도 한다. 어떤 서비스는 특히 정신건강이나 약물 남용 문제에 특히 초점을 맞추고 있지만, 대부분은 경기 능력 향상에 더 관심이 많다(McDuff 등, 2005; Teleander, 1994).

대부분의 팀은 내부 의료진을 거쳐 통상적 상황 혹은 위기 상황에 대한 평가와 치료가 가능한 외부의 정신건강의학과 전문의에게 의뢰하는 구조를 갖고 있다. 이러한 서비스 전달 체계가 가장 일반적인 것이지만, 약속을 잡기 어렵거나 스티그마 효과 등의 장벽으로 인해 이용률이 낮다. 외부 전문가에게 의뢰되는 시점은 대개 위기나 정신과적 질환이 발생하고 나서 한참 뒤에 운동 능력이나 대인관계가 이미 망가져 버리고 나서이다. 더욱이 스트레스, 부상으로부터의 회복, 약물 남용 방지, 가족 내 위기, 슬럼프 등과 같은 보다 흔한 요구에 대해 자문의를 찾는 경우는 일반적이지 않다.

어떤 팀의 리더는 경기력의 정신적·감정적인 측면을 이해하여 선수와 코치에게 시간을 많이 쏟고 정기적인 관계를 가질 수 있는 팀 내 자문의를 고용하기도 한다. 정신건강의학과 의사를 전속으로 연중 내내 고용한 팀들은 이용도와 만족도가 모두 크게 치솟고, 실수는 줄어들며, 치료 성과가 향상되는 것을 보게 된다. 일반적으로 외부 자문의가 전체 수요의 2~5%를 소화해 낸다면, 내부 자문의는 25~35%의 다양한 요구를 감당해 낼 수 있다(McDuff 등, 2005). 변수가 많기 때문에 직접적인 이익을 규명하기는 어렵지만, 이러한 서비스는 가치가 있으며, 이용도와 만족도가 높은 한 계속 유지되는 것이 좋다.

내부 전문가 체계를 구성하는 최적의 모델은 유능한 정신건강의학과 의사, 심리학자, 보조 전문가, 약물 상담가, 선수 육성 전문가, 종교 담당자를 두는 것이다. 스태프는 경기 시즌 동안 정기적으로 출근해야 하고 시즌 후에도 계속 연결이 되어야 한다. 서비스가 제공되는 장소는 트레이닝룸이나 소속 팀의 독립적인 공간이 좋다. 대부분의 선수들은 팀의 내부 공간을 선호할 것이지만, 가족들이 연관된 문제의 경우에는 외부 장소를 선호할 수도 있을 것이다. 이상적인 것은 자문 담당자가 선수나 그 가족들이 사는 곳 부근에 외부 사무소를 갖고 있는 것이다. 어떤 경우에는, 특히 자녀에게 초점을 맞춰야 할 때는 가정 방문도 도움이 될 것이다.

내부 자문가로서 성공적으로 일하기 위해서는 정신건강의학과 의사와 정신건강전문가가 전반적인 진단적·치료적 기술을 잘 숙지하고, 다른 의사나 트레이너, 코치와 편하게 소통하는 것이며, 가장 중요한 것은 치밀하고 엄격하며 예측이 어려운 분위기에서도 치료적 관계를 빠르게 형성할 수 있는 능력을 갖추는 것이다. 또한 특정 스포츠, 스포츠 문화, 경기 규칙, 팀 구조와 기능에 대해 다양한 지식을 가질 필요가 있다. 또 하나의 중요한 기술은 선수, 코치, 일선의 의료진과 신뢰를 형성하는 것이다. 이러한 신뢰관계는 시간이 흐르고 나면 가시적이고, 지속적으로 존재하며 개방적이고 정직하게 된다. 비밀을 지키는 것도 중요하지만, 서로 의사소통하는 과정에서 진정한 신뢰가 쌓이게 된다. 흥미로운 것은 일단 선수가 이런 편안하고 도움이 되는 관계를 알게 되면 그들은 자주, 적시에 도움을 요청하게 된다는 것이다. 그러므로 정신건강의학과 의사가 경기장, 식당, 로커룸, 체력단련장, 트레이닝룸과 같은 중요한 장소를 정기적으로 순회하면서 선수들과 격의 없이 대화를 나누는 것이 꼭 필요하다.

이 장에서 초점은 내부 자문가를 고용한 팀에서의 모든 정신의학적 활동에 맞춰져 있다. 이 모델은 다음과 같은 활동을 포함한다.

- 선수는 목표를 설정하고 삶의 질을 향상시킨다.
- 주장은 선수의 관심사와 사기에 주의를 기울인다.
- 의료진은 건강 증진, 스트레스 조절, 정신과적 질환 관리를 한다.
- 팀의 구단주는 협력적인 문화와 정책을 만든다.
- 매니저와 스카우터는 선수를 선별하는 절차와 개인적 결정에 주의를 기울인다.
- 코치는 팀의 사기, 기강, 단결, 경기력에 주의를 기울인다.

이들 각각에 대해 토의하고 예를 들면서 요점과 전략을 짚어 보겠다.

•• 팀과 함께 일하기

개별 선수보다 팀 전체에 서비스를 제공하는 의사는 시즌 동안 가장 바쁘겠지만, 연중 근무를 해야 한다. 일에서 초점을 두어야 하는 부분은 다양할 수 있는데, 문제가 위기관리인지, 갈등 관계의 파악인지 혹은 경기능력 향상인지에 달려 있다. 팀에 대해 개입하게 되는 가장 흔한 이유는 팀의 사기, 단결, 기강, 경기능력에 대한 문제이다. 일은 대개 매니저, 운동부장, 수석 코치 등으로부터 전화를 받는 것에서 시작된다. 이전의 동료로부터의 의뢰, 혹은 웹사이트(예 :

www.mdsports.net)로부터 연결되는 경우가 흔하다. 전화 통화를 한 다음 코치와 만나 걱정과 목표에 대해 상의하는 면담 약속을 잡게 된다. 임상가는 통화 내용을 바탕으로 유인물을 배부하여 자신의 과거 경험과 자신이 할 수 있는 것을 대략적으로 제공하기도 한다. 초점이 위기나 문제에 맞춰지는 것이기는 하지만 임상가는 정신 기법 훈련과 같은 긍정적인 초점에 맞춰 문제를 재구성하기도 한다(그림 8-1이 이 기법에 대한 개요를 제공한다). 경기력 향상의 틀 안에서 문제를 바라보는 것이 선수들이 팀에서 명령한 조치라는 것에 대해 가질 수 있는 저항과 방어를 줄이는 데 도움이 될 것이다(Anderson and Aberman, 1999; Beswick, 2001; DiCicco and Hacker, 2002; Lynch, 2001; Lynch and Scott, 1999).

다음 단계는 선수와 코치, 트레이너를 만나는 것이다. 이때의 목적은 개입, 접근, 예상되는 결과에 대한 시간표와 구조의 윤곽을 그리는 것이다. 보통 수석 코치나 보조 운동부장이 개요를 설명하고 나면 임상가가 가능한 대책을 제시하게 된다. 팀 구성원들끼리 토의하는 시간을 가지는 것이 좋다. 구성원들이 말하기를 주저한다면 주장이나 선임자를 직접 부를 수도 있다. 일단 누구라도 말하기 시작하면 열린 대화가 가능해진다. 코치와 선수 사이의 긴장 때문에 어렵다면 분리해서 만남을 가지는 것이 필요하다. 일단 팀 미팅을 통해 전반적인 해결책이 규명되고 나면 선수를 개별적으로 만나는 것이 도움이 된다. 하지만 미식축구 팀과 같이 팀이 클 경우 각자 만나는 것이 어려울 수도 있다. 이 경우 포지션에 따라 소그룹으로 나누어 만나는 것이 대안이 될 수 있다. 이런 미팅은 시간이 많이 소요되지만, 개인 혹은 소그룹 미팅은 진행에 대한 수용을 촉진하고 팀의 장단점에 대해 비판적인 정보를 제공해 준다. 덧붙여 개인이 밝힌 어떠한 삶이나 경기에 대한 문제들도 공존하는 개인사의 근본적인 것으로 작용할 수 있다.

개인 미팅 후에 임상가는 코치와 감독과 후속 미팅을 잡아 피드백을 주고 목표를 명확하게 한 다음 절차를 밟아 나간다. 이 미팅을 통해 계획을 보다 실제적이고 성공 가능한 것으로 조정해 갈 수 있다. 또한 사기를 진작하고 규칙을 준수하

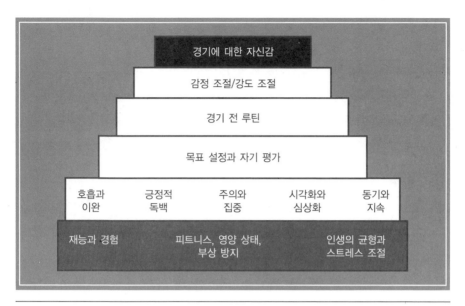

그림 8-1 선수의 자원과 경기에 대한 자신감을 연결시켜 주는 정신 기법의 피라미드

며, 실행에 변화를 가져오는 것과 같은 목표를 설정하고, 이를 개입의 초기·중기·후기에 검토한다. 팀과 함께 일할 때는 연습과 경기에 주의를 기울일 필요가 있다. 연습을 통해 경기를 할 준비를 갖추고 자신감을 기르기 때문에 임상가는 연습의 길이, 구조, 강도, 태도, 에너지에 관심을 갖는 것이 중요하다. 덧붙여 연습 시간에는 휴식 중이거나 다친 선수들이 짧게 운동할 수 있으며, 연습 후에 코치나 선수와 보다 깊이 있는 대화를 나눌 수 있다. 경기장에 나가 경기를 관찰하는 것이 중요하다. 성공과 역경에 대한 팀의 반응, 경기 도중 연습에서의 전략과 기술이 적용되는 방법, 팀의 집중도나 의사소통, 혹은 적응이나 일관성 등을 살펴본다. 팀이 이동할 때 교통수단에 함께 탑승하거나 음식을 살펴보는 것도 팀 구성원의 태도, 가치, 상호작용 패턴, 자신감을 평가할 수 있는 부가적인 기회이다. 사실 함께 원정하는 것이 시간을 잘 활용하고 주의를 분산시키지 않기 때문에 개인이나 소그룹 작업을 하기에 최적의 기회다.

어떤 팀은 성공적인 팀 모델의 특성을 배워서 이익을 얻는다. 단순하고 잘 받아들여지는 모델로서, 렌시오니(Lencioni, 2005)가 다섯 가지 특징(그리고 뒷받침

하는 전략들)을 규명한 바 있다.

1. 신뢰를 형성하라(예 : 실수를 용인하라, 피드백을 제공하라, 사과를 받아들이라, 도움을 요청하라).

2. 갈등에 개입하라(예 : 생동적인 미팅을 가지라, 모든 이의 아이디어를 활용하라, 극적인 것을 최소화하라, 실수를 시험해 보라, 핵심적인 문제를 효율적으로 해결하라).

3. 공통의 목표에 완전히 집중하라(예 : 핵심 가치를 규명하라, 공통 목표를 찾으라, 잘못된 목표를 수정하라, 그룹에게 배울 수 있는 기회를 규명하라).

4. 책임을 전가하지 말라(예 : 경기를 못하는 선수를 압박하라, 모두에게 같은 기준을 적용하라, 규칙을 어길 때는 단호하게 다루라, 각자의 접근에 대해 질문하라).

5. 종합적인 결과에 초점을 맞추라(예 : 성공 지향적인 선수와 스태프를 찾아내라, 집단 행동에 대해 보상하라, 경쟁의 감정과 역경을 공유하라, 팀 전략과 집중을 강조하라).

이들 특성과 전략을 성공의 청사진으로 검토함으로써 팀은 성취하는 것과 이 길을 즐기는 것을 배우게 될 것이다.

사례연구 이 팀에는 리더십이 없어요

대학 여자농구 팀의 한 여자 코치는 시즌 초반 실망스럽게도 약팀에게 두 번이나 패한 그녀의 팀에 좌절하게 되었다. 코치는 운동부장에게 걱정을 털어놓다가 대학의 다른 팀과 다년간 일해 온 정신건강의학과 의사를 만나 보라는 권유를 받았다. 정신건강의학과 의사와의 면담 중 그녀는 팀이 연습 때 게을러서 그녀와 스태프들이 새로 도입한 공격 및 방어 전술을 성공시키지 못하였다고 털어놓았다. 그녀는 특히 리바운드가 잘 안 되는 것과 포인트가드가 플레이를 못해서 실망했다고 하였다. 포인트가드로 여러 선수를 기용해 보았지만, 누구도 리더십을 발휘하지 못하였다. 그녀는 팀이 두 파로 분열되었으며, 지시를 잘 따르지 않는 2명의 선수가 다른 선수들에게 악영향을 미치고 있다고 느꼈다. 선수들은 수업에도 잘 출석하지 않았고 학점도 나빴다. 1년 동안 새 선수를 뽑지 않아 손실이 심했으므로, 향후 괜찮은 선수를 뽑을 필요가 있었다. 그녀는 5년간 내리막을 걸은 프로그램을 돌리기 위해 고용되었으며, 절차 진행을 위해 1년을 꼬박 기다리게 되어 기분이 좋지 않았다. 주장이 누구냐고 묻는 질문에 그녀는 그 누구도 인상을 깊이 준 사람이 없었으므로 아무도 주장으로 부르지 않는다고 말하였다.

개입 : 이미 운동부장이 남은 시즌 동안 정신건강의학과 의사를 고용하기로 결정했으므로 코치는 충분한 도움을 받을 수 있었다. 정신건강의학과 의사는 각각의 선수들, 코치들, 트레이너들과 개별적인 면담을 가지고, 모든 이에게 팀의 강점과 약점을 세 가지씩 제시해 보라고 한 다음 각각에 대한 개선점을 조언하였다. 덧붙여 모든 선수에게 코치의 공격 및 방어 전략을 명확하게 이해하고 각각에 대해 3단계의 실행 방법을 만들어 보도록 하였다. 또한 모든 선수에게 누가 주장이 되어야 할지를 물어보았다. 팀의 강점으로는 운동 능력, 좋은 슈팅, 수비 강도, 그리고 분열이 해소될 수 있다면 응집력이 꼽혔다. 약점으로는 모두가 리더십의 부재, 불화, 리바운드 문제를 꼽았다. 팀에는 시니어가 2명뿐이었고, 그중 1명은 작년에 운동을 시작했는데, 논리적으로는 그들이 주장이었다. 마지못해 코치는 그들에게 다가갔다. 1명은 포인트가드였고, 1명은 센터였는데 주장이 되는 것을 꺼렸다. 하지만 그들은 새로운 역할에 모두 동의하게 되었고, 정신건강의학과 의사와 매주 미팅을 갖기로 하였다.

정신건강의학과 의사는 매주 두 가지 연습을 적용하기 시작했고, 연습 후 정기적으로 선수들을 만났다. 몇 번의 토의를 거쳐 두 가지 초점이 잡혔다. (1) 공에서 떠나, (2) 최선을 다해 리바운드하는 것이다. 몇 주 뒤에 시니어의 리더십이 연습 강도에 영향을 줄 정도로 강해졌다. 자신감이 증가했고 향상된 경기력은 모두에게 퍼져나갔다. 코치는 연습 중에 보다 덜 긴장하면서 보조코치와 주장이 더 책임감을 갖도록 할 수 있었다. 경기 중 평가는 더 포괄적이 되어 모든 선수가 의견을 개진할 수 있게 되었고, 선수들은 자신이 존중받는다고 느꼈다. 몇 번의 게임을 치른 후 팀은 변화해 갔다. 경기가 시작되면 선수들은 강하게 집중했고 리바운드 성공률은 올라갔다. 선수들이 공을 갖는 것을 고집하지 않자 블로킹 없이 슛을 쉽게 날릴 수 있게 되었다. 남은 시즌에서 팀은 6승을 올렸고, 토너먼트 최종전에 진입하였다. 전반적 기록과 강력한 피니시 덕택에 팀은 포스트시즌 경기에도 진출하였다. 전통의 강팀을 상대로 2승을 올렸으며, 세 번째는 패했지만 자부심이 가득하였다. 이로 인해 차년도 선수영입에도 성공했고, 3명의 초보 선수로도 챔피언에 오를 수 있었다.

사례연구 | 나빠질 수 있는 것은 분명히 나빠진다

대학 농구 팀의 운동부장이 정신건강의학과 의사에게 자문을 요청하였다. 이유는 보조 운동부장과 코칭 스태프의 태도가 부정적이어서 선수들의 존경심을 잃었다는 것이었다. 정신건강의학과 의사는 코칭 스태프들을 만나 현재 상황에 대한 인식을 물어보았다. 그 결과 작년에 경기에서 패배한 적이 많아 팀원들의 사기가 최근보다도 더 저하되어 있었음을 알게 되었다. 덧붙여 리노베이션 중인 교외 운동시설에 대한 문제점이 반복해서 부각되었다. 이 문제들이 사기를 저하시키고 부정적, 방어적 태도를 고착시키고 있었다.

개입 : 정신건강의학과 의사는 코칭 스태프와 운동부장들에게 각 선수에게 정신기법 훈련을 하면서 긍정적인 측면에 초점을 맞출 것을 제안하였다. 그동안 프로 팀과 함께 일해 온 정신건강의학과 의사는 매주 연습에 동참하고, 적어도 한 달에 한 번은 선수들과 같이 원정을 가기로 하였다. 수석 코치는 자문의를 야외 만찬에서 팀원들에게 소개하였고 정신력과 경기력 향상을 위한 전략을 간단히 프레젠테이션하였다. 많은 선수들이 드래프트 혹은 실적 향상을 원했으므로 정신건강의학과 의사의 영입에 고무되었다. 개별적 미팅을 통해 팀과 개인의 목표를 단계적으로 설정해 나갔다. 팀의 목표는 '챔피언처럼 연습하기'와 지난 시즌의 실패로부터 탈출하기였다. 선수들은 각자의 목표를 설정하고 거기에 단계적으로 도달하기 위해 열정적으로 임하였다. 매 연습 후마다 선수들은 정신건강의학과 의사에게 메이저리그 선수의 방식에 대해 물어보았다. 또한 선수들은 학업에도 열중하기 시작했고, 체력 단련, 영양, 연습에도 주의를 기울였다. 한 달 후에 코칭 스태프는 팀의 분위기가 확연히 달라진 것을 느꼈고 과거에 있었던 지각과 수동성은 사라졌다. 팀은 다른 팀과 맞붙어 이길 수 있다는 자신감을 갖기 시작했고, 이는 특히 노련한 투수를 여러 명 보유했기 때문이었다. 비록 승률은 5할에 그쳤지만, 그들은 과거의 어느 시즌보다 많이 이겼다. 다음 시즌에는 새로운 코치가 더 보강되었고, 상위 랭크 선수가 새롭게 팀에 합류할 예정이라 팀은 더욱 자신감 넘치는 플레이를 하게 되었다.

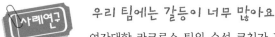

우리 팀에는 갈등이 너무 많아요

여자대학 라크로스 팀의 수석 코치가 정규 시즌에 앞서 정신건강의학과 의사에게 자문을 하였다. 그녀는 주장에게 실수를 연발하는 몇몇 선수들을 바로잡아 주길 원하였다. 주장은 특히 취약한 2명의 선수를 만났다. 공격당할 때 그들은 화를 내서 부정적인 분위기를 팀 전체에 퍼트렸다. 게다가 그중 1명은 술을 너무 많이 마신 다음 화를 내거나 낙담한 모습을 보이기도 하였다. 그녀는 뇌진탕으로 인해 몇몇 주간 몇 경기에 결장하였다. 음주 후 몇 번 정도 그녀는 너무 의기소침해져서 진통제를 과량 복용하고 죽겠다고 하였다. 그리고 그럴 때마다 그녀를 지속적으로 지켜봐 줄 다른 선수들과 함께 있어야만 했다.

개입 : 팀의 주장은 모든 선수들과 팀의 목표와 협력에 대해 논의하는 개인 미팅이 필요하다고 생각하였다. 또한 팀의 사기와 응집력을 가로막는 장벽을 개인 미팅을 통해 털어놓기를 제안하였다. 정신건강의학과 의사는 선수들에게 주장과 코치가 자문을 하였다고 알리면서 미팅의 목적을 간단하게 설명하였다. 그리고 선수들에게 팀의 장점 두 가지와 현재 팀의 결속을 막고 있는 문제점을 들어 보라고 하였다. 선수들 모두 팀의 역량에는 문제가 없다고 믿고 있었지만, 교외 훈련이 너무 많아서 산만해져 있었다. 몇몇은 부상이 많아서 걱정이었고 정신과 치료를 받기를 원하였다. 부상당한 선수는 과거와 현재에 두부 외상과 관련한 우울감과 불면증의 가능성이 있었다. 그녀는 밤새 과음했음을 털어놓았고, 정신건강의학과 의사의 도움에 관심을 보였다. 선수들만 모인 팀 미팅에서 정신건강의학과 의사는 렌시오니의 성공적인 팀 모델을 소개하였다(이 장 초반부의 목록을 참조하라). 75분간의 활발한 토론 끝에 매월 미팅을 갖는 것이 코치에게 제안되었고, 코치는 승락하였다. 부상당한 선수는 스트레스 조절을 위해 매주 개인적인 만남을 갖게 되었고, 벤라팍신 서방정 150mg/일 및 두통과 기분 안정을 위해 토피라메이트 100mg/일을 복용하게 되었다. 부상은 다음 달에 호전되었지만, 추가 부상 방지를 위해 바로 경기에 참여하지는 않기로 하였다. 팀은 신뢰와 의사소통을 확립하고 경기에 대비하여 강도 높은 연습을 하는 것에 초점을 맞추었다. 선수들은 모든 시즌 동안 잘 뛰었고, 이전에 존재했던 대인관계상의 분열을 피할 수가 있었다.

우리가 다음 단계로 올라가기 위해서는 팀 목표가 필요해요

16세 이하 엘리트 소녀 축구 팀의 선수들은 토너먼트에서 승리하지 못해 좌절한 상태였다. 결승전 직전까지는 진출했고 다른 리그에도 수차례 출전했지만 그 이상을 넘지는 못하였다. 몇몇 학부형은 코치에게 팀의 결속력을 다지기 위한 목표를 설정하는 것이 좋겠다고 하였다. 팀은 8년의 역사를 갖고 있었지만 지난 두 시즌은 정체기였다. 코치는 정신건강의학과 의사에게 자문을 하였다.

개입 : 정신건강의학과 의사는 수석 코치와 보조 코치를 우선 만나서 개선이 필요한 부분에 대해 물었다. 그들은 성공을 위해서 전방 공격에서의 자신감, 지속적인 집중과 노력, 미드필드 방어, 강한 경기 분위기가 필요하다는 것을 알아냈다.

그다음에는 두 주장을 만났다. 그들은 코치가 제안한 것을 확인시켜 주었고 그에 더하여 팀에 집중력과 용기, 많은 선수들의 공격 가담, 공 가로채기, 빠른 플레이가 필요하다고 말하였다. 주장들은 선수들과 브레인스토밍을 거쳐 팀의 핵심 가치와 부가적 목표를 설정하였다(표 8-1). 정신건강의학과 의사는 함께 참여하여 최종 문헌을 마련하였다.

이 미팅과 새로운 선수의 영입을 통해 연습 강도는 더욱 세졌다. 이는 가을 리그와 토너먼트에까지 이어져 마침내 팀은 성공을 거두었다. 팀은 역대 2위의 성적을 거두었고 큰 대회에서 전에 이기지 못한 팀에게 승리하였다. 봄에도 팀은 계속 성과를 거두어 주 대항 대회에서 승리하였다. 규명해 낸 특정 목표에 집중함으로써 득점과 방어는 제자리를 찾았다.

•• 의료진과 트레이너와의 작업

팀의 의료진은 부상과 질병을 방지하고, 재활을 돕고, 스트레스, 위험 행동, 불안, 우울, 분노, 불면, 기력, 집중력, 자신감 문제를 초기에 발견해 내는 역할을 한다. 스태프들은 대개 의사, 치과의사, 카이로프랙틱 전문가, 발 전문가, 식이요법 전문가, 트레이너로 이루어진다. 대부분의 의사들은 프로 팀이나 대학 팀에 고용되어 일하는 일차 진료 의사, 정형외과 의사, 그리고 외부 자문의로 구성되어 있다. 팀의 주치의나 트레이너는 훈련장에 정기적으로 나오고 팀과 함께 원정을 간다.

자문의는 대개 외부에 따로 자기 진료실을 갖고 있는 손과 발, 발목, 척추 전문 외과의사, 이비인후과 의사, 신경과 의사다. 카이로프랙틱 전문가는 매주 여러 차례 방문하여 트레이닝룸에서 서비스를 제공하고, 스포츠 종류에 따라서는 팀과 전지훈련을 같이 가기도 한다. 트레이너들은 선수들과 가장 접촉이 많으며, 대부분의 경기나 연습에 항상 동참하고, 트레이닝룸에서 평가와 처방을 내린다.

　트레이너는 대개 선수들의 스트레스, 약물 문제, 기타 개인적 문제를 가장 많이 알고 있으며, 신뢰 형성이 잘되어 있기 때문에 선수들을 정신건강의학과 의사나 정신건강전문가에게 의뢰하기 좋은 위치에 있다. 시즌 동안 열성적인 정신건강의학과 의사는 스트레스, 약물 문제, 정신과적 질환, 통증 문제의 상담을 위해 거의 매일 수석 트레이너와 접촉하게 된다. 경험 많은 트레이너는 공식적인 자리에 앞서 선수들과 정신건강의학과 의사를 트레이닝룸이나 연습장에서 격의 없이 만날 수 있도록 도와준다.

　선수들은 트레이너를 가장 신뢰하고 트레이너와 정신건강의학과 의사 간 소통이 원활할수록 정신건강의학과 의사를 만나려고 한다. 정신건강의학과 의사와 팀 주치의는 트레이닝룸이나 검사실에서 선수를 앞에 두고서 활발하게 의견을 나누게 된다. 주제가 너무 민감하거나 개인적일 경우에는 분리해서 만나는 일정을 잡을 것이다. 연습이 끝난 다음 팀 주치의와 정신건강의학과 의사는 정규 미팅을 가질 수도 있다. 예를 들어 매주 월요일 전체 선수에 대해 토의하는 미팅을 가지고, 이전 혹은 최근에 부상당한 선수의 정신과적 혹은 경기 능력에 대한 사안에 초점을 맞춰 이야기할 수 있다. 시즌 동안 20~30명의 선수가 뛰는 대형 미식축구 팀에서 이런 체계적인 검토는 꼭 필요하다.

　선수의 차트에 정신과 치료를 기록하는 것 또한 중요하다. 전자차트나 종이차트에 정신과 기록에 대한 부분이 할당되어야 한다. 특히 정신과적으로 복용하고 있는 약에 대한 기록은 모든 스태프가 볼 수 있도록 기재되어야 한다. 평가나 추적관찰 노트, 의무기록에는 법적으로 문제가 될 소지가 있는 내용, 약물 처방 내역뿐 아니라 정신건강 선별도구가 포함되어 있어야 한다(부록 8-1 참조). 대개 정

표 8-1	축구 팀의 목표

주 목표 : 주의 챔피언이 되고 대회와 지역 예선에서 최선을 다한다.

핵심 가치	
프로그램을 수용한다	챔피언의 마음가짐
서로를 포용한다	우리의 기회를 창출한다
근면한 작업 윤리	책임감
신뢰성	의지할 수 있음
진행 목표 : 어떻게 플레이할 것인가	
공격 : "공이 움직이게 하라"	수비 : "공을 걷어내라"
운동량	의사소통
플레이 스피드	공간 이동
공격하는 사람 수	신체적 플레이
공격 지점의 스위치	공을 압박하기
패턴화된 공격	1대1 방어
골대 부근에서의 용기	대형 유지
공의 움직임	공의 점유
가로채기	커버플레이/균형 잡기
공격 지역에서의 볼 점유	강력한 태클
분위기를 타는 플레이	상대방의 흐름 끊기
골대 부근에서의 압박	
창조성	
목표의 실현 : 결과	
공격 : "서로 도와라"	수비 : "지지하고 격려하라"
득점(경기당 3골)	실점(경기당 1골)
어시스트(경기당 2개)	코너킥 허용(경기당 4개)
슛(경기당 15개)	세이브(경기당 8개)
코너킥(경기당 6개)	무실점 경기(시즌당 10개)
상대 팀의 세이브(경기당 5개)	

신건강 선별도구는 시즌 전이나 계약 전에 작성된다. 선별을 통해 불면, 스트레스, 불안 등의 흔한 문제를 조기에 감지해 낼 수 있다. 치료적인 약물 사용 허용 여부에 대한 내용이 차트에 기재되어야 하지만, 법원과의 의사소통에서 정신건강이나 약물 남용 치료 기록은 구분되어야 한다. 의료진과 정신건강의학과 의사가 소통하기 위한 또 다른 방법은 임상 데이터를 만들고 정기적으로 (대개 분기당 혹은 매년) 서비스 이용률, 서비스 양, 개입 이유 등에 대해 업데이트하는 것이다. 이러한 자료들은 스태프들이 서비스의 큰 그림을 그리고 경향을 파악하는데 도움이 된다.

사례연구 │ 내가 다시 운동할 수 있을까요?

시즌이 끝나고 교통사고를 당해 크게 머리를 다친 프로축구 선수가 있었다. 그녀는 입원해서 3일간 혼수 상태였고, 우측 측두엽 좌상으로 두개 골절이 있었으나 경련이나 뇌출혈은 없었다. 그녀는 2주간 병원에 입원한 다음 어지럼, 균형이상, 두통, 난청에 대한 치료를 위해 재활치료시설로 전원되었다. 두통에 대해 토피라메이트 100mg/일, 초조 증상과 수면장애에 대해 저용량 쿠에타핀이 처방되었다. 언어, 동작, 수행 기억은 정상이었지만 사고를 전후한 기억이 소실되었다. 재활치료를 받으면서 그녀는 의사와 부모님에게 다시 축구를 할 수 있을지를 계속 물어보았다. 2주 뒤 그녀는 퇴원했고 팀으로 돌아가 치료를 계속 받기로 하였다.

개입 : 팀 주치의, 수석 트레이너, 정신건강의학과 의사, 신경과 자문의가 만나 재활 대책에 대해 논의한 다음 개별적으로 선수와 만났다. 가장 큰 문제는 기립 시 균형 장애였는데 눈을 감거나 걸음을 빨리 걸을 때, 방향을 전환할 때 더욱 심해졌다. 우측 귀의 부분적 난청은 해소되었다. 그 밖의 협응 운동은 정상이었으나 시선 집중이 어려웠다. 지역 병원에서 주 3회 재활치료를 받기로 하였으며 2일은 팀 훈련장에서 균형, 근력, 심혈관 기능 향상 운동을 하기로 하였다. 뇌 부상 말고도 그녀는 오랫동안 주의력결핍과잉행동장애를 앓았기 때문에 서방형 메틸페니데이트를 복용해왔다. 병원에 있을 동안에는 중단했지만, 다시 복용을 시작해서 2주 만에 18mg/일에서 36mg/일까지 증량하였다. 잠을 잘 잤지만 전반적인 기력은 감소되었다. 빨간불에 주행하다 난 사고였기 때문에 사고에 대해 실망과 죄책감을 느끼고 있었다. 하

지만 술이나 약물 문제는 없었다. 정신건강의학과 의사는 매주 그녀를 만나 그녀의 걱정에 대해 상담하고 회복을 촉진하였다.

팀 주치의, 정신건강의학과 의사, 트레이너는 환자의 호전을 측정하기 위해 3개월 이상 매주 만났고, 재활 병원에서 한 달에 2회 치료 경과 기록지를 받았다. 천천히 좋아지고는 있었지만 이번 시즌에 뛰기는 어려워 보였다. 그녀는 연습과 팀 미팅에 참석하기 시작했고, 전지훈련을 가지는 않았다. 그녀는 계속 좋아져서 가끔 운동장에서 축구 연습에 참가하기도 했지만 태클 훈련이나 연습 시합에는 빠졌다. 균형 감각이 더 좋아지면서 시즌 후반에 이르러서는 민첩성과 속도, 축구 기술에 대해 평가받게 되었다. 평가에서 좋은 점수를 받은 후 본격적으로 훈련을 시작하기에 앞서 신경과 의사를 만났다. 신경과 의사는 그녀가 완전히 회복되었으며, 재촬영한 MRI 상 뇌 좌상의 흔적이 없다고 소견을 남겼다. 그다음에는 스포츠 뇌 외상 전문가의 의견을 받는데, 그 역시 신경과 의사의 소견에 동의해서 그녀는 머리를 부딪힐 수도 있는 훈련에 복귀하게 되었다. 선수들과 그녀의 부모, 정신건강의학과 의사는 그녀의 부상에 대해 상의한 다음 특별한 문제가 없는 한 연습과 경기에 나가기로 하였다. 처음에는 헬멧을 착용한 채 훈련을 시작했고, 3주 뒤 몸 상태와 축구 기술에 자신감을 얻어 시즌 후 트레이닝과 다음 시즌에 기대를 걸어 보게 되었다.

 사례연구

통증과 불안을 극복하지 못하면 그는 경력에 종지부를 찍을지도 모른다

최근 새로 계약을 체결한 중견 프로미식축구 선수가 우측 견관절 수술을 받았다. 시즌 도중 견관절의 전측 탈구로 인해 관절와순이 파열된 것이다. 그는 완전히 회복되어 트레이닝 캠프로 복귀하였고 열심히 부상을 극복하고자 하였다. 그러나 2주 뒤 그는 우측 어깨에 통증과 뻑뻑함을 느끼기 시작했고 그것은 작년에 느꼈던 증상과 비슷하였다. 그는 관절와순이 다시 파열되었거나 헐거워졌다고 확인하였다. 불행하게도 2년 전에 그는 연습 도중 반대편 어깨를 다쳐 그해의 경기에 출전하지 못했던 경험이 있었다.

그는 팀의 일차 진료 담당의사와 정형외과 의사, 수석 트레이너, 카이로프랙틱 전문가의 검사를 받는데, 결과는 그의 어깨가 괜찮다는 것이었다. 그러나 어깨 근육이 뭉쳐 있어 특정 동작에 지속적으로 지장이 있었다. 그가 관절와순 파열이라고 확고하게 믿었기 때문에 관절 MRA를 시행했는데 여기서도 이상은 발견되지 않았으며, 그는 연습을 중단하고 소염진통제와 근이완제, 국소 치료를 받기 시작하였다. 하지만 연습에 복귀하면 통증은 재발하였고 불안감은 커졌다. 의료진은 스트레스와 감정 상태가 통증에 영향을 준다고 보아 정신과 자문을 요청하였다. 정신건강의학과 의사를 만난 선수는 부상으로 점철된 그의 경력과 수술과 재활에 대한 걱정을 키워 온 것에 대해 털어놓았다. 그는 사실 뛰어난 공격수였지만, 재능을 펼칠 기회가 없었다고 여겨 좌절한 상태였다. 이 이야기를 하며 그는 슬퍼져서 눈물을 흘렸다. 그에 더하여 2년 전 이혼 후 자녀 방문 횟수를 놓고 분쟁이 지속되고 있다는 사실도 고백하였다. 4살짜리 아들과 떨어져 지낸다고 말할 때는 몹시 슬퍼하였다. 전 소속 팀에서도 이 문제로 상담을 받았고 복약을 권유받았지만 거절했었다. 이전의 상담자에게 문의해 보니 그 선수는 높은 수준의 불안, 분노, 우울을 가지고 있었고, 그로 인해 부상 치료에 지장이 있었지만 정신과 약물을 복용하는 것은 몹시 꺼렸던 것으로 드러났다.

　개입: 팀의 일차 진료 의사, 정형외과 의사, 트레이너, 정신건강의학과 의사는 미팅을 가졌다. 소염진통제는 계속 복용하기로 하였으나 근이완제는 사이클로벤자프린 10mg을 취침 전 복용하는 대신 디아제팜 5mg을 하루 2회 복용하는 것으로 변경되었다. 이에 더하여 도수치료를 받기 위해 카이로프랙틱 전문가를 주 3회 만나도록 하였다. 팀 주치의는 최근 MRA를 수술 전의 것과 비교해서 검토하기로 했고, 트레이너는 근력 강화, 유연성, 상처에 대해 작업하기로 하였다. 정신건강의학과 의사와 오랫동안 토의한 후에 선수는 마지못해 저용량의 서트랄린 복용하는 데 동의하였다. 의료진은 매주 만나 진전을 논의했고, 몇 주 뒤에 선수는 좋아지기 시작하였다. 의료진의 다각도인 접근에 만족해했고, 자신을 위해 정기적으로 모임을 갖는 것에 감사하였다. 그는 정신건강의학과 의사에게 운동 외적인 스트레스에 대해서도 털어놓기 시작했고, 몇 가지 해결책을 같이 상의하였다. 캠프 후반에 그는 예전의 속도를 되찾았고, 더 이상 통증이나 근육의 뻑뻑함을 호소하지도 않게 되었다.

구단주, 단장, 코치와 협력하기

일부 프로 팀의 구단주나 단장, 그리고 대학 팀의 운동부장은 연습이나 시합을 참관하기도 한다. 스포츠 의학에서 정신건강의학과 의사는 정신건강 및 약물 관련 서비스를 제공하는 정신의학자들의 역할을 원하지 않는 리더들과 일을 하게 되는 경우도 있고, 정기적으로 면담을 갖는 것을 편하게 여기는 리더들과 일을 하게 될 수도 있다. 대부분의 팀 리더들은 스포츠 정신의학의 정기적 개입이 경기 출장 결정에 편견을 유발할 수 있다거나, 정신건강 면담의 비밀이 보장되지 않을 수 있다는 인식을 선수들이 가질 수 있음을 이해한다. 리더들이 어떠한 수준의 스포츠 정신의학의 개입을 원하는 경우라도, 그들은 의료 팀장(일반적으로 팀 의료진이나 트레이너의 장)으로부터 스포츠 정신의학 서비스의 사용률, 서비스의 범위, 선수들의 만족도, 선수들의 복귀 및 경기력에 미치는 효과 등에 대한 서면 혹은 구두 보고를 원한다. 간혹 좋은 성과를 얻은 선수나 코치가 팀 내에 스포츠 정신의학 서비스가 있다는 것의 효용성에 대하여 구단주 혹은 단장에게 직접 알리기도 한다. 이런 형태의 추천은 정신건강 서비스를 제공하는 측에서 요청해서는 안 되며, 리더가 정신건강 서비스에 대하여 가지고 있는 견해에 큰 영향을 주어서도 안 된다.

코치 역시 스포츠 정신의학이나 정신 기법 서비스에 대한 다양한 정도의 경험을 가지고 있다. 어떤 코치들은 훈련에 대한 집중도나 시합에 방해가 되는 개인 문제에 대하여 과도한 동정을 보이기도 한다. 많은 코치들은 문제가 있거나, 불안 혹은 우울로 힘들어하거나, 슬럼프에 빠진 선수들과 함께 일해 본 경험이 있다. 그러나 소수의 코치들만이 의료진에 의한 서비스와 훈련이 통합된 현장 정신의학 서비스를 경험해 보았을 뿐이다. 처음에 코치들은 이러한 서비스가 방해가 된다고 생각할 수 있지만, 시간이 가고 주요 의료진의 도움을 받으면서 코치들은 스포츠 정신의학의 부가적 효과에 대하여 감사하게 된다.

선수가 동의하는 경우, 스포츠 정신의학자와 조력자 혹은 포지션 코치 사이의 직접적 협력은 매우 큰 도움이 될 수 있다. 예를 들어, 선수가 부상으로부터 회복하는 문제에 대하여 고민하고 있거나 기술이나 전략의 습득을 어렵게 하는 학습 스타일을 가지고 있다면, 선수는 스포츠 정신의학자에게 자신의 문제에 대하여 코치에게 설명해 달라고 요청해서 협조적이고 확장된 방식으로 접근할 수 있다.

그러나 개별 선수에 대하여 감독과 상호작용하는 것은 더욱 어렵다. 감독은 경기 출장 명단이나 출장 시간을 결정하기 때문에 선수 개인의 감정적 혹은 행동적 문제에 대하여 미묘한 편견을 가지게 될 수 있다. 편견이 생기지 않는 경우라도 선수들은 일반적으로 비밀을 공유하는 포지션 코치나 보조 코치와는 달리 감독과 정보를 공유하는 것에 대하여 예민하다. 각 기구나 코치는 각자 개성적인 문화와 스타일을 갖고 있기 때문에 정보의 공유는 사안별로 고려해서 시행하여야 한다. 일반적으로, 스포츠 정신의학자가 정보를 공유할 때 효과적인 접근 방법은 감독이 신뢰하는 팀의 수석 의료진과 공유하는 것이다. 감독과의 직접적 의사소통도 간혹 확실한 방법이 될 수는 있지만, (1) 법적 문제 혹은 연습이나 경기 출장에 영향을 미칠 수 있는 정신과적 질환, (2) 운동 능력이나 집중력에 일시적 영향을 줄 수 있는 약물과 같은 문제가 있을 경우 복잡한 문제를 야기할 수 있다. 이러한 의사소통은 팀의 심리학자, 단장, 운동부장, 감독, 수석 의료진이 모두 모이는 특별한 미팅에서 시행하는 것이 좋다.

사례연구   그가 이런 문제를 계속 일으키게 할 수는 없어요

베테랑 프로농구 선수가 세 시즌 동안 계속 음주와 관련된 사고를 일으켰고, 문제는 점점 더 잦아지고 심각해지고 있었다. 3주간 두 차례 사고가 더 발생한 후 구단주, 단장, 매니저, 수석 의료진, 그리고 팀의 정신건강의학과 의사가 모여 선수가 필요한 도움을 받게 하기 위한 전략에 대하여 논의하였다. 지난 2년간 그 선수는 수차례 평가를 받고 외래 치료 계획을 수립하였지만 치료에 협조를 잘 하지 않았다. 리그의 단체 협상 규약에는 음주와 관련된 조항이 없었으며, 이에 팀은 적절한 행동을 취하기로 하였다. 미팅 이전에 팀 정신건강의학과 의사는 선수가 서명한 보호 대상 건강 정보제공서를 검토하고 선수가 변화와 치료에 대하여 좀 더 진지하게 받아들이게 할 수 있는 계약서의 조항을 찾아보았다. 마지막으로, 선수의 허락을 받은 후 정신건강의학과 의사는 에이전트, 농구에 대한 멘토, 그리고 가족들과 접촉하여 그들의 관점에 대하여 기록하였다. 그들 모두 선수의 과도한 음주, 충동성과 공격성에 대하여 걱정하고 있었고, 그들의 관점을 선수와 팀의 관련기구와 공유하는 것을 허락하였다.

개입 : 미팅에서 단장과 매니저는 구단주에게 해당 사안에 대하여 보고하였다. 팀의 정신건강의학과 의사는 선수가 서명한 정보제공서 한도 내에서 과거의 치료와 현재의 평가, 그리고 권고안을 제시하였다. 계약서를 검토한 결과 행동 문제에 대한 조항, 건강 유지에 대한 의무 조항이 있음을 알아내었고, 그들은 선수와 이를 논의하고 필요한 징계조치를 할 수 있도록 결정하였다. 그다음 날 정신건강의학과 의사는 로커룸으로 선수를 방문하여 선수 관점에서의 지난 두 번의 사고에 대하여 논의하였다. 선수는 자신의 음주가 문제가 될 정도가 되고 있음을 인정하였고, 이에 대하여 무엇인가 해야 한다는 점에도 동의하였다. 그러나 그는 그의 아버지, 숙모, 누나, 에이전트 그리고 오래된 멘토 모두가 대학교 시절 이후 그의 음주와 공격성에 대해 걱정하고 있다는 사실을 알고는 놀랐다. 그는 또한 계약서에 그의 행동 문제에 대한 조항이 있음을 인내받았고, 새로운 치료 계획에 따르지 않을 경우 벌금을 부과하거나 출장 정지 조치를 할 것임에 대해서도 고지받았다. 이러한 영향력과 에이전트와 멘토의 격려로 그는 주 3회 집중 외래 치료를 시작하는 데 동의하였고, 주 1회 팀의 물질 남용 상담가를 방문하고 매주 추가적으로 전화 통화를 하기로 하였다. 그는 또한 금주를 하고, 건강 상태를 개선하기로 약속하였으며, 매일 디설피람을 복용하기로 하였다. 이후 3개월 동안 그는 모든 치료 계획을 따랐고 금주를 유지하였다. 그의 건강과 영양상태는 극적으로 호전되었고 약 9kg 정도의 체중이 감소하였다. 이러한 변화로 인해 그의 플레이와 자신감도 극적으로 좋아졌다. 시즌이 종료될 때까지 그는 계속 좋은 상태를 유지하였고 비시즌 동안에도 도시에 머무르면서 훈련과 치료를 계속하기로 약속하였다. 1년 후 그와 그의 에이전트는 옳은 일을 하도록 압력을 가해 준 팀의 기구에 감사를 표시하였다.

사례연구 그는 잔여 시즌 출장 정지를 받을 것입니다

이제 막 5년 차에 접어든 대학생 축구 수비수가 팀 동료들이 그가 학교 밖의 파티에서 권총을 꺼내어 들었다는 보고를 한 후 그의 대학교 마지막 해 여름에 감독에게 불려 갔다. 그 선수는 감독에게 자신이 파티에 갔었으며, 그가 도착한 직후 그가 자신들의 차를 부수고 유리창을 깼다며 학생이 아닌 사람들이 그를 비난하였다고 하였다. 이에 그가 자신이 그런 것이 아니라고 설명하였음에도 그 사람들이 그와 그의 여자 친구를 차까지 따라오며 가지 못하게 하였다고 말하였다. 이에 그는 두려움을 느꼈고 그래서 장전이 되지 않은 권총을 꺼내서 그 사람들을 쫓아내려고 하였다고 하였다. 이 선수는 과거에도 학교 밖에서 반복적으로 사고를 일으킨 적이 있으며 이 때문에 부상을 입어 연습과 출장을 할 수 없었던 적이 있었다. 그는 좋은 학생이었고 음주는 하지 않았으나, 항상 우울해 보이거나 화가 나 보였다. 감독은 그 선수가 아버지 없이 자라났고 그의 어머니가 아무 도움 없이 혼자서 그와 다른 두 형제를 키우느라 고생했다는 것에 대해 분개하고 있는 것 같았다. 감독은 팀의 정신건강의학과 의사에게 평가를 요청하였다.

개입 : 그 선수는 정신건강의학과 의사에게도 감독에게 했던 것과 같은 내용을 이야기하였으며, 따로 만난 그의 여자 친구도 이를 확인해 주었다. 그는 부상 때문에 그가 할 수 있다고 생각했던 것보다 좋은 성적을 내지 못하였다고 생각하였고 자신의 대학 경력에 대하여 실망감을 표시하였다. 그는 시즌 전 훈련이 시작되면서 반복적인 오른쪽 무릎 통증을 호소하였고, 대학에서의 최고 학년에서 주전을 놓칠까 봐 걱정하였다. 무기에 대하여 질문하자 그는 그 권총이 자기 것은 아니었으며, 자신의 행동이 위험하고 심각한 것임을 알고 있다고 하였다. 그는 권총을 친구에게 돌려주는 것에 동의하였다. 그는 또한 자신이 어린 시절 때문에 화가 나 있었고, 자신의 분노와 감정기복이 그 때문이며 좌절은 부상 때문이라는 감독의 평가에 동의하였다. 그는 남은 시즌 동안 매주 정신건강의학과 의사를 만나서 그의 감정을 다스리고 정신력을 강화하기 위한 방법을 개발하기로 하였다. 그는 또한 그 사건의 중대성에 동의하고 정신건강의학과 의사가 감독과 운동부장에게 면담 결과를 전달하는 것에도 동의하였다. 다음 날 아침 정신건강의학과 의사는 운동부장을 따로 만나 그 선수가 정기적 면담을 하기로 하였으며 무기를 돌려주기로 하였음을 알렸다. 정신건강의학과 의사는 운동부장에게 그 선수는 현재 자해나 타해의 위험이 없다는 것도 확인해 주었다. 하루 동안 심사숙고한 후 운동부장은 그 계획을 승인하였고 그 선수가 치료를 받고 있는 동안은 별도의 징계는 없을 것이라고 하였다. 그 선수는 남은 시즌 동안 매주 정신건강의학과 의사를 만났다. 그는 주전에 포함되었으나 시즌 말미에 심각한 뇌진탕을 입으면서 복귀하지는 못하였다. 그럼에도 그는 자신의 성취에 대하여 자랑스러워하였으며, 평균 3.5점의 학점으로 졸업하였다.

•• 결론

현장에서의 스포츠 정신의학 서비스는 훈련이나 시합 전에 개입하며, 그 이용 정도는 시간이 갈수록 선수나 코치들에게 인정받고 있다. 팀의 시설 내에서 규칙적인 스포츠 임상가의 도움은 선수들과의 신뢰를 구축하고, 팀 리더십과 의료진 사이의 기능적 작업 관계의 발달을 촉진한다. 그 결과로, 대부분의 선수-임상가 접촉은 임상가가 훈련장 부근을 돌아다니다가 일어나거나, 혹은 트레이너 혹은 팀 의사가 의뢰해서 일어난다. 대부분의 상호작용은 공개된 장소에서 일어나기 때문에 다른 선수들도 그 이야기를 듣거나 때로는 이야기에 끼어들기도 하고, 특히 대화의 내용이 부상, 통증 조절, 수면 혹은 경기력과 관계될 때 더 그렇다. 정신의학 서비스를 선수의 훈련장이나 치료시설에서 쉽게 이용할 수 있게 하는 것은 선수가 개인적 사안에 대하여 논의하기 쉽게 한다.

스포츠 정신의학자와 구단주, 단장, 그리고 감독 사이에는 대부분 강한 경계선이 있다. 보통 팀 의료진 중 한 명인 팀의 수석 의사가 모든 적절한 의료적, 정신과적 정보를 팀 리더에게 전달하도록 지정되어 있다. 이러한 체계는 팀 정신건강의학과 의사가 가능한 한 비밀을 보장하며 선수와 코치에 대한 서비스에 집중할 수 있게 한다.

임상적 핵심 요점

- 특정 팀에 대한 개입은 다음과 같은 목적으로 계획된다. (1) 팀 사기, 응집력, 그리고 경기력 증진, (2) 코치진과 선수단의 갈등 해소, (3) 대중과의 부정적 관계에 대한 접근, (4) 지속적인 선수 및 팀 스태프에 대한 조력 서비스의 확립.

- 최초로 팀에 자문하는 기회는 다음과 같은 팀의 위기 시점이다. (1) 예상 밖의, 또한 장기적인 성적 부진, (2) 심각한 사고나 반복적인 선수의 행동 문제, (3) 분명한 선수-코치 간 갈등, (4) 사고로 인한 혹은 예기치 못한 사망과 같은 비극, (5) 선수나 코치의 심각한 정신과적 질환.

- 렌시오니의 모델(2005)에 의하면, 성공적인 팀은 다음과 같은 특성을 가진다. (1) 신뢰관계의 형성, (2) 갈등을 적극적으로 다룸, (3) 공동의 목적에 전념, (4) 상호 신뢰 유지, (5) 공동의 결과물에

집중. 이 모델은 간단하고, 널리 받아들여지고 있으며, 팀원들과 초기 대화 시에 유용하다('팀과 함께 작업하기' 절의 목록 부분을 보라).

■ 팀의 의사와 트레이너는 부상 혹은 질병 방지와 재활뿐만 아니라 스트레스, 위험한 행동, 그리고 불안, 우울, 분노, 불면, 에너지, 집중력, 자해 그리고 자신감과 관련된 문제의 초기 신호를 알아내는 최전선에 있다. 스포츠 정신의학자가 트레이닝룸이나 연습장과 같은 현장에 있는 것은 종합적 치료를 가능하게 한다. 증상 선별검사는 시즌 전 신체검사 때 공식적으로 시행할 수 있다(예 : 부록 8-1에 제시된 것과 유사한 형식을 사용한다).

■ 수석 팀 의사는 적절한 의료적, 정신과적 정보를 구단주와 기타 팀 리더들에게 전달하도록 되어 있다. 이러한 체계는 팀 정신건강의학과 의사가 가능한 한 비밀을 보장하며 선수와 코치에 대한 서비스에 집중할 수 있게 한다. 서비스에 대한 현장 모델은 몇 년 후에는 서비스의 사용을 증가시킬 수 있다.

 참고문헌

Anderson J, Aberman R: Why Good Coaches Quit and How You Can Stay in the Game. Minneapolis, MN, Fairview Press, 1999

Beswick B: Focused for Soccer: Develop a Winning Mental Approach. Champaign, IL, Human Kinetics, 2001

DiCicco T, Hacker C: Catch Them Being Good. New York, Penguin, 2002

Lencioni PL: Overcoming the Five Dysfunctions of a Team: A Field Guide for Leaders, Managers, and Facilitators. San Francisco, CA, Jossey-Bass, 2005

Lynch J: Creative Coaching: New Ways to Maximize Athlete and Team Potential in All Sports. Champaign, IL, Human Kinetics, 2001

Lynch J, Scott W: Running Within: A Guide to Mastering the Body-Mind-Spirit Connection for Ultimate Training and Racing. Champaign, IL, Human Kinetics, 1999

McDuff DR, Morse E, White R: Professional and collegiate team assistance programs: services and utilization patterns. Clin Sports Med 24:943–958, 2005

Shapiro RM, Jankowski MA, Dale J: The Power of Nice: How to Negotiate so That Everyone Wins—Especially You. New York, Wiley, 2001

Teleander R: From Red Ink to Roses: The Transformation of a Big Ten Program. New York, Simon & Schuster, 1994

부록 8-1

증상 선별검사 서식

성명 : _____

날짜 : _____

생년월일 : _____

우리 팀의 많은 선수들이 운동이나 대인관계, 혹은 개인의 행복과 관계된 증상 때문에, 혹은 이러한 증상을 가지게 될까 봐 걱정하고 있습니다. 각 문항에 대하여 지난 1년 동안 자신을 괴롭혔거나 괴롭히고 있는 문제가 있다면 그 정도에 따라 표시하십시오.

	0 전혀 그렇지 않다	1 간혹 그렇다	2 자주 그렇다	3 매우 자주 그렇다
우 울				
1. 당신은 슬프거나, 실망하거나, 화가 난 적이 있습니까?				
2. 당신은 미래가 절망적이거나 희망이 없습니까?				
3. 당신은 자신이 쓸모없거나 남들보다 떨어진다고 생각합니까?				
4. 당신은 예전에 즐기던 활동에 대해 흥미를 잃었습니까?				
5. 당신은 인생이 살 만한 가치가 없다고 생각합니까?				
불 안				
6. 당신은 마음이 예민하고 떨립니까?				
7. 당신은 긴장되고 안절부절못합니까?				
8. 당신은 걱정이 많고 두려움을 느낍니까?				
9. 당신은 근육 긴장, 두통, 숨참, 속이 답답함과 같은 신체적 스트레스가 있습니까?				

	0 전혀 그렇지 않다	1 간혹 그렇다	2 자주 그렇다	3 매우 자주 그렇다
수 면				
10. 당신은 잠들기가 어렵거나 중간에 깹니까?				
11. 당신은 낮에 많이 졸립니까?				
12. 당신은 코를 심하게 골거나 자다가 호흡이 멈출 때가 있습니까?				
분 노				
13. 당신은 쉽게 좌절하거나 짜증을 느낍니까?				
14. 당신은 자제력을 잃고 화를 냅니까?				
15. 당신은 싸우거나 물건을 부술까 봐 걱정합니까?				
섭 식				
16. 당신은 특별한 식단이 필요합니까?				
17. 당신은 식사를 거릅니까?				
18. 당신은 폭식을 하고 이를 후회합니까?				
19. 당신은 체중을 줄이기 위해 애쓰고 있습니까?				
20. 당신은 에너지음료나 에너지보충제를 사용합니까?				
21. 당신은 체중을 유지하기 위해 애를 씁니까?				
기 분				
22. 당신은 감정기복이 있습니까?				
23. 당신은 생각이 너무 빨라지거나, 정신이 너무 활동적이 된다고 느낍니까?				
24. 누군가 당신에게 말을 너무 빨리 혹은 크게 한다고 이야기한 적이 있습니까?				
25. 당신은 다른 사람이 보기에 위험하거나 바보 같은 행동을 합니까?				
26. 당신은 잠을 안 자도 잘 필요가 없다고 느낀 적이 있습니까?				

	0 전혀 그렇지 않다	1 간혹 그렇다	2 자주 그렇다	3 매우 자주 그렇다
통 증				
27. 당신은 만성적인 통증으로 운동, 수면, 휴식, 혹은 대 　인관계에 영향을 받습니까?				
28. 당신은 걱정스러운 만성 통증 때문에 약을 복용합니까?				
물 질				
29. 당신은 술을 줄여야겠다고 생각한 적이 있습니까?				
30. 당신은 담배를 줄여야겠다고 생각한 적이 있습니까?				
31. 당신은 허가받지 않았거나 처방받지 않은 약물을 복용 　한 적이 있습니까? (진통제, 에너지 증진 약물)				
32. 당신은 약물 사용에 대해 도움을 받아야겠다고 생각한 　적이 있습니까?				
집 중 력				
33. 당신은 집중력을 유지하는 데 문제가 있거나 쉽게 집 　중력을 잃습니까?				
34. 당신은 일을 조직화해서 하거나 마치는 데 어려움이 　있습니까?				
35. 당신은 마치 모터가 달린 것처럼 가만히 있지 못하거 　나 너무 활동적이라고 느낍니까?				
36. 당신은 학습이나 기억에 어려움이 있습니까?				

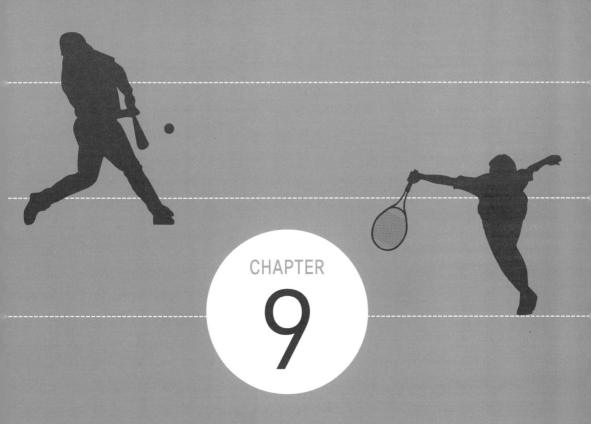

CHAPTER

9

발달적, 문화적 능력

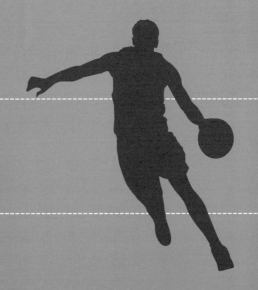

SPORTS PSYCHIATRY

개인과 팀을 위해 일하는 스포츠 정신건강 치료자들은 다양한 연령층의 운동 선수들과 일하는 데 필요한 기술과 그들과 일하는 것에 대한 편안함이 필요하다. 다음과 같이 다양한 선수들을 만난다. (1) 중학생 체조 선수, 레슬링 선수, 수영 선수, (2) 고등학교 수영 선수, 달리기 선수, 축구 선수, 라크로스 선수, 농구 선수, (3) 대학교 축구 선수, 미식축구 선수, 라크로스 선수, 농구 선수, (4) 프로골프 선수, 테니스 선수, 철인 3종 선수. 그러므로 사춘기 청소년부터 중년기까지 일생에서 스포츠라는 환경 속에서의 발달 문제에 대한 주요 요소를 아는 것이 중요하다.

다양한 연령층과 발달 수준에 있는 운동선수들과 일하는 것에 편안함을 느낌과 동시에 치료자는 다양한 문화를 이해하는 능력이 필요하다. 만약 치료자의 치료 범위가 아동 스포츠 클럽 수준부터 프로선수 수준까지의 전체 범위를 포함하고 있다면 다양한 성별, 인종, 성적 취향, 지역, 종교, 가치, 철학, 정치적 배경을 가진 사람들과 함께 일하는 기술과 함께 일하는 데 있어서 편안함을 느끼는 것이 중요하다. 예를 들면 대학 스포츠부와 프로스포츠 팀과 일하는 치료자는 미국에서 태어난 운동선수와 다양한 외국 — 오스트레일리아, 캐나다, 동유럽, 서유럽, 중동, 태평양 연안 섬, 아프리카 대륙, 라틴아메리카, 아시아 등 — 에서 온 선수들을 모두 볼 수 있을 것이다. 미국의 전형적인 프로스포츠 팀은 지방 출신, 도시주변 출신, 도시중심가 출신 선수들이 있고 다양한 주와 지역에서 온 선수들도 있을 것이다. 선수들은 기독교, 유대교, 이슬람교, 불교, 힌두교, 모르몬교, 무신교 등 다양한 종교적 신념을 가지고 있다. 선수들은 다양한 성적 취향을 가지기도 하며 이는 게이, 레즈비언, 이성애자, 양성애자, 트랜스젠더 등을 포함한다. 이런 차이점 중 어느 것이라도 긴장을 야기하거나 팀 내 불화를 조장할 수 있다. 다양한 문화의 다양한 면모를 여행 또는 기타 방법을 통해 경험해 본 치료자들이나 다양한 언어를 구사할 수 있거나 이해할 수 있는 치료자들은 상대적으로 문화적 경험이 적은 치료자들에 비해서 문화적 능력이 뛰어나다.

선수, 감독, 그리고 나머지 스태프들 사이에 생길 수 있는 서로 간의 차이를 이해하고 넘어갈 수 있는 한 가지 좋은 방법은 이 모두를 설명하고 포괄하는 문화적 모델이나 정의를 갖는 것이다. 스포츠상에서 실질적인 '문화'라는 단어의 정의는 각 집단의 사람들이 특정 신념, 태도, 가치 등으로 특징지어질 수 있다는 것을 의미한다. 예술, 종교, 문학과 같은 형식적 표현과 음악, 음식, 춤, 문화 같은 유행하는 표현이 위의 가치에 들어갈 수 있다. 선수들 각자는 언어, 인종, 피부색, 종교, 성적 취향 등의 뻔한 차이에서 벗어나 그들의 문화적 특성과 삶의 태도라는 더 넓은 내용에서 이해되어야 한다. 세대 차이 또한 문화적 혹은 문화외적 차이를 대표하고 팀의 단결에 영향을 끼치거나 다른 특정 선수와의 불화를 야기할 수 있다. 베이비 붐 세대(Me Generation), X세대, Y세대(2000년 후 태어난 세대), 그리고 사이버 세대 등의 묘사적 표현은 세대 간의 특정 문화적 차이를 특징짓기 위해 쓰인다. 스포츠 관련 치료자들의 주요 업무는 호기심을 가지고 사교적으로 선수들을 대하며 팀 안에 존재하는 다양한 문화적 집단 또는 특정 선수의 문화적 특징에 대해 알아보는 것이다. 이 노력은 다른 임상 현장에서 만나게 되는 다양한 문화적 집단들의 알려지지 않은 부분을 알아 가려고 유도하는 데 초점을 둔다.

이 장에서는 스포츠 관련 정신건강전문가들이 어린 선수, 다른 성별의 선수, 그리고 다양한 성 정체성을 가진 선수, 그리고 다양한 문화적 집단에서 온 선수와 효과적으로 일하기 위해 필요한 능력에 대하여 다룰 것이다. 임상적 상황에서 가장 흔하고 중요한 문제에 대하여 이야기하고 이 분야에서 적절한 치료적 태도 및 기술을 향상시키는 것에 대한 근거로 사례 연구를 제시하였다.

•• 어린이 스포츠

이 책의 서론에서도 언급되었듯이 어린이의 스포츠 참여율은 1990년대부터 서서히 증가하였다. 놀랍게도 어린 시절 비만율과 앉아서 생활하는 습관 또한 비슷한 시기에 증가하였다. 비록 어린이의 스포츠 참여가 미국의 스포츠 브랜드화, 운동 경기와 악명, 그리고 이기는 것에 중점을 두는 문화에서 자연스럽게 이루어진 것 같지만, 동시에 미국인들은 패스트푸드와 광케이블의 디지털 세계, 위성 TV, 게임, 인터넷, 문자 주고받기, 사이버 네트워킹 등 활동량 부족과 높은 칼로리 섭취, 늦은 밤으로 특징지어지고 수면, 에너지, 생산력을 감소시키는 활동에 대한 환상을 가지고 있다. 12~13세경이 되면 미국 남자아이들과 여자아이들은 스포츠나 규칙적인 운동 루틴을 그만두고 디지털 세계의 마라톤으로 뛰어든다. 추가적으로 많은 미국 학교들이 체육시간을 학업적인 용도로 대체하고 있다. 비록 이 완벽히 다른 삶의 방식에서의 선택이 서로를 완벽하게 배제하지는 않지만 미국 사회에서 우위를 점하기 위해 저마다 노력하고 있는 것만은 자명한 사실이다.

아동 비만율과 활동량 부족 문제 외에도 미국 사회에서는 스포츠 부상과 기력 소진이 문제시되고 있다. 비록 스포츠 참여가 대개의 경우 사회성, 헌신, 책임감, 팀워크, 조직화, 목표 달성, 리더십, 독립성, 효율성, 정신건강 및 신체건강, 긍정적 자기애와 자신감을 증진시킨다는 점에서 긍정적으로 보이고 있지만 동시에 부정적인 면도 지니고 있다. 이 부정적인 면은 지나친 훈련, 식이장애, 사회적 고립, 정신적 성숙의 부족, 지나친 권리 부여, 폭력성, 이른 성적 행동, 높은 스트레스, 경쟁적 실패, 부모-감독 혹은 부모-아동 사이의 갈등, 그리고 자기애 및 자신감에 해를 끼치는 것 등을 포함한다(Vrink 등, 2010; Fields 등, 2010; Habel 등, 2010). 이러한 부정적인 점들은 많은 경우 미국의 이른 개인 스포츠 특성화(Malina, 2010), 이른 시기에 심하게 경쟁적인 우승을 강조하는 팀의 참여, 1년 내내 지속되는 훈련, 부모의 대리 성취감(Tofler 등, 2005), 그리고 아동의 발달적 단계의 중요성에 대한 인식 부족에 의해 야기된다(Murphy, 2008).

어린 선수들의 스포츠 참여가 갖는 장점이 단점을 이기기 위해서는 스포츠 프로그램이 아동 스포츠 발달의 단계를 이해하고 부모와 감독이 주는 영향의 중요성과 훈련 사이의 휴식 및 삶의 균형에 대한 이해를 가지고 있어야 한다. 아동 스포츠 발달은 아이의 행동적·감정적 성숙도에 적합한 각기 다른 기술 및 임무를 강조하는 단계들로 나뉘어야 한다. 존 헬스테드가 만들고 셰인 머피(Murphy, 2008)가 최근에 발전시킨 모델은 3단계를 거친다. (1) 탐구(4~12세) — 다양한 스포츠를 시도해 보는 것, (2) 전념(12~15세) — 특정 운동 고르기, (3) 능숙(15~18세) — 스포츠 위주의 삶의 방식을 추구하고 경기력 향상에 집중하는 것이다. 탐구 단계에서 부모들은 자신의 아이가 최대한 다양한 스포츠를 시도해 보고 그들이 잘하고 즐기는 것을 찾을 수 있게 도와준다. 이 단계에서 중점은 다양성, 기술 발전, 그리고 즐기는 것에 있다. 부모는 이기는 것을 지나치게 강조하는 것을 피하고 아이의 기술, 흥미, 자신감을 높일 수 있게 동기부여를 해 줄 수 있는 감독을 찾아야 한다. 전념 단계에서는 운동선수들이 한 가지 특정 스포츠에 집중하고 훈련과 경쟁을 하는 본질적 이유를 부모나 감독 외에 내부적으로 찾게 된다. 만약 그렇지 못하게 되면 기력 소진과 자포자기를 가져올 수밖에 없고 아동은 영원히 스포츠에 관심이 없게 될 수 있다. 능숙 단계에서 스포츠는 주요 집중 대상이 되고 발전을 위한 목표 세우기는 삶의 방식이 된다. 이 단계에서 제대로 된 경쟁 수준을 찾는 것이 중요한데 지나치게 높은 경쟁 수준은 경기 참여 시간의 감소와 실패감을 불러온다.

맥코믹(McCormick, 2005)이 제시한 다른 모델은 영국에서 주기적으로 쓰이는 것으로 이것 또한 세 가지 단계를 가지고 있다. (1) 기초, (2) 훈련에서 훈련, (3) 훈련에서 경쟁. 기초 단계에 있는 선수들은 4~8세로 일반적인 운동 발달, 체력, 그리고 스포츠를 즐기는 법을 배운다. 달리기, 뛰기, 균형 잡기, 그리고 동체시력이 강조되고 특정 스포츠를 위한 기술은 비교적 중요시되지 않는다. 훈련 단계는 9~13세 운동선수들을 대상으로 이루어지고 기본적인 스포츠 기술 및 체력에 중점을 두고 75%의 시간을 훈련에 쓰고 25%의 시간은 실제 경기에 쓴다. 훈련은 경쟁의 치열함을 답습하지만 즐길 수 있고 용기를 주는 환경에서 이루어진다. 연습에서 경쟁으로 가는 단계는 14~18세 선수들을 대상으로 특별 훈련, 기술, 체력, 게임 전략, 그리고 정신적 강인함을 강조한다. 이쯤 되면 스포츠가 중점적이게 되고 선수들의 헌신은 좋은 준비를 통해 지속적으로 치열한 훈련과 경쟁적 자부심을 가지게 하는 데 쓰인다.

이러한 아동 스포츠 발달 모델의 단계에서는 부모와 감독의 역할이 굉장히 중요하다(Vois 등, 2009; Gould 등, 2006). 다양한 스포츠에 대한 충분한 탐구나 스포츠에 대한 내적인 애정이 발달할 시간도 없이 어린 운동선수들을 너무 이른 시기에 치열한 경쟁으로 내모는 것은 갈등을 초래하고 부정적 태도, 두려움, 감소하는 동기 및 경기력을 불러오고 결국 포기하게 만든다. 부모는 조기 단계에서 본인이 정한 특정 스포츠를 강요하거나 기술 향상이나 즐거움보다는 이기는 것에 중점을 두고 스포츠에 대한 자신의 꿈을 아이를 통해 이루려는 태도를 보이는 등의 잘못을 보인다. 좋은 감독은 거의 본능적으로 이 단계들의 중요성을 알고 체육적 발전이 시간과 노력이 필요한 것임을 안다. 더 어린 아이들을 위해서는 기본적 운동 능력을 꾸준한 움직임과 균형력 및 운동 반복을 통해 발전시키는 것이 굉장히 중요하다. 감독은 어린 나이의 아이들에게 무료한 시간을 보내게 되는 특정 기술 발전이나 선수들이 감정적으로 성공이나 실패에 준비되지 않았을 때 경쟁을 지나치게 강조함으로써 잘못을 저지를 수 있다. 나중 단계에서 좋은 감독은 모든 선수가 체력과 훈련에 관심을 가지도록 해서 진심으로 동기를 가질 수 있게 하는 방법을 안다. 경기의 긍정적인 부분을 이해하고 기술 발전과 향상을 강조하는 감독 스타일은 장기적으로 스포츠의 창의적 · 예술적 부분을 이해하는 선수를 만들어 내고 그래서 진심으로 경기를 사랑하게 만든다.

사례연구

내 딸은 압도되었고 성적도 떨어지고 있어요

13살의 7학년 축구 선수가 지역 취미반에서 이동 팀으로 수준이 올라간 지 1년 후 봄에 스포츠 정신의학자를 찾아왔다. 팀의 변화와 함께 1년 내내 축구에 헌신하게 되었고 1주일에 세 번씩 한 시간 거리에 있는 곳을 왕복하며 연습에 참여했고, 주말마다 두 번의 경기를 많은 경우 한두 시간 떨어진 곳에서 치르고, 겨울에는 실내 축구와 체력 훈련, 휴일과 주말과 방학 때는 타지에서의 대회 참여, 그리고 추가적인 기술 훈련을 매일 하도록 요구받았다. 비록 그 선수는 아무런 말도 하지 않았지만, 선수의 어머니는 이 축구에의 헌신이 너무 버겁다고 느끼기 시작했고 그녀의 딸이 지속적으로 피로해 보이고 그녀의 학업 성적이 떨어지는 것을 눈치챘다. 선수는 이동 팀으로의 변화가 어려웠고 자신이 언제나 피로하다는 것을 인정하였다. 비록 그녀는 부상을 당한 적은 없지만 다리는 언제나 아팠고 쉬는 시간만 생기면 그저 낮잠을 자고 싶어 하였다. 그녀는 자신의 학교 동급생들과 어울리기를 그만두었고 축구 팀원들 대부분이 다른 지역의 사립학교에 다녔기 때문에 그녀는 팀원들과도 어울리지 않았다. 그녀는 자신의 팀원들과 감독을 좋아했고 그녀의 발전된 축구 실력에 만족했으며 꾸준히 경기를 하며 성과를 보였다. 하지만 그녀는 감독님이 연습이 없는 날이면 요구하는 추가적 달리기 훈련 때문에 점점 녹초가 되어 가고 있었다.

개입 : 몇 가지 주요한 문제들이 선수와의 첫 번째 미팅에서 지적되었다. 첫 번째는 축구에서 정신적 그리고 신체적으로 쉬는 시간을 가짐으로써 피로, 부상, 그리고 성신쇠약을 방지하는 것이었다. 그녀는 추가 훈련을 그만두기로 동의했고 그 시간을 자신의 학교 과제를 하는 데 쓰기로 하였다. 두 번째 문제는 그녀의 학교 친구들과의 분리로 인해 야기된 재미의 부재였다. 그녀는 다시 학교 친구들과 연락을 하기로 했고 그녀의 친구들이 그녀가 축구로 바쁠 때에도 꾸준히 그녀에게 같이 놀자는 연락을 해 왔다고 밝혔다. 세 번째 문제는 팀의 치열한 특성과 그 특성이 선수의 삶을 균형 있게 해 주는지 여부였다. 그녀와 그녀의 부모님은 그녀가 이번 시즌을 끝내기로 결정했지만 다른 이동 팀을 알아보고 특히 이렇게까지 멀리 있지 않은 팀에 참가해서 다른 종류의 활동이나 다른 스포츠 종목에도 참여할 수 있게 할 수 있는지 알아보기로 하였다. 그녀는 그해가 끝날 때까지 매달 정신건강의학과 의사를 만났고 연습이 없는 날 쉬게 되면서 신체적으로나 정신적으로나 나아졌다고 느꼈다. 그녀는 다시 지역 친구들과 어울리기 시작했고 축구에서의 잠깐의 휴식은 에너지를 다시 방출시켜서 학업과 축구에 다시 쏟을 수 있게 해 주었다. 그녀는 또한 감독에게 자신의 발전에 대해서 의견을 물어봤다. 그는 그녀의 발전에 대해서 굉장히 만족하고 있었으며 그녀가 여름과 겨울 동안 쉬는 것에 대해서 생각해 보기로 하였다. 그래서 그녀는 그 팀에 1년간 더 있기로 하였다.

●● 성별과 성 정체성

여성의 스포츠 참여는 1972년의 타이틀 9(Title IX)[3]을 지나며 엄청난 증가를 보였다. 그러나 그에 비해 여성 감독을 고용하는 비율은 낮은 수준에 그치고 고등학교와 대학교 스포츠의 감독 문화는 아직도 꽤 가부장적이다. 여성 운동선수나 감독의 스트레스 요인은 남성과 비교하여 다소 큰 차이를 보인다. 여성선수들은 감독과 관련된 갈등을 스트레스의 가장 첫 번째 요인이라고 밝혔고 남성에 비해 행동은 가까이 다가가되 회피 중심의 인지적 대처 방법을 선택하였다(Anshel 등, 2009). 흥미롭게도, 백인 여성이 흑인 혹은 히스패닉계 여성선수보다 더 높은 스트레스 수준을 보고하였다. 다른 연구에서는 여성이 남성보다 자신의 스트레스 요인을 해결하기 위해 직접적으로 대화를 시도하거나 문제 해결을 계획하는 등의 문제 해결 중심의 전략을 사용한다는 것이 밝혀졌다(Nicholls 등, 2007). 캄포프(Kamphoff, 2010)는 감독직을 사임한 121명의 여성을 대상으로 설문조사를 실시하였다. 감독직을 사임한 가장 흔한 이유는 가족에의 헌신과 자유시간에 대한 필요 때문이었다. 몇몇 소수의 여성 감독들은 중요한 문화적 걱정, 예를 들면 성차별, 남성 감독의 우세, 그리고 심각한 동성애 혐오증 등을 지적하였다. 다른 연구에서는 여성 감독이 남성 위주의 문화 속에서 자신의 능력을 꾸준히 증명해 보여야 하는 것에 대한 압박을 느꼈음을 밝혔다(Norman, 2010). 추가적으로 고용, 급여, 승진에 대한 평등 문제가 지적되었다. 여성선수와 감독은 타인의 관점 및 문화적 영향에 대해 신경 쓰는 데 상당한 시간을 보냈다. 그러므로 여성 감독과 선수 간의 관계를 지켜보는 것이 중요하고 여성 감독과 남성 감독 혹은 관리자와의 관계도 대학 혹은 프로여성 팀에서 일할 때는 지켜볼 필요가 있다.

여성 팀의 증가가 있기 전에 남성 동성애자 선수들에 대해서는 다이빙이나 피

---

3) 편집자 주 : 1972년에 연방 정부가 성별에 따른 교육 차별을 없애기 위해 내놓은 새로운 교육법으로서 성별에 근거해 교육 프로그램 또는 연방 재정 보조 활동 혜택에 대한 차별을 받지 않을 권리를 명시하고 있다.

겨스케이팅 등의 미디어 보고를 제외하고는 쓰인 바가 별로 없었다(Anderson and McCormick, 2010). 스포츠에서 여성이 두각을 드러내자 다른 성 정체성, 동성애자, 양성애자, 트랜스젠더 남성과 여성선수 및 코치에 대한 인식도 생겨났다(Sartore and Cunningham, 2007). 미국이나 캐나다(Canadian Association for the Advancement of Women in Sport and Physical Activity, 2006) 등의 나라와 몇몇 스포츠 관련 기구(Naurer-Starks 등, 2008)는 다양한 성 정체성에 대해서 더 포용하는 새로운 스포츠 문화를 만듦으로써 동성애 혐오와 동성애자에 대한 적대감, 괴롭힘, 거부, 무시, 고용 차별, 그리고 부당한 처우(예 : 상대 팀의 레즈비언 감독이나 선수에 대해 안 좋은 발언을 하는 것) 등과 맞서 싸워 나가고자 한다. 비록 이것은 어려운 문화적 문제이지만 수용과 존중의 메시지와 함께 공개적으로 주목받을 필요가 있다. 스포츠 정신의학자들은 보통 일반진료를 하며 이런 일에 익숙해져 있기 때문에 그들은 갈등에 대한 해결방안을 제시함으로써 진취적 문화 변화에 기여할 수 있다.

선수들이 내가 연습이나 경기에서 격렬함을 요구할 때마다 마음의 문을 닫아 버리는 것 같아요

이번 시즌 초기에 사립 고등학교 여성 농구 팀에 새로 영입된 남성 감독이 선수들이 자신의 감독 스타일을 잘 따라오지 않는다고 스포츠 정신의학자를 찾아왔다. 그는 자신이 학교 체육 담당자에 의해서 팀의 경기 수준을 향상시키기 위해서 고용되었다고 말하였다. 10년간 그는 가까이에 있는 사립 고등학교 남자선수들을 성공적으로 가르쳐 왔다. 또한 그는 디비전 III 수준의 선발 포인트 가드로서 4년간 현역 생활을 했었던 경험이 있다. 그는 자신이 농구와 경기를 이기는 법에 대해서 잘 알고 있다고 자부했지만 여자선수를 감독하는 것이 어렵고 도전적이라는 것을 인정하였다. 그는 자신의 성격을 치열하고 짜증이나 화를 잘 내는 성격이라고 설명하였다. 비록 예산이 남았음에도 불구하고 아직 보조 감독을 들이지 않은 상태였다.

개입 : 그는 모든 종류의 의견을 받아들일 준비가 되어 있었고 정신건강의학과 의사에게 다음 미팅 전에 연습과 경기에 참관할 기회와 그의 주장 2명의 이름과 전화

번호를 주었다. 주장들에게 연락하자 2명의 주장 모두 그 감독이 연습 중 지나치게 격해지고 비난을 해서 몇몇 선수들이 그를 겁낸다는 사실을 밝혔다. 그들은 그의 농구에 대한 지식에 대해서는 굉장히 만족하고 있었고 이미 그의 체력과 기초에 대한 집중적 트레이닝과 좋은 수비와 의사소통 방식이 좋은 결과를 내고 있다고 느꼈다. 연습과 경기에서 감독은 분명히 경기에 대한 열정과 감정이 넘쳤다. 하지만 그의 감정이 격해질 때 그는 목소리를 크게 하고 실수를 하거나 노력을 덜 한 선수들을 1명씩 집어내서 비판하였다. 이렇게 할 때마다 그의 선수들은 조용해지고 힘이 없어지고 의사소통을 멈췄으며 더 조심스럽게 경기에 임하기 시작하였다

감독과의 두 번째 미팅에서 정신건강의학과 의사는 몇 가지 의견과 제안을 하였다. 감독은 자신의 감정이 격해지는 것에 대한 선수들의 반응에 대해 알고선 놀랐고 그의 행동이 선수 개인에 대한 공격이 아니라 팀의 경기력 향상을 위한 것이었음을 밝혔다. 선수들의 행동에 대해 이야기한 후 그는 팀 전원 앞에서 개개인을 불러내는 것이 그들을 창피하게 하거나 모욕감을 느끼게 해서 한동안 이 감정에서 벗어나지 못하게 할 수 있다는 사실을 이해하였다. 그는 그의 감정적 격함을 그의 목소리와 말하는 속도를 조절함으로써 다스리기로 하였다. 추가적으로 그는 빠른 시일 안에 부감독을 고용해서 자신의 감정을 더 잘 조절할 수 있도록 도움을 받겠다고 하였다. 그는 또 두 가지를 더 약속하였다.

첫 번째로 경기의 긍정적인 부분으로 자신의 주의력을 돌리고 실수를 지적하기 전에 잘한 부분을 먼저 언급하기로 하였다. 두 번째로, 그는 가끔씩 '재미있는 휴식 시간'을 연습 중간에 넣어 그도 함께 참여하는, 팅겨서 골 넣기나 거꾸로 골 넣기 등의 짧은 게임을 하기로 하였다. 선수들은 이러한 변화에 대해서 즉각적으로 반응했고 그들의 표정, 신체 언어, 열정, 그리고 치열함이 눈에 띄게 변하였다. 2주 후에 그는 대학 시절 농구 선수였던 대학원생 여자선수 2명을 찾아서 그의 부감독으로 임명하였다. 두 부감독 모두 즉각적으로 선수들과 유대감을 쌓았고 감독의 열정과 목소리의 격양됨을 관리해 주기로 약속하였다. 팀은 시즌을 지나가며 꾸준히 성장했고 협회 대회에서 최고의 경기를 보여 주었다. 팀은 전에는 한 번도 이겨 보지 못했던 두 팀에 역전승한 후에 아슬아슬하게 준결승전에서 졌다. 후에 주장들과의 인터뷰에서 그들은 자신들의 팀원 모두가 발전했고 해당 시즌에 이룬 것에 대해 자랑스러워한다고 밝혔다. 그들은 또한 감독이 자신의 감독 방식과 감정의 격해짐을 고

쳤음을 인정했고 선수들이 그에 따라 경기와 연습에 더 많은 노력을 하게 되었다고 밝혔다.

 팀 내 두 여자선수가 사귀고 있어서
긴장감과 분열이 조장돼요

2년 차 대학 소프트볼 감독이 자신의 팀 내 분열과 갈등에 대한 걱정으로 스포츠 정신의학자를 찾았다. 비록 그녀는 첫해에 자신의 팀에 몇몇 여성 동성애자 선수들이 있다는 것을 알았지만 첫 시즌 때는 그것을 문제라고 인식하지 않았다. 팀원들은 함께 좋은 결과를 냈고 그녀의 기대를 넘어섰다. 하지만 2년 차에 들어서면서 그녀는 팀에서 8명의 졸업반 학생들, 특히 두 주장 선수 모두를 잃으면서 걱정이 시작되었다. 이번이 그녀의 첫 새 팀원 모집이었기 때문에 그녀는 다양성을 추구해서 더 많은 선수들을 영입하기로 하였고 새로 영입된 몇몇 선수들은 3학년에 편입한 타 주 출신의 흑인도 포함하는 도시 출신 선수들이었다. 이 전략은 학교의 프로그램에서 처음으로 시도되는 것이었지만 감독이 전에 감독하던 학교에서는 꾸준히 좋은 성과를 내 왔었다. 시즌이 시작되자마자 있었던 여행에서 그녀는 주장 선수가 다른 두 선수가 방을 바꾸는 것을 허가해 줬고 같은 방에 들어가게 된 그 선수들이 다른 선수들 사이에서 사귀는 것으로 알려져 있다는 것을 알게 되었다. 감독은 주장의 행동에 대해서 엄청나게 화가 났고 주장에게 그것을 곧바로 지적하며 앞으로 있을 방 배정은 그녀가 정하겠다고 밝혔다. 그 후 2주 동안 감독은 옛 선수들과 새 선수들 사이의 분열이 심화되는 것을 느꼈고 싸움과 협동심 부족이 연습에도 나타나기 시작하였다.

개입: 정신건강의학과 의사와의 첫 미팅 후에 감독은 그녀의 2명의 감독과 2명의 주장을 만나서 현 상황에 대하여 토론하였다. 그들은 모두 이 사건과 이 사건이 시사하는 바가 팀 미팅에서 직접적으로 언급되어야 하고 선수들 간 연애에 대한 감독의 관점이 다른 선수들에게도 알려져야 한다고 말하였다. 그들은 스포츠 정신의학자를 만나서 팀에게 이 소식을 전달하는 좋은 방법에 대해서 상담하였다. 결국 감독과 1명의 주장이 미팅을 같이 주재하며 팀의 협동심이라는 주제로 이야기하는 데 모두가 동의하였다.

감독과 주장 둘 다 올해에는 전과 다르게 팀에서 더 많은 문화적 차이가 나타나고 있고 이것이 팀의 협동을 더 어렵게 하고 있다는 것을 지적하였다. 그들은 이 팀의 재능과 가능성이 뛰어나서 이러한 차이를 넘어설 수 있다면 팀이 작년의 성공을 뛰어넘을 수 있을 것이라고 강조하였다. 각 팀원들은 그 후 자기 자신에 대한 정보 중 다른 사람들이 모르는 점에 대해서 나누는 시간을 가졌다. 감독과 주장이 먼저 시작했고 이것을 통해 긴장감이 완화되고 조금씩 웃고 즐기는 분위기가 만들어졌다. 팀의 규모가 커서 75분 동안이나 진행되었다. 감독은 선수들 간의 다른 점과 같은 점에 대해서 배웠고 시즌을 더 보내며 더 많이 알아 가도록 노력하겠다고 정리하였다. 그녀는 또한 팀 내에서 성적 취향이 차이를 만드는 요소 중 하나라는 것을 알고 있다고 말하며 팀원끼리의 연애는 사내 연애와 같이 일을 더 복잡하게 만들 것이라는 자신의 생각을 밝혔다. 미팅은 낙관적으로 끝났다. 며칠 후 코치는 연애를 하고 있는 선수들을 따로 불러서 자신의 입장을 말해 주었고 그들의 입장을 설명해 줄 것을 부탁하였다. 두 선수 모두 감독의 입장에 대해 이해를 했고 그들이 연애를 끝내는 것으로 그 입장을 존중해 주겠다고 하였다. 몇 주에 걸쳐서 팀은 열심히 연습했고 자연스럽게 생길 수 있었던 편 가르기 현상은 일어나지 않았다. 대신 팀은 더 좋은 성적을 내기 시작했고 학교 설립 후 첫 20연승을 기록하였다.

•• 흔히 접하게 되는 문화 집단

고등학교, 대학교, 프로스포츠 선수들과 함께 일하는 스포츠 정신의학자들은 다양한 문화 집단을 만나게 된다. 미국의 프로스포츠에서 흔하게 접하는 문화 집단은 미식축구, 농구, 달리기에서는 흑인, 야구와 축구에서는 라틴계열, 골프, 테니스, 야구에서는 아시아계이다. 이러한 집단에 대한 일반적인 특징을 파악하는 데 있어 보다 신중한 접근이 필요하다. 예를 들어 흑인은 다양한 아프리카 혹은 라틴계열의 국가나 미국의 다양한 지역에서 와서 상당한 문화적 다양성을 보인다. 비슷하게, 라틴계열 또한 서유럽의 영향을 받은 아르헨티나 출신과 아프리카 혈통의 도미니카 혹은 베네수엘라 출신은 굉장한 차이를 보인다. 또한 중국인, 일본인, 한국인 운동선수들은 모두 아시아 인이지만 그들은 신념 등에서 상당한 차이를 보이고 가치관, 전통, 음악, 언어, 음식에 있어서도 차이를 보인다. 이 책의 전장에서 쓰인 문화에 대한 개념은 이 주 집단들이 다 같거나 비슷하다고 생각하면 안 된다는 것을 알려 준다. 그 대신 각 선수는 자신의 특이한 문화적 공간에서 왔고 그것은 그 혹은 그녀의 인생과 가족에 대해서 세세한 설명을 듣는 것으로만 이해될 수 있다.

스포츠 정신건강전문가들은 문화적 차이를 존중하고 선수를 이해하고 도울 수 있을 정도로 관심을 가지고 존중해 주어야 한다. 이 전략은 꾸준한 문화적 교류를 권장하여 각 선수들의 어린 시절이나 경험이 그들의 현재 신념이나 가치관, 혹은 스포츠로의 진로 선택에 어떻게 영향을 끼쳤는지에 집중한다. 추가적으로 그들 인생에 가장 영향을 많이 끼친 사람을 알아보고 그 일화에 대해 상세하게 듣는 것은 많은 정보를 준다. 비슷한 문화권 출신의 사람들을 의료 팀에 두어서 질문에 대한 답변을 듣거나 참고사항을 듣는 것은 도움이 될 수 있지만 꼭 해야 하는 일은 아니다. 전에 다른 문화권에서 산 적이 있다든가 아니면 자주 다른 문화권으로 여행을 다니는 것은 모든 종류의 관계에 도움이 되는 문화적 예민함을 갖추게 해 준다. 가장 중요한 것은 치료자가 다양한 종류의 집단과 일을 한다면 모든 상호작용에서 배울 수 있고 자신의 일에 대해서 꾸준히 공개적으로 묻고 의견을 받을 수 있다는 것이다. 선수들에게 물어보면 많은 경우 그들은 스포츠 정신의학자에게 자신의 근본적 문화에 대해 알려 주는 것을 반긴다.

정신건강 서비스를 이용하지 않는 라틴계열 선수들과 프런트 직원들

프로 팀을 대상으로 서비스 사용 패턴에 대한 연중 조사를 하는 중에 라틴계열 선수들과 프런트 직원들이 다른 집단과는 달리 정신건강 서비스를 이용하지 않는다는 사실이 밝혀졌다. 라틴계열 선수들은 출근해서도 그들끼리 모여 앉아 있곤 했고 스페인 어로만 말하며 훈련실에서도 위화감을 조성하는 듯하였다. 추가적으로 라틴계열이 아닌 직원들은 라틴계열 선수들에게 거리감을 느꼈고 라틴계열 정신건강 서비스 단체의 치료자 또한 비슷한 느낌을 가지고 있었다. 추가적으로 라틴음악과 음식이

클럽하우스에서 눈에 띄게 보이지 않았다. 프런트 인사에 대한 정보를 위해 상담을 하자 인사 팀장은 선수 쪽 기관으로 쏠리는 관심에 대해서 대부분의 직원이 불만을 가지고 있었고 자신들의 가치가 무시되고 있다고 느낀다고 밝혔다.

개입 : 라틴계열 선수들에게 다가가기 위해서 라틴계열 치료자들은 몇 년간 그곳에서 일해 오던 직원과 함께 클럽하우스에 정기적으로 방문하기로 결정하였다. 첫 몇 번의 방문에서 정규적으로 일해 오던 직원과 라틴계열 치료자는 각 라틴계열 선수들에게 스페인 어와 영어로 비공식적으로 대화하였다. 새로운 선수들이 팀에 많이 있었기 때문에 서로 간의 공식적인 소개가 이루어졌고 출신국, 가족관계, 선수경력 등의 기본 정보가 공유되었다. 몇 번의 방문 후 베테랑 라틴계열 선수 1명이 자신의 어려운 가족관계에 대해서 상담을 요청하였다. 두 치료자 모두 그와 만났고 몇 가지 도움이 될 만한 해결책을 제시하였다. 이 한 번의 연결이 어색함을 깨트리는 계기가 되었으며, 라틴계열 선수들의 서비스 사용률은 다음 두 시즌 동안 상당히 증가했으며 대부분의 사례가 첫 번째 상담을 받았던 베테랑 선수의 권유에 의한 것이었다. 프런트 직원들에게 다가가기 위해 정신건강전문가는 클럽하우스로의 정기적인 방문을 똑같이 따라 하며 매주 한 번씩 반나절 동안 방문하였다. 인사 팀장은 프런트 직원들에게 이메일로 이제 서비스를 받을 수 있는 시간과 장소를 알렸다. 추가적으로 매달 점심시간 주제가 있는 대화(예 : 체력과 영양, 스트레스 조절, 부모노릇 하기, 가족 부양의 스트레스와 책임)를 하기 시작하였다. 각 대화가 끝날 때마다 몇 개의 새로운 상담 신청이 들어왔다. 서비스 사용률은 1년 후 3%에서 5%로 증가했고 후에 12%로 증가하였다.

•• 결론

스포츠 정신과 치료는 다양한 문화권, 연령층, 발달 단계, 성별, 성적 취향 등의 고려가 이루어져야 한다. 이러한 문제에 관심을 갖는 것은 관심과 실제 치료 참여를 유도하기 위한 치료 과정 중 매우 중요한 부분이다. 추가적으로, 선수가 다른 선수에게 소개해서 서비스를 사용하게 하는, 문화적으로 예민한 접근 방법을 사용한다면 서비스 이용은 더 많이 증가할 것이다. 어린 선수들과 일할 때 치료자들은 잘 계획된 발달 단계적 접근 방법을 통해 다음 사항을 조심해야 한다. (1) 이른 나이에 하나의 스포츠 종목 혹은 지나친 경쟁에 노출시키는 것, (2) 스포츠 종목 특별 훈련, (3) 승리만을 첫 번째 목표로 삼는 것. 그것을 통해 기력 소진이나 스포츠를 포기하는 것을 예방할 수 있고 선수들이 자기가 훈련을 하거나 경기에 참여하는 것에 대한 동기부여를 스스로 자기 나름대로의 이유로 할 수 있게 해 준다.

임상적 핵심 요점

- 스포츠 정신의학에서 문화라는 용어의 실질적 정의는 각 집단의 사람들이 다음 세 가지로 설명되거나 특징지어질 수 있음을 제시한다. (1) 신념, 태도, 가치관, (2) 미술, 종교, 문학 같은 형식을 갖춘 표현, (3) 음악, 음식, 춤, 전통 같은 대중적인 표현. 각 선수들은 더 넓은 문맥에서 그들의 문화적 집단과 인생을 다루며 관찰되어야 하고 언어, 피부색, 인종, 종교, 혹은 성적 취향 등의 뻔한 차이점으로 판단되어서는 안 된다.

- 스포츠 정신건강전문가들은 발달적 그리고 문화적 특징을 인식하는 능력을 키워서 성별, 인종, 성적 취향, 지리학적 위치, 종교, 가치, 철학, 종교 등의 다양한 부분을 다룰 수 있어야 한다. 그들은 각 선수들의 인생과 특별한 가족사의 세세한 설명 속에 녹아 있는 흔한 갈등과 가치관에 대해서 발견하고 지적함으로써 선수와 감독이 이러한 차이의 위험성을 알 수 있도록 도와줄 수 있다.

- 비록 어린이 스포츠 참여율은 1990년대 이후로 천천히 증가하고 있지만 어린이 비만 문제와 앉아서 생활하는 삶의 방식 또한 인터넷, 게임, 비디오 음악, TV, 스포츠 포기 등으로 인해 증가하고 있다.

- 어린이 스포츠 참여는 사회성, 전념, 책임, 팀워크, 조직화, 목적 달성, 리더십, 독립, 효율, 정신건강, 신체적 건강, 긍정적 자기애와 자신감을 높이기 위해 좋다. 부정적인 측면으로는 지나친 훈련, 식이장애, 사회적 외톨이화, 미성숙화, 지나친 권리, 공격성, 이른 성활동, 높은 스트레스, 경쟁적인 실패, 부모-감독 간의 혹은 부모-아이 간의 마찰, 그리고 자기애 및 자신감에 상처를 주는 것 등이 있다.

- 미국 내에서 어린이 스포츠의 부정적인 측면은 이른 나이에 한 가지 스포츠 종목만을 전문화시키려 하는 것, 지나치게 경쟁적이고 이기는 것만 지나치게 강조하는 팀에 너무 이른 나이에 합류하는 것, 휴식 없이 1년 내내 지속되는 훈련, 자식의 성취를 통한 부모의 대리 만족, 그리고 아이의 발달 단계에 대한 관심 부족 등이다.

■ 여성 운동선수들은 감독과의 갈등을 스트레스의 첫 번째 요소로 뽑았고, 지속적으로 비난하고, 실수에만 집중하며, 팀 전체 앞에서 개인을 지적하는 감독은 아무리 그가 기술적으로 뛰어나더라도 받아들여지지 않는다고 보고하였다.

■ 여성 감독의 고용률은 1970년대 여성 팀의 엄청난 증가에 비해 매우 낮은 수준이다. 여성 감독의 사임 이유는 다음 걱정들과 관련이 있다. (1) 가족에의 헌신, (2) 자유시간 부족, (3) 고용, 급여, 진급에서의 성차별, (4) 심각한 동성애 혐오증, (5) 남성 위주의 문화권에서 성과에 대한 압박.

■ 관용, 존중, 열린 토론 등을 통해 스포츠 정신건강전문가들은 적대감, 괴롭힘, 따돌림, 무시, 고용 차별, 부당한 처우 등이 일어나는 현재 상황 속에서 동성애 혐오증과 동성애자에 대한 부정적인 선입견을 해소하는 데 중요한 역할을 할 수 있다.

참고문헌

Anderson E, McCormick M: Intersectionality, critical race theory, and American sporting oppression: examining black and gay male athletes. J Homosex 57:949–967, 2010

Anshel MH, Sutarso T, Jubenville C: Racial and gender differences on sources of acute stress and coping style among competitive athletes. J Soc Psychol 149:159–177, 2009

Bois JE, Lalanne J, Delforge C: The influence of parenting practices and parental presence on children's and adolescents' pre-competitive anxiety. J Sports Sci 27:995–1005, 2009

Bortoli L, Bertollo M, Comani S, et al: Competence, achievement goals, motivational climate, and pleasant psychobiosocial states in youth sport. J Sports Sci 29:171–180, 2011

Brink MS, Visscher C, Coutts AJ, et al: Changes in perceived stress and recovery in overreached young elite soccer players. Scand J Med Sci Sports Oct 2010 [Epub ahead of print]

Canadian Association for the Advancement of Women in Sport and Physical Activity: Seeing the Invisible, Speaking About the Unspoken: A Position Paper on Homophobia in Sport. Scarborough, ON, Canada, Glisa International, 2006. Available at: http://www.caaws.ca/pdfs/CAAWS_Homophobia_Discussion_Paper_E.pdf. Accessed March 30, 2011.

Fields SK, Collins CL, Comstock RD: Violence in youth sports: hazing, brawling, and foul play. Br J Sports Med 44:32–37, 2010

Gould D, Lauer C, Rolo D, et al: Understanding the role parents play in tennis success: a national survey of junior tennis coaches. Br J Sports Med 40:632–636, 2006

Habel MA, Dittus PJ, DeRosa CL, et al: Daily participation in sports and student sexual activity. Perspect Sex Reprod Health 42:244–250, 2010

Kamphoff CS: Bargaining with patriarchy: former female coaches' experiences and their decision to leave collegiate coaching. Res Q Exerc Sport 81:360–372, 2010

Malina RM: Early sports specialization: roots, effectiveness, risks. Curr Sports Med Rep 9:364–371, 2010

Maurer-Starks SS, Clemons HL, Whalen SL: Managing heteronormativity and homonegativity in athletic training: in and beyond the classroom. J Athl Train 43:326–336, 2008

McCormick B: Stages of youth athletic development: an informed approach to sports training. Associated Content, Oct 16, 2005. Available at: http://www.associatedcontent.com/article/9840/stages_of_youth-athletic_development.html. Accessed March 30, 2011.

Murphy S: Three phases of development in youth sports. MomsTeam, May 16, 2008. Available at: http://www.momsteam.com/print/484. Accessed March 30, 2011.

Nicholls AR, Polman R, Levy AR, et al: Stressors, coping, and coping effectiveness: gender, type of sports, and skill differences. J Sports Sci 25:1521–1530, 2007

Norman L: Bearing the burden of doubt: female coaches' experiences of gender relations. Res Q Exerc Sport 81:506–517, 2010

Sartore ML, Cunningham GB: Gay and lesbian coaches' teams: differences in liking by male and female former sports participants. Psychol Rep 101:270–272, 2007

Tofler IR, Knapp PK, Larden M: Achievement by proxy distortion in sports: a distorted mentoring of high-achieving youth: historical perspectives and clinical intervention with children, adolescents and their families. Clin Sports Med 24:805–828, 2005

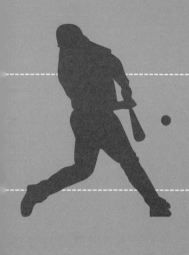

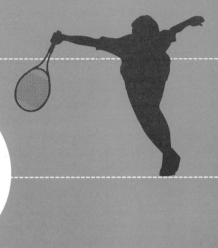

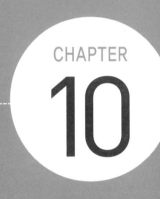

CHAPTER

10

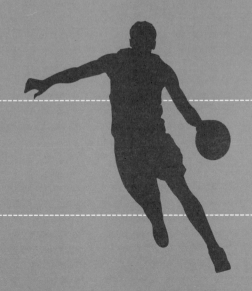

근거 중심과 미래 전략

SPORTS PSYCHIATRY

人 포츠 정신의학이라는 것은 비교적 새로운 전공이기 때문에 근거가 설립되
── 지 않았다. 근거 중심 의학을 통해, 치료자들은 연구에 도움이 되는 임상적
발견을 찾아서 새로이 소개하도록 격려되고 있다. 스포츠 정신의학의 근거 중심
의학 활용에 있어 프로선수들에 대해서는 놀라울 정도로 많은 정보가 제공되고
있는데, 더 많은 고등학교나 대학교 선수들에 대해서는 정보가 많이 부족하다.
더불어 수술이나 머리 부상(예 : 뇌진탕) 등의 심각한 부상은 주목할 만한 분야이
기 때문에 더 많은 연구와 자료가 스포츠 의학 영역과 관련된 문제로 존재한다.
스포츠 정신의학에서 가장 많이 연구되는 분야는 (1) 고등학교 및 대학교 스포츠
참여율, (2) 여성 스포츠의 증가, (3) 부상 관찰 및 부상 후 경기 복귀 비율, (4) 정
신적 준비 훈련의 효과, (5) 약물 오남용 및 의존율이다. 예상대로 연구가 많이 부
족한 분야는 무작위 배정이 필요하고, 대조 혹은 비교군이 필요하고, 혹은 광범
위한 역학적 방법이 필요한 분야들이다. 광범위한 역학적 방법에는 정신과적 질
환의 패턴을 경쟁적 수준 및 성별로 구분, 정신과적 질환 치료의 효과, 심각한 부
상 치료의 결과, 부상 예방 전략, 어린이 개인 스포츠 특기화의 영향, 그리고 정
신병의 유행과 치료에 대한 노력 및 유지에 있어 성별 및 문화적 차이 알아보기
등이 있다.

이 장에서는 이 책에서 설명된 스포츠 정신의학의 여덟 가지 핵심 역량 중 몇
가지 다른 관점에 대한 근거에 대해서 복습할 것이다. 각 역량 중에서 근거가 많
은 부분과 중요하지만 근거가 거의 없는 분야를 집중적으로 다룰 것이다. 어떤 근
거들은 저자가 직접 측정한 서비스 활용률, 활동 수준, 그리고 각 스포츠 종목별
문제 유형 등에 대한 자료를 기반으로 한다. 이 자료는 어떤 한 분야에서 충분한
공통의 의견을 모아 적절한 서비스 방법을 결정하고 그것을 정형화해서 치료에
적용할 수 있는지를 확인하기 위해 제공되었다. 더불어 해당 분야가 미래에 더 연
구해야 할 방향, 특히 핵심 역량에 대한 부분들이 이 흥미로운 전공의 발전과 성
장을 위한 미래를 향한 지표로 사용되기 위해 제공되었다. 앞의 장들을 읽고 나서
독자는 스포츠 정신의학이 스포츠 의학, 정형외과, 신경외과, 스포츠 및 조직심리

학, 스포츠 영양학, 일반 정신의학, 중독 정신의학, 그리고 운동 과학 등의 분야와 얼마나 많은 부분이 겹쳐 있는지에 대하여 파악해야 한다. 미국을 비롯하여 전 세계적으로 증가하고 있는 스포츠에 대한 관심도를 보았을 때 정신건강의학과 의사나 다른 정신건강 분야에 종사하는 전문가들에게는 스포츠 단체, 팀, 혹은 개인 선수를 위한 전문화된 진료소 혹은 상담소 등과 관련되어 많은 기회가 존재한다. 정신의학, 정신건강, 그리고 중독치료 같은 분야에서처럼 낙인, 우선순위 기술, 연구비 지원 등과 같은 요소가 스포츠 정신의학에 대한 인식, 중요성, 그리고 기대 효과를 제한하고 있다.

•• 부상

근거 중심

스포츠 부상과 관련된 세 가지 영역에서는 미래의 임상진료나 연구에 도움이 될 충분한 근거가 있다. (1) 심각한 부상에 대한 수술 이후의 임상적 경과, (2) 부상 유형에 따른 감정적 반응의 차이 및 이러한 감정적 반응과 복귀의 관련성, (3) 전방 십자인대(ACL) 부상이나 뒤넙다리근(햄스트링) 염좌와 같은 심각한 부상이나 재부상을 감소시키는 효과적인 예방 훈련 프로그램. 수술 이후의 경과에 대한 결과는 스포츠 정형외과 센터에서 수집된 프로운동선수들에 대한 사례-대조연구에서 주로 밝혀졌다. 이 연구들에서 가장 흥미로운 두 가지 측면은 운동 경기력 데이터를 사용하여 수술 전후의 경기력을 비교한 것과 수술을 받은 군과 부상을 당하지 않은 대조군에서의 복귀율(return to play rates) 및 기능을 비교한 것이다. 부상에 대한 감정적 반응에 대한 연구에서는 감정적 반응을 추적하기 위한 방법과 급성기 부상, 재활, 그리고 복귀 시기 동안 이러한 정보를 사용하는 모델을 연구한다. 부상 방지 프로그램에 대한 연구로부터는 많은 팀과 시점에서 일관되게 대조군과의 비교를 통하여 예방 효과를 나타내는 공통적인 표준화 예방 프로그램을 개발하기가 어렵다는 점을 알게 되었다. 이어지는 절에서는 이 세 가지 영역에 대한 결과를 살펴보고, 이러한 결과들이 스포츠 정신의학 임상에서 가지는 의미에 대하여 논의할 것이다.

수술 이후의 복귀

프로스포츠나 이와 유사한 수준의 운동선수들이 심각한 부상으로 수술을 받은 후현역 복귀할 수 있는 비율은 68~83%로 나타나는데, 이는 부상이나 수술의 종류에 따라 다르다(표 10-1)(Anakwenze 등, 2010; Busfield 등, 2009; Cain 등,

표 10-1	심각한 부상 및 수술 후 복귀율					
수술을 받은 부상	프로리그	복귀율	부상 전 수준으로의 회복	대조군	복귀까지의 기간(개월)
아킬레스건 파열	NFL(N = 31)	68%	불량함	없음	?
무릎 관절 연골 부상	프로와 대학 (N = 1,363)	73%	68%	없음	7~18
어깨 관절 오목 테두리 재건술	MLB(N = 51)	72.5%	72.5%	없음	평균 13.1
요추 추간판 절제술	NFL(N = 23)	74%	74%	없음	?
요추 추간판 절제술	NBA(N = 24)	75%	75%	있음 (88%가 복귀)	?
전방 십자인대 부상	WNBA(N = 18)	78%	78%	있음	?
전방 십자인대 부상	NBA(N = 27)	78%	양호함	있음	?
무릎 관절 연골 부상	NBA(N = 24)	79%	불량함	있음	평균 7.5
전방 십자인대 부상	NFL(N = 64)	80%	33% 감소	있음	평균 13.8
팔꿈치 안쪽 곁인대 부상 회복술	MLB(N = 68)	82%	82%	있음	평균 18.5
팔꿈치 안쪽 곁인대 부상 회복술	모든 수준 (N = 743)	83%	83%	없음	평균 11.6

주 : ? = 보고되지 않음

출처 : Anakwenze 등, 2010; Busfield 등, 2009; Cain 등, 2010; Carey 등, 2006; Cerynik 등, 2009; Gibson 등, 2007; Mithoefer 등, 2009; Namdari 등, 2011; Parekh 등, 2009; Richetti 등, 2010; Savage and Hsu, 2010.

2010; Carey 등, 2006; Cerynik 등, 2009; Gibson 등, 2007; Mithoefer 등, 2009; Namdari 등, 2011; Parekh 등, 2009; Richetti 등, 2010; Savage and Hsu, 2010). 대부분의 선수들이 부상 이전의 플레이 수준으로 회복되지만, 일부에서는 출장 시간이나 경기력이 감소하기도 한다. 〈표 10-1〉에서 제시되는 것과 같이 선수가 이전 수준의 플레이로 가장 잘 회복할 수 있는 수술은 팔꿈치의 안쪽 곁인대 부상의 재건술(83%)이다. 반면 아킬레스건 파열 재건술의 경우, 복귀율과 이전 수준으로의 회복 비율 모두 가장 낮다. 놀랍게도, 남자 농구 선수에서 허리 추간판 파열과 남녀 농구 선수에서 ACL 부상의 경우 이전 수준으로의 복귀율이 상당히 양호하다. ACL 부상에 대한 재건술 이후 축구 선수의 복귀율은 양호한 편이지만, 수술 이후 플레이 수준은 상당히 감소한다. 수술이나 장기간의 재활을 필요로 하는 부상을 당한 선수와 작업하는 스포츠 정신의학자는 17~32%의 선수가 복귀를 하지 못하며, 특정 종목에서 특정 부상을 입은 경우는 이전의 플레이 수준으로 회복할 수 없음을 알고 있어야 한다. 이러한 지식과 예후 인자들은 부상에 대한 감정을 다루고 향후 스포츠 이외의 분야로 진로를 바꾸는 데 도움이 된다.

부상과 복귀에 대한 감정

최근 스포츠와 관련되어 활발히 연구되고 있는 분야는 심각한 부상에 대한 선수의 감정적 반응이다. 장기 코호트 설계를 적용한 일부 연구에서는 다양한 흔한 부상에 대하여 감정적 반응의 패턴을 규명하였다. 예를 들어, 뇌진탕, ACL 부상, 그리고 근골격계 부상은 단축형 기분 상태 요약(Profile of Mood States, POMS)에서 차이를 보였다. POMS 점수는 긴장, 우울, 분노, 활력, 피로 그리고 혼돈의 여섯 가지 기분 상태와 전반적인 기분 문제에 대하여 평가한다. 한 연구에서 뇌진탕을 입은 선수는 피로와 활력의 감소를 보이는 데 반하여, 근골격계 부상을 입은 선수는 단기적인 분노를 나타낸다(Hutchison 등, 2009). 반면 다른 연구에서는 뇌진탕을 입은 선수는 우울감과 전반적 기분의 문제를 보였지만, ACL 부상을 입은 선수는 우울감만 나타낸다고 하였다(Mainwaring 등, 2010). POMS는 부상과 재활 기간 중 선수의 감정적 반응을 체계적으로 평가하고 문제를 선별해 낼 수 있는 유용한 도구이다.

다른 연구자들은 재활 훈련, 복귀 결정, 그리고 부상 방지를 돕기 위한 방법을 개발하고자 하였다. 한 연구에서 햄슨-유틀리 등(Hamson-Utley et al., 2008)은 정신적 심상, 목표 설정, 긍정적 자기대화 그리고 부상 회복 속도를 빠르게 하기 위한 통증 조절을 사용하는 데 대한 트레이너와 물리치료사들의 태도를 조사하였다. 트레이너와 물리치료사 모두 이러한 정신적 접근 방법에 대해서 긍정적 태도를 보였으나, 과거 이에 대한 훈련을 받았던 경우에 더욱 긍정적이었다. 다른 연구에서, 맨커드와 고든(Mankad and Gordon, 2010)은 심각한 부상에 대한 부정적 감정을 감소시키기 위하여 장기적 치료 기록을 사용하는 것에 대한 연구를 시행하였다. 저자들은 재활기간 중 부상과 그 감정적 영향에 대하여 수차례 치료 기록을 작성하는 것이 선수로 하여금 충격과 낙담, 초조를 덜어 주고 향후 회복에 대한 긍정적 태도를 유지하게 한다고 하였다. 정신적 사전준비 기술에 대해 전문적 소양을 갖고 있는 스포츠 정신의학자는 부상 회복에 대한 동기와 재활 프로그램에 대한 순응도를 강화하기 위하여 이러한 전략을 사용할 수 있다. 또한 기록을 남기고자 하는 선수에게는 부상일지를 작성하거나 재활 과정에 대한 기록을 가족이나 친구에게 이메일을 보내는 방법으로 남길 수 있도록 권장할 수 있다.

마지막으로, 다른 연구자들은 선수가 심각한 부상 이후 복귀할 준비를 하는 선수들에서 감정적, 행동적 준비 정도를 파악하기 위한 시도를 하였다. 한 연구에서는 6개 문항으로 구성된 부상-심리적 운동 복귀 준비 정도 척도(Injury-Psychological Readiness to Return to Sport, I-PRRS)를 트레이너들이 사용하는 것에 대한 적절성을 조사하였고(Glazer, 2009), 다른 연구자들은 선수들을 대상으로 3개 카테고리, 12개 문항으로 구성된 ACL-부상 후 운동 복귀 척도(ACL-Return to Sport After Injury, ACL-RSI)를 적용해 보았다(Webster 등,

2008). 글레이저의 연구에서는 I-PRRS와 POMS의 전반적 기분의 문제 점수가 양의 상관관계를 보였고, 웹스터 등의 연구에서는 ACL-RSI 척도의 12개 문항과 3개의 반응 영역(감정, 자신감, 위험 평가) 모두가 서로 높은 상호 관련성을 보였으며, 내적 일치도가 높았고, 다양한 반응을 보였다. 이러한 척도 표준화 연구들은 트레이너나 스포츠 정신건강 임상가들이 선수들의 부상과 관련된 감정이나 복귀에 대한 준비 정도를 쉽게 평가할 수 있도록 하는 도구의 예라고 할 수 있다.

부상 방지 프로그램

뒤넙다리근 염좌와 같은 흔한 부상이나 ACL 파열과 같은 심각한 부상의 기저에 존재하는 위험 요인과 부상의 기전은 잘 알려져 있다(Alentorn-Geli 등, 2009a). 그러나 이러한 부상을 방지하기 위한 프로그램이나 그러한 프로그램을 언제 어떻게 팀 훈련이나 경기 전 몸 풀기 시간에 적용할지에 대해서는 이견이 많다. 뒤넙다리근 염좌는 다양한 종목에서 흔히 발생하며 재발도 잘하기 때문에, 뒤넙다리근 스트레칭, 뒤넙다리근 편심 강화운동, 하지 신경근육 조절 훈련, 다양한 동체 움직임을 동반한 달리기 등 위험요인에 근거를 둔 부상 방지 프로그램들이 개발되어 있다. 단순한 뒤넙다리근 스트레칭 이외의 다른 훈련들은 분명히 염좌를 방지한다(Heiderscheit 등, 2010).

　뒤넙다리근 염좌만큼 흔하지는 않지만, ACL 파열은 플레잉 타임을 상당히 감소시키고, 남성에 비하여 여성에서 3~8배 흔히 발생한다는 점에서 많은 연구의 대상이 되었다. 대부분의 ACL 부상 방지 프로그램은 하지 플라이오메트릭 운동,[4] 코어 트레이닝, 역동적 균형운동, 강화운동 그리고 스트레칭, 신체 자세 인식, 경쟁적 선택 등 다양한 요소를 포함한다(Alentorn-Geli 등, 2009b). 그러나 아직까지 이 프로그램에 대해서는 어떤 요소가 가장 중요한지, 그 실용성은 어떠

---

4) 역자 주 : 근육을 급격히 수축시킨 후 즉각적으로 신장해 주는 운동

한지, 개인이나 팀이 그 프로그램을 얼마나 잘 따를 수 있는지를 알기 위해서 여러 팀에서 반복적으로 시험해 보아야 한다.

놀랍게도, 2개의 비접촉성 ACL 부상예방 프로그램에 대한 무작위배정 대조연구가 보고된 바 있다. 첫 번째 연구에서는 NCAA 디비전 1의 61개 여자 축구 팀이 참여하였고, 2002년 가을 시즌 동안 신경근육과 자기수용[5] 훈련 프로그램을 주 3일간 시행한 군과 대조군을 비교하였다(Gilchrist 등, 2008). 프로그램을 시행한 선수들($N = 583$)은 대조군($N = 825$)에 비하여 ACL 부상을 겪을 확률이 41% 낮았으며, 과거 ACL 부상 경력이 있는 선수들에서도 재발할 확률이 낮았다. 두 번째 연구에서는 부상 방지를 조사하지는 않았고, 경기 전 ACL 부상 방지 프로그램이 여자 청소년 축구 선수들의 직선 달리기, 반대방향으로의 점프, 민첩성에 어떠한 영향을 주는지를 조사하였다. 12주간의 연구 기간 동안 부상 방지 프로그램을 시행한 팀에서 대조군에 비하여 운동 능력의 증가는 나타나지 않았다. 이상적인 프로그램은 부상을 방지할 뿐만 아니라 스포츠에 특화된 능력을 증가시킬 수 있기 때문에 이러한 결과는 다소 실망스러운 것이었다. 스포츠 정신의학자는 부상 방지 프로그램의 성공은 팀이 얼마나 프로그램을 잘 수행하느냐에 달려 있다는 것을 알고 있어야 한다. 현장의 스포츠 정신건강 임상가는 이에 대한 동기 수준과 일관성을 관찰하고 이를 유지할 수 있도록 도와야 한다.

향후 방향

스포츠 정신건강 임상가들은 부상 방지와 심각한 부상으로부터 회복을 감시하기 위한 적극적 역할을 개발해야 한다. 수술을 요하는 어떤 부상은 합병증을 일으킬 수 있고, 어떤 부상은 복귀를 못하게 할 수 있으며, 또 어떠한 부상은 플레이 수준과 플레잉 타임을 떨어뜨리기 때문에 최초 부상 시점부터 플레이 복귀까지의 기간 동안 감정적 반응과 동기를 관찰하는 것은 중요하다. 또한 일부 연구자들과 임

---

5) 역자 주 : 자신의 위치, 자세, 평형 등을 스스로 인식하는 것

상가들은 신경근육계, 환경적 그리고 해부학적 요인을 넘어서서 선수 생활에 뛰어든 이유, 만성적 스트레스, 불면, 피로, 영양 불균형 및 섭식 문제, 물질 남용 문제, 그리고 심리적 괴로움 등에 접근하는 라이프스타일 조절에까지 부상 치료와 방지의 개념이 확장되어야 한다고 주장하기도 한다. 심각한 부상으로 인해 복귀하지 못하는 선수들은 스포츠 정신건강 임상가의 또 다른 대상이 될 수 있는데, 이런 선수들 중 절반가량이 공포와 같은 감정적 장애물을 경험하기 때문이다 (Elliott 등, 2010; Lee 등, 2008). 모든 부상과 복귀 과정에 대한 감정적 패턴, 그리고 감정적 패턴이 나이, 종목, 성별, 문화에 따라 어떻게 다른지에 대한 상세한 연구들이 앞으로 필요할 것이다. 또한 부상 방지 프로그램에 포함되어야 할 기술적, 감정적, 행동적 요소들에 대한 전문가들의 합의가 필요할 것이며, 여러 종목에 대한 장기적 무작위배정 연구들 또한 시행되어야 할 것이다.

•• 정신과적 질환

근거 중심

리어든과 팩터(Reardon and Factor, 2010)에 따르면 어떤 경쟁적인 수준에서든 운동선수의 가장 일반적인 정신과적 질환의 형태나 유병률에 대한 역학적인 조사가 이루어지지 않았다. 그러나 유병률 연구가 먹는 것, 도박, 잠, 물질 사용에 관련하여 특정한 지역에서 보고되었다. 가장 흔한 질환을 가진 다양한 연령의 운동선수에서 약물이나 정신치료의 가장 효과적인 방법에 대한 무작위 연구는 보고되지 않았다. 잘 계획되고 효과적인 연구가 없어서 의사는 증례보고나 임상적 경험에 의존한다. 일반인처럼 같은 나이, 종, 성의 운동선수에서 있어서 발병하는 가장 흔한 정신과적 질환을 가정하는 것은 부상당하고 고통스러워하는 운동선수를 탐색하고 치료하는 전략을 짜는 데 중요하다. 이 책에서는 스포츠 정신의학의 모형을 인터넷으로 하는 것을 추천하는데 이는 사무실 기반보다 더 폭넓게 이용할 수 있기 때문이다. 맥더프 등(McDuff et al., 2005)이 발표한 이전 연구에서 인터

표 10-2 2001년부터 2010년까지 전문적 스포츠 정신건강 및 경기력 향상 훈련 서비스를 이용한 프로 스포츠 팀의 통계

	2010	2009	2008	2007	2006	2005	2004	2003	2002	2001
대상										
총계	95	97	75	116	147	115	84	142	100	92
선수	59	60	56	91	97	74	51	95	66	69
스태프	8	14	13	11	31	23	13	28	16	7
프런트직원	24	16	4	10	8	8	12	8	10	3
가족	4	7	0	4	7	7	8	6	6	8
기타	0	0	2	0	4	3	0	5	2	5
선수 이용률	29%	27%	33%	40%	43%	33%	23%	42%	29%	31%
기관 이용률	24%	24%	19%	29%	37%	29%	21%	36%	25%	23%
주요 문제										
정신건강	50 (52%)	32 (34%)	49 (65%)	41 (35%)	36 (25%)	21 (18%)	20 (24%)	28 (20%)	16 (16%)	8 (9%)
대인관계	14	18	4	16	27	15	17	13	22	14
물질 사용 예방	18	21	14	35	48	46	34	38	32	43
스트레스	11	16	3	17	36	29	10	41	30	27
경기력	4	8	5	7	0	4	3	22	0	0

표 10-3 2003년부터 2010년까지 현장 스포츠 정신건강 및 경기력 향상 훈련 서비스를 이용한 프로 스포츠 팀의 통계

	2010	2009	2008ª	2007	2006	2005	2004	2003
대상								
총계	77	73	70	50	32	29	27	30
선수	50	43	48	30	18	20	16	15
스태프	12	13	11	7	5	4	5	9
프런트직원	8	8	5	7	3	2	1	0
가족	7	9	6	6	6	3	5	6
선수 이용률	59%	51%	56%	35%	21%	24%	19%	18%
기관 이용률	39%	37%	35%	25%	16%	15%	14%	15%
주요 문제								
정신건강	29 (38%)	35 (48%)	34 (49%)	29 (58%)	17 (53%)	13 (45%)	8 (30%)	6 (20%)
부상/통증	25 (32%)	20 (27%)	16 (23%)	1	1	4	2	2
물질사용 예방	4	3	3	7	2	5	4	2
스트레스	15	10	12	9	8	6	6	11
경기력	4	5	6	4	4	1	7	9

a 부상 회복 및 통증 조절 서비스는 2008년부터 도입되었음

넷상에서의 스포츠기관 이용이 증가를 보고하였다. 한 기관에서 첫 3년 동안 이용률은 16%에서 다음 6년 동안 이용률이 40%로 증가하였다. 자료가 적은 다른 기관에서는 첫 3년 동안 이용률이 13%에서 다음 5년 동안 이용률이 20% 이상이었다고 보고하였다(표 10-2, 10-3). 이러한 최근 5년 동안 전문적인 이용의 증가 비율은 정신과적 질환의 증가 비율과 비슷하였다. 전문가 간의 스포츠 정신건강 팀은 최근 10년 동안 23%에서 43%로(표 10-2) 최근 이용률이 증가하였고 평균 이용률은 33%였다. 정신건강의학과 의사가 포함된 팀의 비율이 지난 8년 동안 18%에서 59%로 변화되었다. 마찬가지로 평균 이용률이 23%에서 55%로 증가되었고 부상을 관찰하고 다루는 것을 포함하여 역할이 확장되었다(표 10-2). 이러한 팀의 가장 흔한 정신과 진단은 주의력결핍, 수면, 불안, 물질 사용, 기분장애이다. 주의력결핍장애는 야구 선수에서 흔하고 수면장애는 축구 선수에서 흔하다.

식이장애와 뇌진탕 후 우울은 최근 매체를 통해 소개가 되고 결과의 심각성이 보고되어 관심이 많은 특별한 두 가지 정신과 질환이다. 이전 연구에서 17개 종목의 운동하는 여자 대학생의 204명 중 개정된 식욕이상 항진증 진단에 맞는 답변을 하였음을 보고하였다. 현재 2%만이 진단 기준에 맞는 증상을 만족하지만 추가적으로 25.5%가 과거에 가벼운 증상이 있어 기능과 경기력에 방해를 받았다. 그러나 13~39세까지 다양한 노르웨이의 축구, 핸드볼, 체조 선수를 대상으로 한 연구에서 집단에서 무작위로 연령에 맞게 무작위로 선출하여 질문지와 면담을 통해 이루어졌는데 운동선수에서 식이장애의 높은 비율이 나타났다. 특별하게, 운동선수의 32%가 식욕 부전증, 식욕 이상 항진증, 달리 분류되지 않는 식이장애의 진단기준에 해당되었다. 축구에서 24%, 핸드볼에서 29%, 체조에서 44%로 종목마다 유병률이 달랐다. 모든 운동선수를 통틀어, 11%는 골량이 적었고, 17%에서는 무월경이 나타났지만 15%인 대조군과 큰 차이는 없었다. 운동선수에서 증가하는 식이장애의 유병률의 중요성은 식이장애를 쉽게 놓칠 수 있기 때문에 미국대학스포츠 의학회(American College of Sports Medicine)와 미국운동트레이너협회 연구교육재단(the National Athletic Trainers' Association) 같은 많은 기관에서 이끌고 있다. 매년 시행하는 건강검진은 조기 발견하고 평가하고 필요하다면 정신건강의학과 의사나 영양사에게 의뢰되는 데 유용하다.

두 번째로 관심을 끌고 있는 정신과적 상황은 뇌진탕 후 우울이다. 뇌진탕은 점차적으로 많이 발생하고 머리 부상 후에 짧거나 긴 후유증의 걱정이 증가하고 있다. 우울증은 두통, 과민함, 어지러움, 시각장애, 집중의 어려움, 기억장애 같은 증상이 있는 뇌진탕 후 증후군에서 주요 증상이 아니지만, 우울감의 존재는 임상적 예후에 나쁜 영향을 미친다. 우울증과 관련된 병리적인 변화를 결정하기 위한 연구에서 뇌진탕이 있거나 없는 56명의 남자가 뇌진탕과 우울에 연관을 연구하기 위해 입원하였고 T1, T2 MRI, fMRI, 기능적 기억력 검사를 받았다. 우울증이 없지만 뇌진탕이 있는 그룹, 뇌진탕과 약간의 우울증이 있는 그룹, 뇌진탕과 중간 정도의 우울증이 있는 그룹, 대조군 4개의 그룹으로 나누었고 기억력의 차이는 없었으며, 뇌진탕과 우울증이 있는 그룹에서 fMRI상 배외측전전두피질에서 활성화가 감소된 소견을 보였고 내측과 측두 영역에서 비활성화된 소견과 실제적으로 회백질에서 손실이 보였다. 이러한 발견은 머리 부상 후 우울증은 전두엽-변연계에 병리적인 변화가 진행되고 있고 정도가 심각하다는 것을 알려 준다. 뇌진탕은 심각하고 증상과 진단을 놓치는 경우가 있기 때문에, 뇌진탕 후 바로 게임에 돌아가지 않고 순차적으로 게임에 들어가고 체계적이고 객관적으로 결정된다. 게임에 복귀하는 것을 객관적으로 다루기 위해서 많은 수의 고등학교와 대대수의 대학교 프로선수 팀에서 PCS 질문지와 정형화된 인지기능 검사를 하고 있다. 또한 운동 유발 검사 임상 검사는 마지막 결정을 위해 사용된다. 첸 등(Chen et al., 2007)은 뇌진탕의 회복을 점검하기 위해서 뇌진탕 후 증상 척도(Post Concussion Symptom Scale)를 입증하기 위해 뇌진탕이 있거나 없는 28명의 남자를 대상으로 정형화된 8개의 인지 검사와 fMRI를 시행하였고 점수에 따라 나누었다. 높은 점수가 있는 사람은 몇 가지 인지기능에서 좋지 않은 기능과 fMRI에서의 활성과 일치하였다.

향후 방향

스포츠 전문 정신건강의학자는 운동선수에서 흔한 정신과 질환을 치료하는 것에 익숙해야 하며, 주의력결핍, 식이, 물질 사용, 수면, 충동조절, 수행불안, 뇌진탕 후 인지 및 기분장애에 대한 전문적인 기술이 있어야 한다. 이러한 질병 대부분에 대한 효과적인 치료는 스포츠 신경과 의사와 일차진료 의사, 수면 전문가, 신경심리학자, 영양사, 그리고 물질중독 상담가 등과 같은 다른 건강전문가와의 협업을 필요로 한다. 일부의 경우, 집중적 외래 치료 프로그램과 같은 더 높은 수준의 치료와 연계 또한 필요하다. 가족의 관여가 또한 정신과적 질환을 가진 선수와의 작업에 필수적인 부분이고 배우자와의 작업도 마찬가지다. 유병률이 일반 인구의 유병률과 차이가 있는지를 알아내기 위해서는, 이 영역에서의 미래의 조사는 모든 연령과 모든 경쟁 수준의 선수들에 대한 더 큰 규모의 역학적인 연구를 포함해야 한다. 게다가, 각 연령, 성별, 그리고 문화적인 집단이 독특한 안전성, 수용성, 참여도, 치료유지, 그리고 치료 반응을 보이는지를 결정하기 위해서는 약의 효과와 정신치료에 대한 임상시험이 도입될 필요가 있다. 치료받지 않은 선수들이 그들이 필요로 하는 치료를 받도록 하는 가장 비용효과적이고 성공적인 방법에 대한 조사 역시 필수적이다.

•• 스포츠 팀과의 협업

근거 중심

스포츠 팀과의 협업에서 가장 흥미로운 것은 팀 플레이와 개인 플레이, 그리고 개별 선수의 개인적 발전과 삶의 질을 향상시키기 위하여 코치진과 공동작업하는 것이다. 여러 연구에서 코칭 스타일이 선수의 자기상, 감정, 동기, 만족도뿐만 아니라 팀 전체의 경기력에도 영향을 줄 수 있음을 지적하고 있다. 한 연구에서는 한 시즌 동안 청소년 수영 선수들에게 실패에 대한 두려움 정도를 조사하였는데,

그 결과 실패에 대한 두려움의 정도는 소속감, 통제의 정도, 자책의 정도와 연관되어 있었다. 특히 코치로부터 받는 긍정적인 소속감은 자율성과 만족도를 증대시키고 실패가 내재화되는 것을 막는다(Conroy and Coatsworth, 2007). 반면 코치의 비난은 부정적인 자기대화 및 실패에 대한 공포와 관련되어 있었다. 청소년 수영 선수를 대상으로 한 다른 연구에서도 코치가 선수의 자율성을 지지하고 선수의 성취 과정, 자존감, 능숙함, 주도성, 독자성에 대한 칭찬을 하는 경우 긍정적인 영향을 미치는 것으로 나타났다(Conroy and Coatsworth, 2007). 마지막으로, 청소년 여자 축구 선수들을 대상으로 코치가 선수에게 주는 피드백과 선수자신이 느끼는 숙련도, 동기, 즐거움 등 동기부여적 환경 사이의 상관관계를 조사하였다(Weiss 등, 2009). 당연하게도, 경기력보다는 긍정적이고 도움이 되는 피드백과 운동에 대해 지배적으로 느끼는 분위기가 모든 영역에서의 긍정적인 느낌과 연관되어 있었다. 아마도 훈련과 시합에서 긍정적인 측면에 주목하고 이를 칭찬하며, 승리나 경기력보다는 기량의 발전과 숙련도의 향상에 초점을 두는 코치와의 초기 경험이 선수의 감정적 반응 패턴과 이후 성인기의 선수 생활에 있어서 자기상을 형성하는 데 영향을 주는 것으로 생각된다.

향후 방향

스포츠 정신의학자와 기타 임상가들은 칭찬하는 분위기, 건설적인 교정, 그리고 운동에 대하여 스스로 지배적인 느낌과 같은 요소들을 형성하기 위하여 코치나 부모와 협조할 수 있다. 이러한 신뢰와 숙련도와 같은 긍정적 토대는 특히 어린 선수들에서 선수로서의 경력에, 그리고 이를 넘어서서 학업이나 사회적 발달과 같은 다른 중요한 영역에도 긍정적인 영향을 미칠 수 있다. 향후에는 실패를 통한 학습이나, 반복적으로 비판이나 경기 출장을 하지 못할 수 있다는 위협이 동기를 부여하기 위해 사용되기도 하는 높은 경쟁 수준에서 코칭 스타일이나 팀의 문화에 대한 연구가 필요할 것이다.

•• 수면과 시차

근거 중심

스포츠 정신의학자들은 긴 시즌, 늦은 시각에 열리는 경기, 잦은 여행 등과 관련된 야구나 농구 등의 경기를 하는 프로선수들과 경기가 자주 있는 것은 아니지만 미식축구처럼 몸으로 부딪치는 등 높은 격렬함 및 부상의 위험이 높은 선수들이 불면증 및 만성 피로로 힘들어하는 것을 자주 접하게 된다. 선수 본인, 스포츠 종목, 연습, 경기 일정, 수면 시간, 그리고 알코올 사용의 가능성 모두를 염두에 두고 단순히 수면제를 처방하기란 쉬운 일이 아니다. 어떤 선수들은 빠른 시간 내에 효과가 나와서 6~8시간 정도 효과가 지속될 수 있지만 그다음 날에는 선수의 민첩성, 반응 속도, 혹은 동작 조정 등에는 전혀 영향을 끼치지 않는 약물을 필요로 한다. 어떤 선수들은 경기나 연습 후 긴장을 풀고 지나친 분석 및 복잡한 생각을 없애 줄 수 있는 약물을 필요로 한다. 또 다른 선수들은 그들의 24시간 일주기 생체 리듬을 조정, 계속적으로 바뀌는 시차에 적응할 수 있게 해 주는 약물을 필요로 한다. 빠른 효과를 볼 수 있는 약물의 종류에는 졸피뎀과 에스조피클론 등이 있다. 긴장을 풀어 주는 약물에는 벤조디아제핀 유형의 하나인 로라제팜 혹은 알프라졸람, 진정성 항우울제 종류인 트라조돈 혹은 미르타자핀 혹은 저용량의 쿠에타핀 등과 같은 비전형 항정신병약물 등이 있다. 일주기 리듬을 재조정해 줄 약물로는 처방 없이 일반 약국에서 살 수 있는 라멜테온과 같은 멜라토닌 작용제가 있다. 이러한 약물 중 그 어느 것도 운동선수들을 대상으로 제대로 연구된 적이 없고, 그 대신 임상적 경험 혹은 사례연구를 통해 관련 정보를 얻는다.

몇몇 연구들은 단시간 효과가 있는 수면제들이 다음 날의 민첩성과 동작 이행에 미치는 영향을 관찰하였다. 한 연구에서 연구자들은 이중맹검연구를 통해 위약과 비교하여 졸피뎀(10mg)의 효과에 대해 연구하였다(Ito 등, 2007). 이틀에 걸쳐 연속으로 7명의 선수들은 졸피뎀 또는 위약을 투여받았고, 위로 뛰기, 50미터 달리기, 손가락 유연성, 그리고 임계 플리커 빈도 시험 등 정신운동 및 신체적

이행력 평가를 통해 민첩성과 만성 피로 정도를 평가하였다. 이 연구에서 졸피뎀은 수면 잠복기의 감소와 총 수면 시간의 증가 효과를 보였고, 다음 날 민첩성을 떨어뜨리거나 만성 피로를 초래하지 않았다. 흥미롭게도 다음 날 주관적 컨디션은 약간의 악화가 있었다. 약물 사용이 동작 이행력에 미치는 영향이 위약과 차이가 없었다는 결과는 빨리 작용하고 짧은 지속 기간을 가진 수면제가 필요한 선수들에게 졸피뎀이 적합한 약물임을 시사한다. 이와 유사한 연구 설계를 가지고 있는 프랑스 연구는 조피클론(7.5mg)과 위약을 비교하여 이틀에 걸쳐 8명의 선수들을 대상으로 비슷한 측정을 하였다(Tafti 등, 1992). 비록 조피클론은 미국에서 사용될 수는 없지만 입체이성질체인 에스조피클론은 미국에서 구할 수 있다. 이 연구 또한 졸피뎀과 관련한 연구 결과와 유사하였고, 빠른 효과를 내지만 짧은 지속 기간을 가진 수면제가 필요한 선수들에게 조피클론이 좋은 대체약물임을 제시하였다.

최근 활발한 연구가 이루어지고 있는 분야는 스포츠와 관련된 생체리듬이다. 이 스포츠 시간생물학(chronobiology)의 한 분야로 각성, 피로, 수면, 에너지, 집중과 관련된 생체리듬을 연구하는 것이다(Reilly and Waterhouse, 2009). 이 분야와 관련한 많은 내용들이 이미 제4장의 '힘 조절' 부분에서 다루어졌지만, 팀과 개인 선수들이 만성 피로나 경기 시간 및 여행에 따른 민첩성의 저하를 극복해 내는 프로토콜을 만드는 것은 여기서 다룰 만한 내용이다. 이 프로토콜은 선수 개개인이 아침형 인간인지, 저녁형 인간인지, 혹은 두 유형 모두에 들어가지 않는지 여부에 대한 개인적 프로파일링(chronotyping)으로 시작된다. 그리고 개인의 수면 패턴, 수면을 방해하는 환경적 요소, 수면 부족, 그리고 개인 훈련 및 행동에 대하여 관찰 및 프로파일링한다. 팀을 다룰 때는 경기시간대, 잠자는 숙소, 여행 빈도, 시차, 그리고 훈련, 연습, 그리고 식사 시간표 등이 관찰되고 작성된다. 그 후 대략적인 팀과 개인을 위한 프로토콜이 만들어지고 이 프로토콜들은 힘의 조절, 민첩성, 그리고 집중 등을 고려하게 된다. 최종 프로토콜은 훈련, 쉬는 시간, 식사, 낮잠, 그리고 수면을 위한 이상적 시간들을 추천한다(Postolache 등,

2005; Samuels, 2009). 이 프로토콜들은 최근 대학 농구, 프로야구, 프로미식축구에서 3개 이상의 시간대를 여행하고 즉시 경기에 임하는 팀들에게 심각한 불이익이 있다는 결과를 보여 주는 연구들을 기반으로 만들어졌다. 심화된 시간생물학적 프로토콜의 효과에 대한 제대로 된 연구는 아직까지 없다.

향후 방향

스포츠 정신의학자들은 수면 부족을 평가함에 있어서 이것이 스트레스로 인한 것인지, 환경적 문제로 인한 것인지, 잘못된 수면 습관 때문인지, 일시적 혹은 만성적 고통 때문인지, 약물 오남용 때문인지, 수면 중 무호흡 때문인지, 혹은 불안 또는 기분장애 때문인지를 평가하기 위해 여러 사항을 면밀히 검토해야 한다. 추가적으로 치료자들은 다음 분야에서 임상적 지식과 기술을 가지고 있어야 한다. (1) 수면 패턴을 개선할 수 있는 행동적 전략, (2) 흥분제 혹은 진정제 사용 패턴의 수정, (3) 스트레스 조절 및 관리 요법, (4) 통증 조절, (5) 약물 전략, (6) 기도 폐쇄를 교정하기 위한 장치 또는 장비, 수술적 처치. 다양한 스포츠 종목, 다양한 선수들을 대상으로 어떤 약물을 사용할 수 있을지에 대한 연구가 이루어져야 할 것이다. 수면 효과와 다음 날 민첩성 및 운동 이행 능력 등과 관련하여 졸피뎀과 같은 단시간 효과가 있는 약물의 장기적 사용에 대한 연구와 '근거 중심' 측면에서 다른 약물들, 특히 트라조돈과 벤조디아제핀들에 대해서도 단기 및 장기 연구가 이루어져야 한다. 시간생물학적 프로토콜을 위해서 선수들이 얼마나 이를 잘 따르는지 및 프로토콜의 효과에 대한 대조군 연구의 시행도 필요하다.

•• 물질 오용

연구 분야

물질 사용과 스포츠와 관련된 두 가지 연구 분야는 특히 흥미로운 부분이다. 첫 번째로 소변 검사의 신뢰성은 경기와 불법적인 약물 사용을 확인하며, 두 번째로 카페인이나 다른 약한 흥분제 등 경기 능력을 향상시키는 효과가 있는 물질을 확인한다. 제5장 "물질 사용과 남용"에서 언급한 것처럼 모든 대학과 프로 경기에서는 금지된 약물을 확인하기 위한 소변 검사 프로그램을 가지고 있다. 그러나 검사의 빈도와 검사하는 특정한 물질들은 한 경기에서 다음 경기 또는 한 물질이 다른 물질의 농도를 경쟁적으로 낮출 수 있기 때문에 변동의 폭이 크다. 게다가 미국 프로 스포츠 경기 후에 쉽게 검출될 수 있는 단시간 작용하는 흥분제를 검사하는 곳은 거의 없다. 한 가지 흥미로운 연구는 전체 독일 국가 대표 팀의 주니어 멤버들에서 불법약물이나 역량강화제를 검사하는 소변 약물 검사의 정확도를 조사했다(Striegel 등, 2010). 이 연구에서 선수들은 익명성이 보장된 설문지를 완성했고(N = 1,394) 무작위화된 반응 검사를 사용하여 인터뷰하였다(N = 480). 흥미롭게도, 공식적인 도핑 테스트는 소변 검사에서 역량 강화제가 0.81%만 양성으로 조사되었음에도 두 가지 조사 방법은 불법약물의 사용이 약 7%가량 되는 것으로 밝혀졌으며, 무작위화 반응 검사는 운동선수 중 6.8%에서 금지약물을 사용했다고 했지만, 표준화된 설문지는 실제 도핑 반응을 나타내지 않았다(0.2%). 이 연구는 소변 검사의 빈도와 시기가 엘리트 운동선수들에서 불법약물의 사용과 실제 도핑의 유병률을 심각할 정도로 과소측정하고 있다는 것을 보여 준다.

운동선수들은 커피, 차, 탄산음료, 에너지 드링크나 약물을 많이 사용한다. NCAA는 몇 가지 스포츠에서 카페인을 금지하는데 미국 프로 스포츠에서는 이것을 금지하지 않고 있다. 몇 가지 최근 연구에서 카페인은 얼마 이상의 용량에서는 경기력을 향상시키기 때문에 경기 중에는 카페인을 금지해야 한다고 발표했다. 한 연구는 가상 축구 경기에서 경기에 미치는 카페인 효과를 발견했다(Foskett 등, 2009). 12명의 훈련받은 운동선수는 90분간 축구 경기를 두 번 뛰었으며, 뒤따라 축구 기술에 대한 기간의 검사를 받았다. 무작위와 크로스오버 연구에서, 선수들은 카페인(체중 1kg당 6mg) 또는 위약을 경기 60분 전에 투약받았다. 움직이는 시간, 발생한 페널티 타임, 점프력, 축구 기술을 보인 전체 시간이 두 번의 경기 동안 기록되었다. 카페인을 복용하였을 때 선수들은 패스의 정확도와 점프력이 더욱 향상되었으며 어떠한 부작용도 없었다.

다른 연구는 축구 기술 측정을 위한 90분간의 간헐적인 왕복 달리기에서 탄수화물 음료수에 카페인을 첨가하였다(Gant 등, 2010). 카페인이 첨가된 탄수화물 음료수와 탄수화물만 있는 음료수는 경기 시작 60분 전과 경기 중 매 15분 동안 복용하게 했고 이중 맹점 크로스오버로 설계되었다. 상당량의 탄수화물 음료와 카페인을 섭취한 후 축구 선수들은 단거리 질주, 역이동 점프, 주관적인 경기력에서 향상을 보여 주었다. 카페인은 자기동기부여가 필요한 기술에서 피로 누적 효과를 특히 상쇄시키는 것처럼 보인다.

마지막으로, 국제스포츠영양학회에서 발표한 카페인과 스포츠 경기에 대한 포괄적인 고찰에서 카페인은 소량-중등도의 용량(3~6mg/kg)에서 훈련받은 선수들의 경기력을 향상시킨다고 하였다(Goldstein 등, 2010). 또한 학회는 카페인은 캡슐, 알약, 가루약 형태로 소비할 때가 가루로 소비할 때보다 더 효과적으로 경기력을 향상시키고, 오랫동안 잠을 못 잔 경우에도 운동 중에 기민성을 증가시켰다. 카페인은 특히 사이클, 스프린팅, 수영과 같은 타임 트라이얼(시간을 재는 경기)에 효과적이라고 알려졌으며 스프린팅과 인내력이 함께 요구되는 축구, 라크로스, 럭비와 같은 경기에도 효과적이다. 이러한 연구는 야구와 같은 수면을 방해하고 만성 피로가 흔한 스포츠에서 더 강력한 흥분제인 암페타민과 같은 다른 물질에 흥미로운 의미를 준다.

향후 방향

스포츠 정신의학자들은 경기력을 증진시킬 수 있는 불법적인 물질에 대한 구두 시험과 소변 검사의 지식을 갖고 이들이 불순물이나 희석, 합성 마약 등의 기술적인 방해물이나 검사 빈도나 시간 때문에 물질 사용을 확인하는 데 제한적임을 알고 있을 필요가 있다. 한 가지 검사 프로토콜을 다른 것과 비교하고 경기 전 결과와 경기 후에 흥분제 사용을 비교하는 수많은 연구가 필요하다. 경기력을 향상시키는 흥분제 사용의 복잡한 이슈는 특정 스포츠의 특정한 이득에 대해 문서화되는 새로운 연구들을 정기적으로 고찰해야만 한다는 것이다.

•• 결론

스포츠 정신의학은 스포츠 기본 관리, 신경학, 정형외과, 척추지압, 영양, 체력 및 운동과학, 시간생물학, 신체 요법, 운동 훈련, 그리고 스포츠 심리학과 상당 부분 겹치는 새로운 전공이다. 새로운 분야인 만큼 근거들은 대부분 다른 분야들로부터 수집되었다. 이 장과 책에서 저자는 스포츠 정신의학자들의 역할과 여덟 가지 핵심 역량에 대해서 설명하였다. 비록 스포츠와 관련된 임상가들이 이 여덟 가지 분야 모두에서 전문성을 갖지 못할 수도 있지만, 실제 팀이나 훈련 현장에서 일하는 전문가들은 굉장히 폭넓은 분야의 기술을 필요로 할 것이다. 스포츠 정신의학 치료가 정신과적 질환을 가진 선수들에 한해서 시행된다고 하더라도 일반적인 해당 나이대의 질병 및 치료법보다 상당량의 배경지식을 더 필요로 한다. 치료에의 적극적인 참여, 치료의 지속, 그리고 치료의 성공은 기술적인 임상적 능력뿐만 아니라 운동선수들의 삶의 방식, 압박, 정체성, 약점, 부상 위험, 그리고 변화된 자신감 등에 대해서 잘 알고 있어야 이룰 수 있다. 추가적으로, 스포츠에서의 특정 정신적, 감정적, 그리고 신체적 필요 요소와 스포츠 문화 및 대중을 대하는 전략을 다루는 지식 또한 꼭 필요하다.

 비록 현재 스포츠 정신의학에 대한 근거가 매우 부족한 실정이나 최근 진행되고 있는 연구들을 통해 앞으로 가까운 미래에는 스포츠 정신의학자들의 치료를 도울 근거들이 다수 제시될 것으로 기대된다. 개인적으로 치료자들은 환자들의 인구학적 정보, 진단, 그리고 결과에 대한 정보를 담고 있는 자료를 만들며 근거를 수집하는 작업에 기여할 수 있다. 만약 자료가 5~10년에 걸쳐서 같은 경쟁적 수준에서의 다른 종목 혹은 같은 종목에서의 다른 경쟁적 수준에 대해서 모아진다면 이는 전문 분야에 있어 좋은 근거로 활용될 수 있을 것이다. 어린이 스포츠는 미국의 많은 아이들의 삶에 관여하고 그들의 자아상, 자신감, 감정적 패턴, 그리고 자신의 능력에 대한 인지 및 확신에 대해서 근본적인 역할을 하기 때문에 더 많은 스포츠 정신건강전문가들의 참여가 필요하다. 저자는 이 책에 있는 정보 및 사례들을 통해 많은 치료자가 더 많은 선수들을 다루게 하고 팀이나 감독들에게 먼저 다가가 도움을 주었으면 한다. 이 작업 중에 치료자는 자신이 만나는 선수들, 심지어 엘리트 선수까지도, 도전적인 상황 속에서 적응해 가려고 노력하며 자신들의 잠재력을 펼치고, 꾸준하고 긍정적인 인간관계를 만듦과 동시에 자신들의 노력 및 성취에 대하여 자신감을 얻고 싶어 하는 평범한 사람들일 뿐이라는 것을 기억해야 한다.

임상적 핵심 요점

■ 프로 수준 혹은 다른 경쟁 수준에서의 심각한 부상으로 인한 다양한 수술에서 선수가 경기로 복귀할 확률은 68~83% 정도로 부상의 종류 및 수술의 종류에 따라 다르다(표 10-1 참조). 비록 대부분의 선수들은 부상 전에 참가했던 수준과 같은 수준의 경기력으로 돌아오지만 몇몇 선수들은 경기력의 감소 및 경기 뛰는 시간의 감소를 경험한다.

■ 기분상태점수(POMS) 척도는 긴장, 우울, 분노, 활력, 피로, 그리고 혼돈 상태를 측정하고 기분과 관련한 증상을 같이 측정한다. 이것은 체계적으로 부상에 따른 재활 과정 중에 감정적 반응을 측정하고 관찰할 수 있는 효과적인 도구이다.

■ 부상과 그 감정적 영향에 대한 치료적 글쓰기를 재활 기간에 몇 번씩 하는 것은 선수들이 덜 불안하게 하고, 기운이 나게 하며, 덜 절망적이게 하여 점진적 회복에 대한 긍정적 태도를 유지하게 해 준다. 스포츠 정신의학자들은 선수들 중 글쓰기를 좋아하는 이들에게 부상에 대한 일기를 쓰게 하거나 그들의 재활 과정을 친구나 가족에게 보내는 이메일을 통해서 문서화하도록 권장할 수 있다.

■ 사무실에서 일하는 혹은 팀 기반의 스포츠 정신건강전문가들은 심각한 부상에서의 회복에서 부상 예방을 관찰하며 능동적 역할을 해 주어야 한다. 공포와 같은 감정적 벽들이 경기로 돌아가지 못하는 선수들에게 흔하게 있기 때문에 어떤 임상 연구가들은 삶의 방식, 이른 스포츠 특성화, 만성 스트레스, 불면증과 피로, 영양 부족이나 식이장애, 약물 오용, 그리고 심리학적 스트레스 등을 다루는 확장된 부상 관리 패러다임의 필요성을 강조한다.

■ 스포츠 정신의학자들은 주의결핍, 식이, 약물 오남용, 수면, 충동 조절, 수행불안, 그리고 충격 후의 인지 및 기분장애를 진단하고 치료하는 데 특별한 능력이 있어야 한다. 선수들에게서 각 분야 모두 상당히 높아 매년 전체적 검사를 할 만하다.

■ 연구 결과 감독 스타일이 선수들의 자기 자신에 대한 이미지, 감정, 동기부여, 만족, 팀 전체의 성취 등 모든 분야에서 굉장한 영향을 주는 것으로 나타났다. 그러므로 해당 분야에서의 상담적 작업이 필요하다. 긍정적이고 정보를 주는 의견과 스포츠 자체를 숙달하는 데 초점을 둔 훈련은 성취에 강조를 둔 훈련보다 긍정적인 인지에 확연히 더 많이 관련되어 있다. 추가적으로, 감독과의 긍정적 관계는 선수의 자율성을 야기하고 실패를 내면화하는 것의 가능성을 줄인다.

■ 몇 가지 연구는 수면 부족, 약물의 효용이나 시차로 인한 피로도의 영향, 다음 날 민첩성, 그리고 동작 이행력에 대한 내용을 담고 있다. 어떤 연구들은 졸피뎀과 에스조피클론이 선수들 중 빠르게 작용하고 효과가 오래 지속되지 않는 수면제가 필요한 사람들에게 좋다고 추천한다.

■ 연구들은 현재 소변 검사의 빈도와 시기(예 : 경기 직전)가 심각할 정도로 엘리트 선수들의 실제 도핑 정도와 불법적인 약물 사용을 잡아내지 못한다고 밝혔다.

■ 카페인은 흔히 동기부여가 필요한 운동에 있어 피로로 인해 그 성공도가 떨어지는 것을 막아 주는 것처럼 보이고, 지속적인 인내를 필요로 하는 운동 중 혹은 긴 수면 부족 후에 불면의 시간을 늘리는 것으로 보인다. 카페인은 시간에 민감한 사이클, 단거리 달리기, 수영 등에 효과가 있을 것 같고 인내 및 전력질주 등이 같이 필요한 축구, 라크로스, 럭비 등에도 효과가 있을 것으로 보인다. 추가적으로, 카페인은 음료로 마실 때보다 가루, 알약, 캡슐 등을 통해 섭취할 때 더 좋은 것으로 알려져 있다.

참고문헌

Alentorn-Geli E, Myer GD, Silvers HJ, et al: Prevention of non-contact anterior cruciate ligament injuries in soccer players, part 1: mechanisms of injury and underlying risk factors. Knee Surg Sports Traumatol Arthrosc 17:705–729, 2009a

Alentorn-Geli E, Myer GD, Silvers HJ, et al: Prevention of non-contact anterior cruciate ligament injuries in soccer players, part 2: a review of prevention programs aimed to modify risk factors and to reduce injury rates. Knee Surg Sports Traumatol Arthrosc 17:859–879, 2009b

Anakwenze OA, Namdari S, Auerbach JD, et al: Athletic performance outcomes following lumbar discectomy in professional basketball players. Spine 35:825–828, 2010

Bonci CM, Bonci LJ, Granger LR, et al: National Athletic Trainers' Association position statement: preventing, detecting, and managing disordered eating in athletes. J Athl Train 43:80–108, 2008

Busfield BT, Kharrazi FD, Starkey C, et al: Performance outcomes of anterior cruciate ligament reconstruction in the National Basketball Association. Arthroscopy 25:825–830, 2009

Cain EL Jr, Andrews JR, Dugas JR, et al: Outcome of ulnar collateral ligament reconstruction of the elbow in 1281 athletes: results in 743 athletes with minimum 2-year follow-up. Am J Sports Med 38:2426–2434, 2010

Carey JL, Huffman GR, Parekh SG, et al: Outcomes of anterior cruciate ligament injuries to running backs and wide receivers in the National Football League. Am J Sports Med 34:1911–1917, 2006

Cerynik DL, Lewullis GE, Jones BC, et al: Outcomes of microfracture in professional basketball players. Knee Surg Traumatol Arthrosc 17:1135–1139, 2009

Chen JK, Johnston KM, Collie A, et al: A validation of the post concussion symptom scale in the assessment of complex concussion using cognitive testing and functional MRI. J Neurol Neurosurg Psychiatry 78:1231–1238, 2007

Chen JK, Johnston KM, Petrides M, et al: Neural substrates of symptoms of depression following concussions in male athletes with persisting postconcussion symptoms. Arch Gen Psychiatry 65:81–89, 2008

Coatsworth JD, Conroy DE: The effects of autonomy-supportive coaching, need satisfaction, and self-perceptions on initiative and identity in youth swimmers. Dev Psychol 45:320–328, 2009

Conroy DE, Coatsworth JD: Coaching behaviors associated with changes in fear of failure: changes in self-talk and need satisfaction as potential mechanisms. J Pers 75:383–419, 2007

Elliot DL, Goldberg L, Kuehl KS: Young women's anterior cruciate ligament injuries: an expanded model and prevention paradigm. Sports Med 40:367–376, 2010

Foskett A, Ali A, Gant N: Caffeine enhances cognitive function and skill performance during simulated soccer activity. Int J Sport Nutr Exerc Metab 19:410–423, 2009

Gant N, Ali A, Foskett A: The influence of caffeine and carbohydrate coingestion on simulated soccer performance. Int J Sport Nutr Exerc Metab 20:191–197, 2010

Gibson BW, Wedner D, Huffman GR, et al: Ulnar collateral ligament reconstruction in Major League Baseball pitchers. Am J Sports Med 35:575–581, 2007

Gilchrist J, Mandelbaum BR, Melancon H, et al: A randomized controlled trial to prevent noncontact anterior cruciate ligament injury in female collegiate soccer players. Am J Sports Med 36:1476–1483, 2008

Glazer DD: Development and preliminary validation of the Injury-Psychological Readiness to Return to Sport (I-PRRS) scale. J Athl Train 44:185–189, 2009

Goldstein ER, Ziegenfuss T, Kalman D, et al: International Society of Sports Nutrition position stand: caffeine and performance. J Int Soc Sports Nutr 7:5, 2010

Greenleaf C, Petrie TA, Carter J, et al: Female collegiate athletes: prevalence of eating disorders and disordered eating behaviors. J Am Coll Health 57:489–495, 2009

Hamson-Utley JJ, Martin S, Walters J: Athletic trainers' and physical therapists' perceptions of the effectiveness of psychological skills within sport injury rehabilitation programs. J Athl Train 43:258–264, 2008

Heiderscheit PT, Sherry MA, Silder A, et al: Hamstring strain injuries: recommendations for diagnosis, rehabilitation and injury prevention. J Orthop Sports

Phys Ther 40:67–81, 2010

Hutchison M, Mainwaring LM, Comper P, et al: Differential emotional responses of varsity athletes to concussion and musculoskeletal injuries. Clin J Sport Med 19:13–19, 2009

Ito SU, Kanbayashi T, Takemura T, et al: Acute effects of zolpidem on daytime alertness, psychomotor and physical performance. Neurosci Res 59:309–313, 2007

Lee D, Karim SA, Chang HC: Return to sports after anterior cruciate ligament reconstruction: a review of patients with minimum 5-year follow-up. Ann Acad Med Singapore 37:273–278, 2008

Mainwaring LM, Hutchison M, Bisschop SM, et al: Emotional response to sport concussion compared to ACL injury. Brain Inj 24:589–597, 2010

Mankad A, Gordon S: Psycholinguistic changes in athletes' grief response to injury after written emotional disclosure. J Sport Rehabil 19:328–342, 2010

McDuff DR, Morse ED, White RK: Professional and collegiate team assistance programs: services and utilization patterns. Clin Sports Med 24:943–958, 2005

Mithoefer K, Hambly K, Della Villa S, et al: Return to sports participation after articular cartilage repair in the knee: scientific evidence. An J Sports Med 37:167S–176S, 2009

Namdari S, Scott K Ba, Milby A, et al: Athletic performance after ACL reconstruction in the Women's National Basketball Association. Phys Sportsmed 39:36–41, 2011

Nattiv A, Loucks AB, Manore MM, et al: American College of Sports Medicine position stand: the female athlete triad. Med Sci Sports Exerc 39:1867–1882, 2007

Parekh SG, Wray WH 3rd, Brimmo O, et al: Epidemiology and outcomes of Achilles tendon ruptures in the National Football League. Foot Ankle Spec 2:283–286, 2009

Postolache TT, Ming Hung T, Rosenthal RN, et al: Sports chronobiology consultation: from the lab to the arena. Clin Sports Med 24:415–456, 2005

Rauh MJ, Nichols JF, Barrack MT: Relationships among injury and disordered eating, menstrual dysfunction, and low bone mineral density in high school athletes: a prospective study. J Athl Train 45:243–252, 2010

Reardon CL, Factor RM: Sport psychiatry: a systematic review of diagnosis and medical treatment of mental illness in athletes. Sports Med 40:961–980, 2010

Reilly T, Waterhouse J: Sports performance: is there evidence that the body clock plays a role? Eur J Appl Physiol 106:321–332, 2009

Richetti ET, Weidner Z, Lawrence JT, et al: Glenoid labral repair in Major League Baseball pitchers. Int J Sports Med 31:265–270, 2010

Samuels C: Sleep, recovery, and performance: the new frontier in high-performance athletics. Phys Med Rehabil Clin N Am 20:149–159, 2009

Savage JW, Hsu WK: Statistical performance in National Football League athletes after lumbar discectomy. Clin J Sport Med 20:350–354, 2010

Striegel H, Ulrich R, Simon P: Randomized response estimates for doping and illicit drug use in elite athletes. Drug Alcohol Depend 106:230–232, 2010

Sundgot-Borgen J, Torstveit MK: The female football player, disordered eating, menstrual function and bone health. Br J Sports Med 41 (suppl 1):i68–i72, 2007

Tafti M, Besset A, Billiard M: Effects of zopiclone on subjective evaluation of sleep and daytime alertness and on psychomotor and physical performance tests in athletes. Prog Neuropsychopharmacol Biol Psychiatry 15:55–63, 1992

Vescovi JD, VanHeest JL: Effects of an anterior cruciate ligament injury prevention program on performance in adolescent female soccer players. Scand J Med Sci Sports 20:394–402, 2010

Webster KE, Feller JA, Lambros C: Development and preliminary validation of a scale to measure the psychological impact of returning to sport following anterior cruciate ligament reconstruction surgery. Phys Ther 9:9–15, 2008

Weiss MR, Amorose AJ, Wilko AM: Coaching behaviors, motivational climate, and psychosocial outcomes among female adolescent athletes. Pediatr Exerc Sci 21:475–492, 2009

찾아보기

지은이 소개

데이비드 R. 맥더프(David R. McDuff, M.D.)

1996년 이후 볼티모어 오리올스와 볼티모어 레이븐스에서 팀 정신건강의학과 의사로 있으면서 정신적 기술 트레이너로서 일하고 있다. 또한 볼티모어의 메릴랜드대학 의학과의 정신건강의학과 임상교수이며, 메릴랜드 베데스다에 있는 군사대학의 F. 에드워드 허버트 의과대학에서 정신건강의학과 조교수로 재직 중이다.

옮긴이 소개

박원명

가톨릭대학교 의과대학 졸업 및 의과대학원 의학박사
가톨릭대학교 서울성모병원 정신건강의학과 전공의 수료
미국 Harvard University, McLean Hospital 방문교수
American Journal of Psychiatry, Korean Edition 편집위원장
임상신경정신약물학 및 우울증 교과서 대표저자
현 가톨릭대학교 여의도성모병원 정신건강의학과 교수 및 과장
　　대한우울 · 조울병학회 회장
　　대한정신약물학회 이사장
　　Korean Bipolar Disorders Forum(KBF) 대표
　　한국형 양극성장애 약물치료 알고리듬 프로젝트 실무위원장

윤보현

전남대학교 의과대학 졸업 및 의과대학원 의학박사
전남대학교병원 정신건강의학과 전공의 수료
현 국립나주병원 의료부장
　　전남광역정신건강증진센터장
　　대한정신약물학회 부이사장
　　대한우울 · 조울병학회 기획이사
　　Korean Bipolar Disorders Forum(KBF) 총무
　　한국형 양극성장애 약물치료 알고리듬 프로젝트 공동실무위원장

김문두

경북대학교 의과대학 졸업 및 의과대학원 의학박사
경북대학교병원 정신과 전공의 및 전임의
미국 UCLA Neuropsychiatric Institute, visiting scholar
현 제주대학교 의학전문대학원 정신건강의학과 주임교수 및
　　　제주대학교병원 정신건강의학과장
　　제주광역정신건강증진센터장
　　대한우울 · 조울병학회 총무이사
　　대한정신약물학회 재무이사
　　Psychiatry Investigation 편집위원

서정석

중앙대학교 의과대학 졸업 및 의과대학원 의학박사
중앙대학교 필동병원 정신건강의학과 전공의 수료
미국 Stanford University, VA Hospital, Palo Alto, Research team for bipolar clinic 방문교수
현 건국대학교 의학전문대학원 및 건국대학교 충주병원 정신건강의
학과 교수 및 과장
대한우울 · 조울병학회 학술이사
한국 정신신체학회 총무이사
한국 중독정신의학회 홍보이사

우영섭

가톨릭대학교 의과대학 졸업 및 의과대학원 의학박사
가톨릭대학교 대전성모병원 정신건강의학과 조교수
현 가톨릭대학교 여의도성모병원 정신건강의학과 부교수
University of Toronto, Mood disorders Psychopharmacology
Unit, visiting scholar
대한우울 · 조울병학회 특임이사
대한정신약물학회 평이사